女子栄養大学栄養クリニックの

血糖値を下げる!

毎日続けられる　食べ飽きない　食材&レシピ

女子栄養大学栄養クリニック●監修　女子栄養大学生涯学習講師 弥冨秀江●著

技術評論社

はじめに

「最近血糖値が気になる。」「そろそろ出てきたお腹をへこませたい。」「階段を上っていて息切れがする。」「血圧が高くなってきた。」など、日常の中で、身体の疲れがとれず、身体の調子が気になってきたら、そろそろ食事の見直しをはじめた方がいいかもしれません。

女子栄養大学　栄養クリニックでは、はじめて高血糖を指摘された方や、メタボリックシンドロームと言われたといった方々が栄養相談にいらっしゃいます。特に糖尿病食や減塩食などは、難しくて続かないと感じる方も多くいらっしゃいます。

そこで、本書では、特に高血糖値が気になる、またすでに高血糖を指摘されている方、糖尿病の方向けに、高血糖の仕組みと高血糖を防ぐ食事の基本をわかりやすく解説しました。そして、満足感のある食事を食べても血糖値はコントロールできる、安心献立をご紹介しています。ずばり献立を写真で示しているので、イメージを持ちやすくなっています。さらに一人暮らしで、自宅では一皿で食事を終えてしまう場合の献立のヒント、一皿加えたいときのおすすめレシピをご紹介しています。また、冷蔵庫に残っていた野菜一つを飽きのこない料理に変えるヒントも満載で、外食費の節約にもつながります。一方、外食中心や、コンビニだよりの暮らしでも、栄養価が掲載されているので、食品を選択するのに参考になると思います。いわば、かゆいところまで手の届くポイント満載になっています。

少しでも食べることに興味があれば、ほとんど料理を作らない方も、本書を読むだけで、手はじめに、自分で自分の健康を取り戻すための献立作成のポイントやヒントを見つけることができるでしょう。食事管理は、無理のない範囲で一生続けていくものです。たとえ糖尿病になっても、血糖値をコントロールする食事法を身につけて、血糖値の管理を続けていけば、合併症は最小限度に抑えることもでき、さらに合併症がすすんでも、今の食事を見直すことで、今まで通り、または、さらに元気に今後も活躍し続けることができると思います。本書の解説と献立例、食事のヒント、そして外食情報から健康をつくるための食事のコツを見つけ出していただければと思います。

女子栄養大学　栄養クリニック
教授　**蒲池桂子**

目次

part 3
いつもの料理もこれでOK、カサ増しアイディア
バランス一皿ごはん

part 4
毎日続けたいから、簡単シンプルレシピ
おすすめ食材別おかず

part 5 外での食事、市販品をチェック

外食や市販品を上手に活用

Column

本書の使い方

- この本は、健診などで血糖値が高いと指摘された人、糖尿病の予備軍とされる人、すでに糖尿病と診断された人のための、「血糖値を上げない」「血糖値を下げる」食事の本です。
- part1では、血糖値を下げるための基礎知識をわかやすく解説しています。
- part2では、血糖値を上げない献立を紹介しています。それぞれの料理にエネルギー量、糖質量、食物繊維量、塩分量を明記しているので、単品での食事、ほかの料理との組み合わせも可能です。
- part3では、昼食、時間のないときの夕食、簡単にすませたいときの一皿ごはんを紹介しいてます。食べる量を減らすのではなく、食べる量は変えず、食べる食品を変えるだけ。満足感を得られる工夫を紹介しています。
- part4では、何を食べようか迷ったとき、冷蔵庫にある材料で作りたいとき、もう一品欲しいときの単品おかずを紹介しています。手軽に作れるように、使う材料は少なく、レシピはなるべくシンプルに。毎日のおかず作りに役立ててください。
- part5では、外食で何を食べるか、スーパーで何を買うか……というときの参考資料です。毎日の食事をすべて手作りするのは理想ですが、現実的には無理だし、長続きしません。外食、市販品をうまく利用して、楽しみながら食事療法を行ってください。
- エネルギー量、糖質量、食物繊維量、塩分量は1人分、調理時間は目安にしてください。
- 材料表について
  - 計量単位は、1カップ=200mℓ、大さじ1=15mℓ、小さじ1=5mℓ、1合=180mℓです。
  - 電子レンジの加熱時間は700wを基準にしています。様子をみながら加減してください。
  - オーブントースターの焼き時間は目安です。機種によって違いがあるので加減してください。
  - 塩はできる限り細かく量を記載しています。少々というのは、ひとつまみ、ふたつまみ程度です。塩は天然塩を使っています。
  - こしょうは、白こしょう、粗びき黒こしょうなど、好みのものでかまいません。

part

1

これだけは知っておきたい

血糖値を下げる基本の話

血糖とは、血液中に含まれるブドウ糖

食事をするとブドウ糖が血中に送られ、エネルギーになる

読者のみなさんは、血糖値が高いか、糖尿病と診断され、食事を改善しなければならなくなった方が多いと思います。血糖値とは、血液中に含まれるブドウ糖の濃度をいいます。ブドウ糖は血液を通じて全身の細胞に運ばれ、エネルギーとして利用されます。エネルギー源としては、脂肪やタンパク質も使われますが、主に利用されているのが糖質です。

血糖値は、各種ホルモンの働きにより常に一定の範囲に保たれています。血糖値が下がると生命にかかわるので、上げるためのホルモンはたくさんありますが、下げるためのホルモンはただ一つ、インスリンしかありません。

過剰なブドウ糖は体内に蓄えられる

ご飯や芋など糖質を含む食品を食べると、胃や小腸で分解されて、ブドウ糖になります。

ブドウ糖は小腸で吸収され肝臓に送られます。そこから血液を通じて全身の組織に送られ、エネルギーとして使われます。肝臓に送られたブドウ糖の一部はグリコーゲンにつくり替えられ、いざというときのエネルギー源として肝臓に蓄えられます。筋肉に送られたブドウ糖も、エネルギーになるだけでなくグリコーゲンとして蓄えられます。これらのグリコーゲンが十分な量になると、余ったブドウ糖は脂肪として蓄えられます。

　食事をすると血糖値が上昇し、膵臓から分泌される「インスリン」というホルモンが働いて血糖値を下げようとします。インスリンが、何らかの原因で不足したり、作用が弱くなったりすると、血液中のブドウ糖がエネルギーとして利用されず、血糖値が高くなるのです。この状態を高血糖といいます。

栄養素の摂取と高血糖との関連（イメージ）

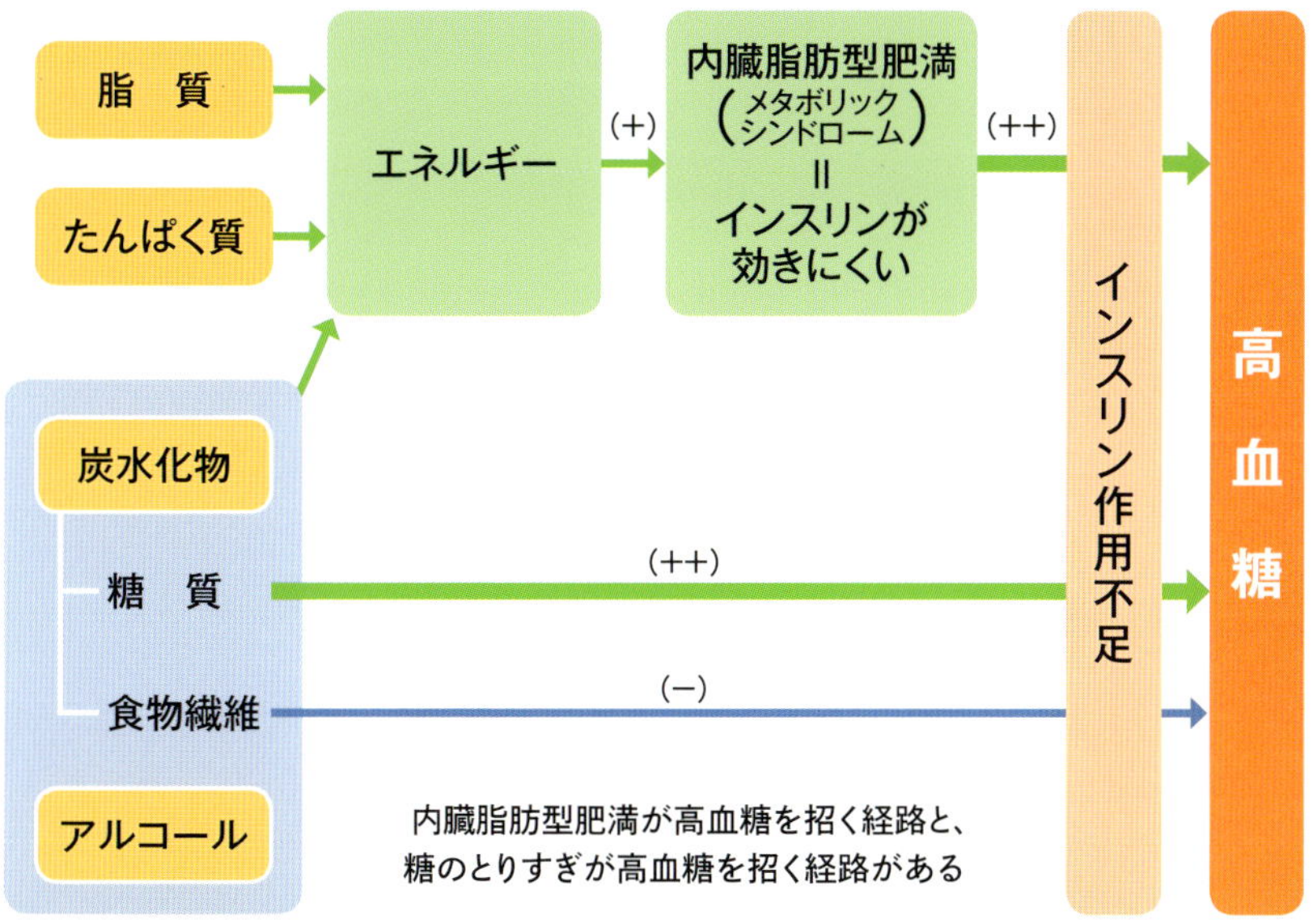

参考：厚生労働省『日本人の食事摂取基準』（2015年版スライド集）一部改変

血糖値が高いとなぜいけないの？

体内の血管や神経に深刻なダメージを与える

過食などで脂肪が体内に増えすぎると、インスリンの働きが悪くなり、血糖値が上がりやすく、下がりにくくなります。その結果、慢性的な高血糖状態が続き、ついには糖尿病を発症してしまいます。糖尿病とはブドウ糖をエネルギーとして利用できない体になったということです。一度なってしまうと、完全に元の状態に戻すことは難しくなります。進行すると、高血糖状態の血液により血管や末梢神経、全身の臓器や部位が破壊され、神経障害や網膜症、腎症などの合併症を引き起こします。

高血糖は、血管の内側の細胞を傷つけ、動脈硬化を進行させます。血管が詰まって心筋梗塞や脳梗塞などのリスクが高くなります。糖尿病になる前の予備軍の段階でもこのリスクは高いので要注意です。いったん糖尿病になると、完全に治すことは難しくなります。健康診断で正常高値や境界型と指摘された人は、深刻な事態になる前に、食生活をはじめとする生活習慣を改善しましょう。この段階なら正常血糖に引き返すことができます。

血糖値の正常型・境界型・糖尿病型（空腹時血糖値および75g経口ブドウ糖負荷試験による判定区分）

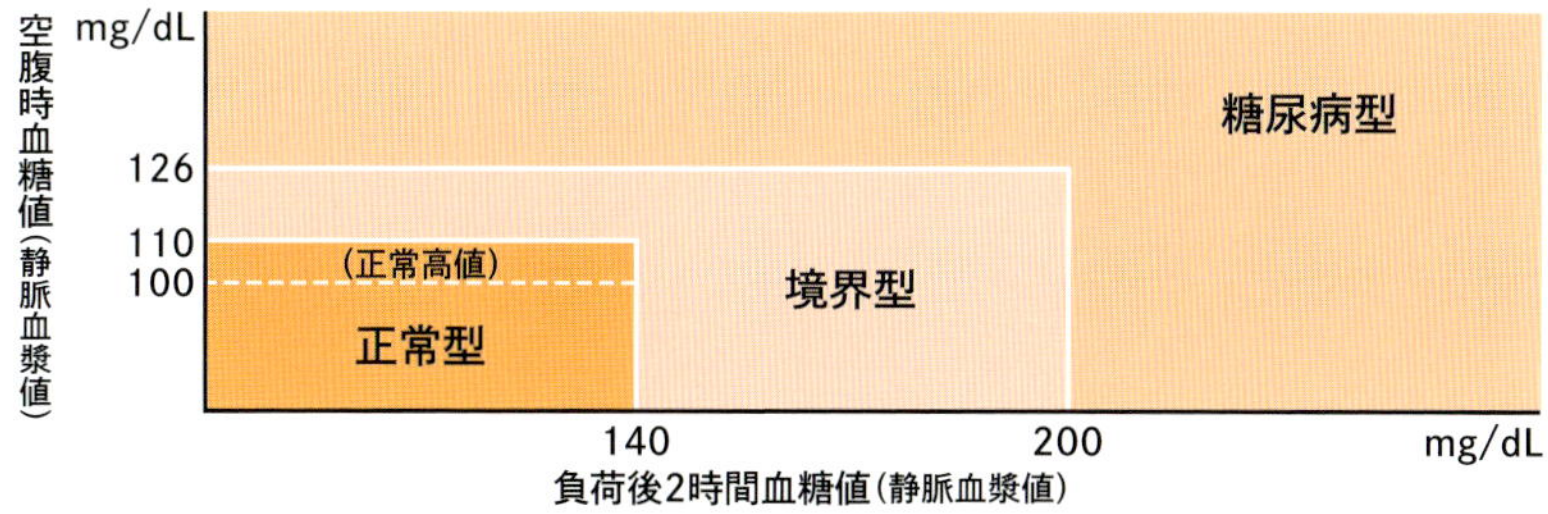

日本糖尿病学会編・著『糖尿病治療ガイド2014-2015』P.22 文光堂 2014年 一部改変

軽い高血糖を放置すると命にかかわる

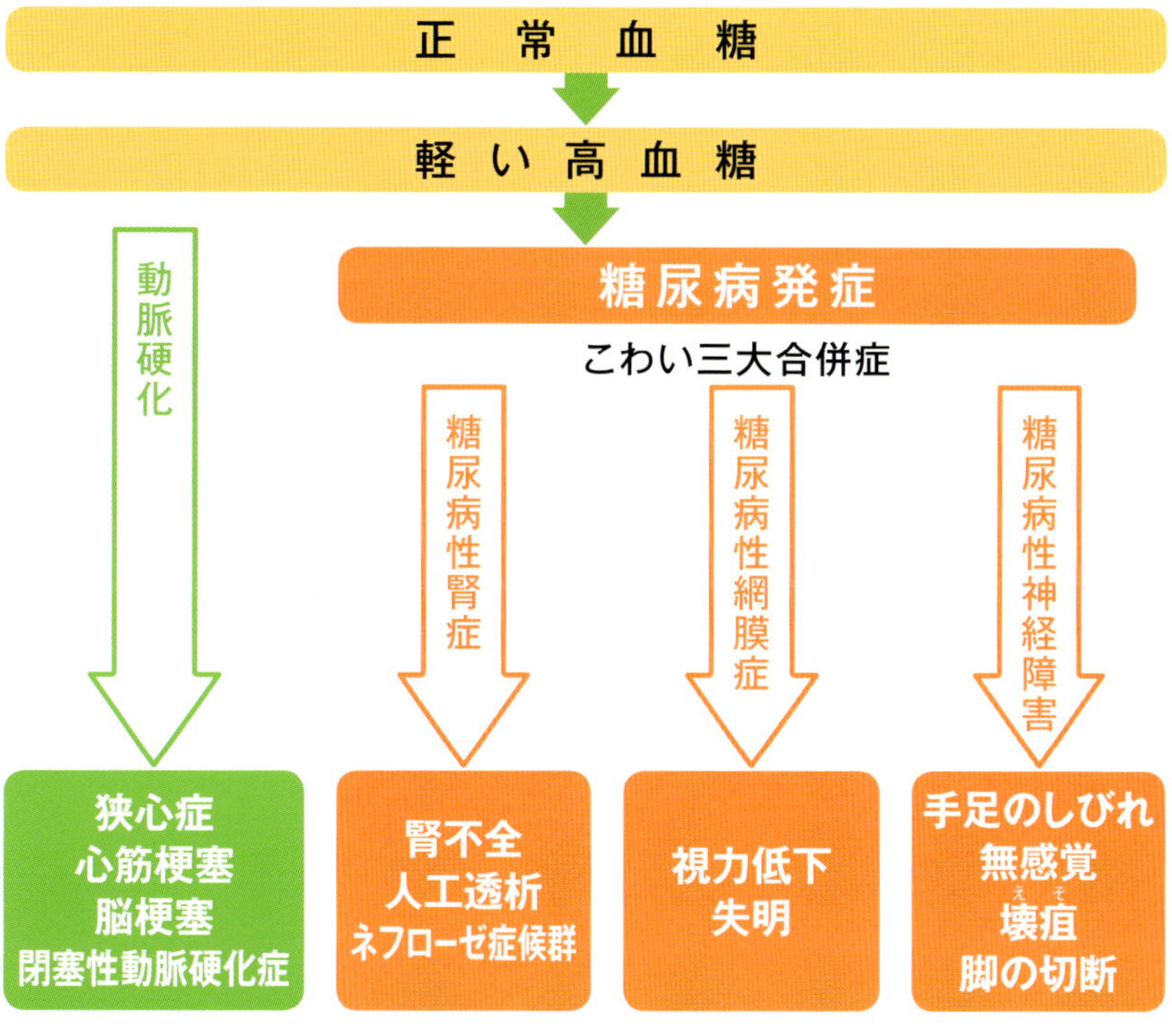

糖尿病の予防や治療に大切なのは栄養バランスのよい食事

▼適正なエネルギー量を知り、食べすぎないようにする

糖尿病やこわい合併症を予防するために、血糖値をどれくらいに維持すればいいのでしょうか。日本糖尿病学会が設定している血糖コントロール目標値では、ＨｂＡ１ｃ（ヘモグロビンエーワンシー）の数値が用いられています（左ページ参照）。ＨｂＡ１ｃは、過去１～２カ月の血糖値の平均を知ることができるものです。

血糖を下げるには。食生活の改善がとても重要です。まずは、飲みすぎや食べすぎ（とくに脂肪や糖質の過多の食べ方）を改め、適正なエネルギー量の食事を守りましょう。適正エネルギーは、通常は男性で１日１４００～２０００kcal、女性で１２００～１８００kcalの範囲にありますが、人によって活動量や体格が違うため、適正なエネルギー量も異なります。自分に必要な適正エネルギー量を知り、それをオーバーしない範囲で、栄養バランスよく食べるようにしましょう。

血糖コントロールの目標値

目標	コントロール目標値注4)		
	血糖正常化を目指す際の目標注1)	合併症予防のための目標注2)	治療強化が困難な際の目標注3)
HbA1c(%)	6.0未満	7.0未満	8.0未満

注1)適切な食事療法や運動療法だけで達成可能な場合。薬物療法中でも副作用なく達成可能な場合。

注2)血糖値は空腹時血糖値130mg/dL未満、食後2時間血糖値180mg/dL未満が目安。

注3)低血糖などの副作用、その他の理由で治療の強化が難しい場合。

注4)成人に対しての目標値で、妊娠例は除く。


日本糖尿病学会編・著『糖尿病治療ガイド2014-2015』P.25 文光堂 2014年 一部改変

1日の適正エネルギー量を知ろう

❶ 標準体重を計算する

標準体重(kg) = 身長(m) × 身長(m) × 22

❷ 標準体重1kgあたりの必要エネルギーを身体活動量からチェック

身体活動量の目安		必要エネルギー
少ない	デスクワークが多い・主婦など	25～30kcal/kg標準体重
平均的	立ち仕事が多い	30～35kcal/kg標準体重
多い	力仕事が多い	35～kcal/kg標準体重

❸ 1日の適正エネルギー摂取量を計算する

適正エネルギー(kcal) = 標準体重 × 標準体重1kgあたりの必要エネルギー(kcal)

たとえば身長170cmの人の場合
❶の標準体重が63.6kgとなり、❷の身体活動量が少なく、標準体重あたりの必要エネルギーが25～30とすると、❸1日の適正なエネルギー摂取量は63.6×25～30kcal/kgでおよそ1590～1908kcalとなります。

食事は主食・主菜・副菜を組み合わせて食べる

献立は和食をお手本に組み立てる

五大栄養素の炭水化物、たんぱく質、脂質、ビタミン、ミネラル、さらに第六の栄養素といわれる食物繊維を1日3回の食事で過不足なく食べることは、血糖値の安定には大切です。摂取エネルギーを抑えながら毎食栄養バランスを考えて食べるのは難しく思えますが、主食、主菜、副菜を組み合わせた和食の献立を意識するとよいでしょう。

主食は、ご飯、パン、麺などの炭水化物を多く含む食品で糖質の供給源（12ページ参照）。糖質はエネルギー源になりますが、高血糖の人はとりすぎないように注意が必要です（20ページ参照）。主菜は、魚、肉、卵、大豆製品などのおかずで、たんぱく質や脂質の供給源です。たんぱく質は体の組織をつくる栄養素で、脂質もエネルギー源や細胞膜、ホルモンなどの成分になります。脂質もとりすぎると高血糖を招きます。副菜は主に野菜、海藻、きのこなどを使ったおかずで、ビタミン、ミネラル、食物繊維の供給源になります。

バランスのよい献立例（1日1600kcalの場合）

主食と主菜と副菜を1品ずつ。足りない栄養素があるときは、副菜をもう1品増やします。

主食

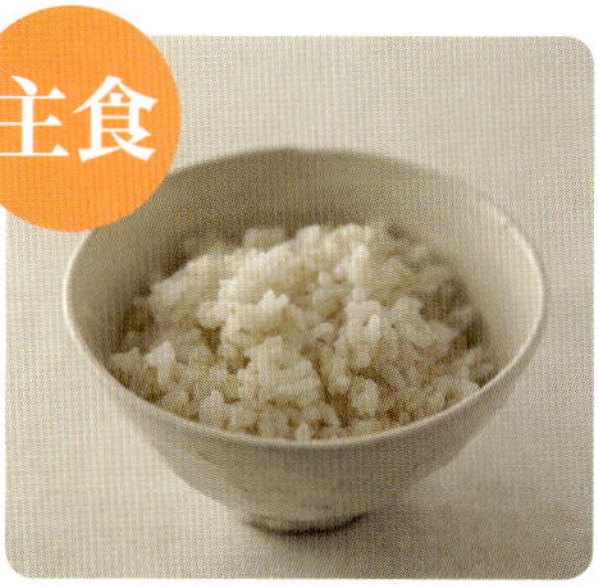

ご飯、パン、麺など

ご飯の場合 130g

- おかずに、芋、かぼちゃ、とうもろこしなど、糖質の多い食品を使う場合は、主食の量を控えめにしましょう。ラーメンとご飯、ピザとパンのように、主食が2品重なるような組み合わせはNG。

主菜

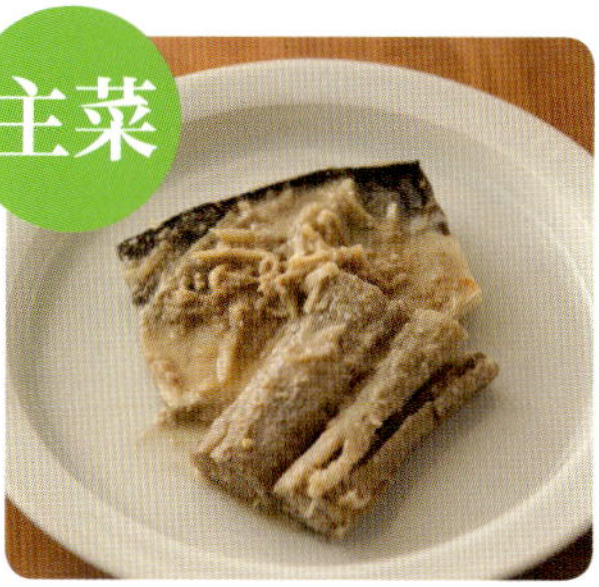

肉、魚、卵、大豆製品などのおかず

魚や肉の場合 80～100g

- 肉ばかり、魚ばかりにならないように、1日3回の食事で、魚、肉、卵、大豆製品をまんべんなく食べましょう。
- 揚げ物など、脂質のとりすぎにならないように。

副菜

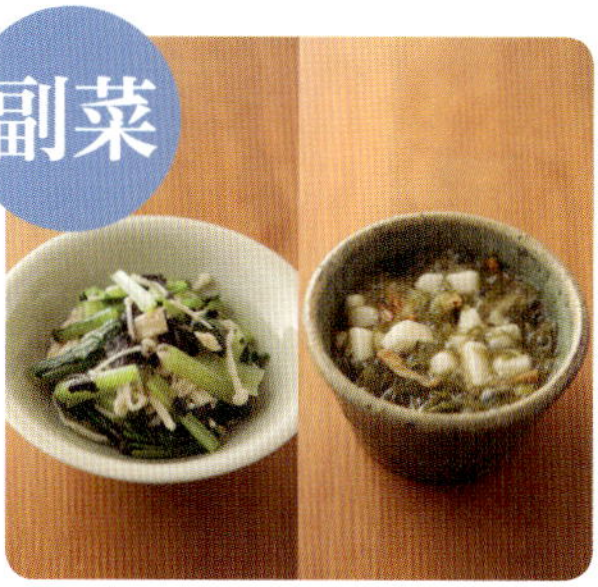

野菜、きのこ、海藻などのおかず

合わせて 120～200g

- 野菜類は血糖値の上昇を抑えるために不可欠の食品。肉や魚の1.5～2倍量を食べるようにします。

単品メニューの場合も器の中に主食、主菜、副菜の栄養素をそろえる

どんぶりやそばなどのような単品メニューも、主食のご飯や麺だけでなく、主菜や副菜でとるべき栄養素が入っているかチェック。

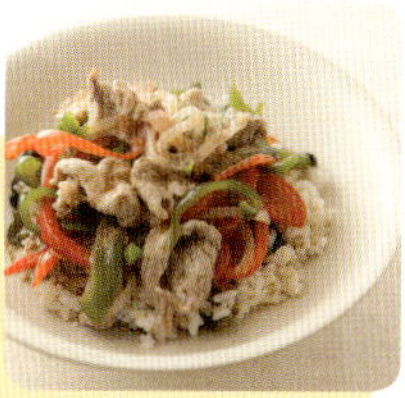

毎食の主食の量を決めよう

▼主食は極端に減らさずに一定量を食べる

ご飯、パン、麺などの主食に含まれる糖質は、消化器官で分解されて１００％ブドウ糖に変わり、全身の組織に運ばれエネルギーとして使われます。これまで主食をたっぷり食べてきた人が極端に減らしてしまうと、体も脳もエネルギー不足になります。無理な食べ方は長続きしないばかりか、リバウンドを招くおそれもあります。

主食の糖質はでんぷんが主体で、分解されるのに時間がかかり、ゆっくり吸収されます。砂糖などに比べると血糖値の上昇が緩やかです。いきなり主食を極端に減らすのではなく、自分に合った主食の量を決め、食べすぎ分を減らすようにすると無理がありません。適正な主食の量は一人一人の活動量や体格によって異なりますが、本書の目的は高血糖を改善することにあるので、ほかにも芋類や果物など糖質が多い食品も食べることを考えると、ご飯なら1食で１３０gが目安になります。これはやや小ぶりのご飯茶碗に7分目程度に盛った量です。茶碗のサイズはそれぞれ異なるので、家で実際に測ってみてください。「少なすぎる」と思われた方は、最初から無理してその量にせず、まずは1〜2口残すところから始めてみてください。

外食の場合や、コンビニ弁当を利用する場合は、盛られた量を全量食べてしまわずに、食べる量を決めて食べるようにしましょう。

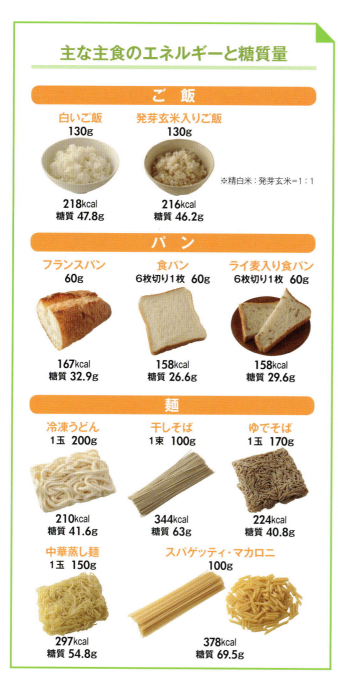

主な主食のエネルギーと糖質量

ご飯

白いご飯
130g

218kcal
糖質 47.8g

発芽玄米入りご飯
130g

※精白米：発芽玄米=1：1

216kcal
糖質 46.2g

パン

フランスパン
60g

167kcal
糖質 32.9g

食パン
6枚切り1枚 60g

158kcal
糖質 26.6g

ライ麦入り食パン
6枚切り1枚 60g

158kcal
糖質 29.6g

麺

冷凍うどん
1玉 200g

210kcal
糖質 41.6g

干しそば
1束 100g

344kcal
糖質 63g

ゆでそば
1玉 170g

224kcal
糖質 40.8g

中華蒸し麺
1玉 150g

297kcal
糖質 54.8g

スパゲッティ・マカロニ
100g

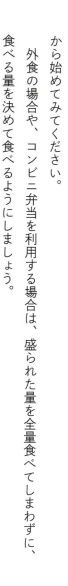

378kcal
糖質 69.5g

上手にカサ増ししてしっかり食べる

食事全体の量はあまり減らさない工夫を

主食の量を減らすだけでは満腹感が得られず、もの足りなく感じてしまうものです。おかずを一品増やして、食事全体の量を減らさないようにするのがコツです。また、ご飯茶碗を小ぶりのものに換えるだけでも、視覚的な満足感が加わって寂しく感じません。

主食そのもののカサを減らさない工夫もしてみましょう。ご飯の場合は、玄米入りご飯にしたり、細かく刻んだこんにゃくを米と一緒に炊いたりするほか、具が多い混ぜご飯や炊き込みご飯にするのもおすすめです。ご飯の食べすぎが抑えられ、食物繊維の摂取量が増え、ダブルで高血糖の改善に役立ちます。また、焼きそばや焼きうどん、パスタなどの場合は、麺を減らした分、たくさんの具を加えるとボリュームたっぷりに。

なお、主食を減らした分、高エネルギーの肉や脂っこい料理を食べすぎないように注意しましょう。内臓脂肪が増えると、脂肪細胞から分泌されるホルモンにより、血糖値が上がりやすくなります。

簡単! 主食のカサ増しおすすめ食材

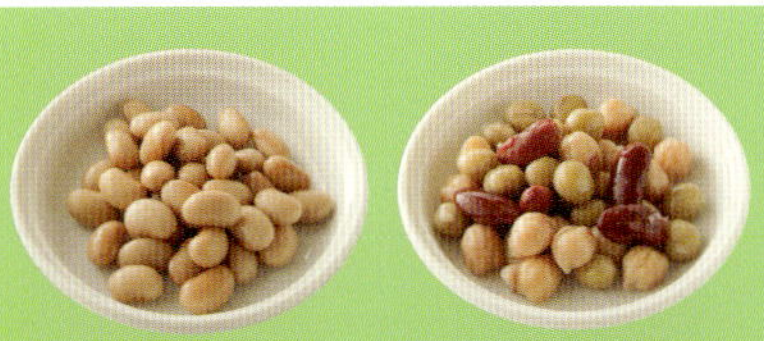

ゆで大豆、ミックスビーンズなどの豆類

たとえば…
p.82
きのこのリゾット

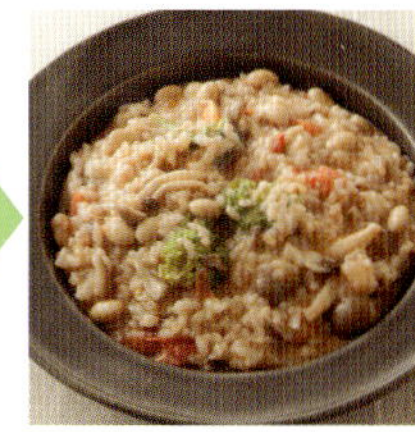

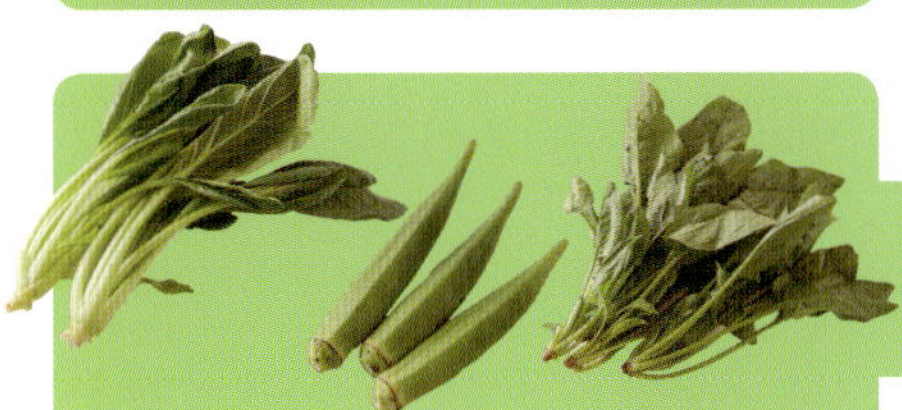

小松菜、オクラ、ほうれん草などの緑の野菜

たとえば…
p.96
納豆そば

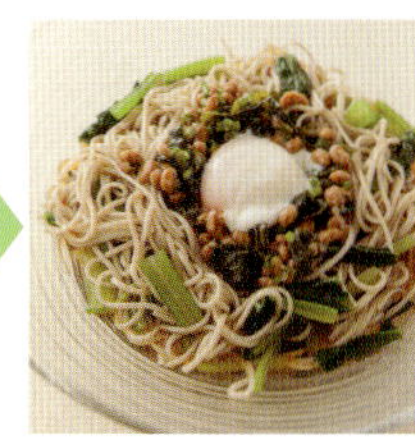

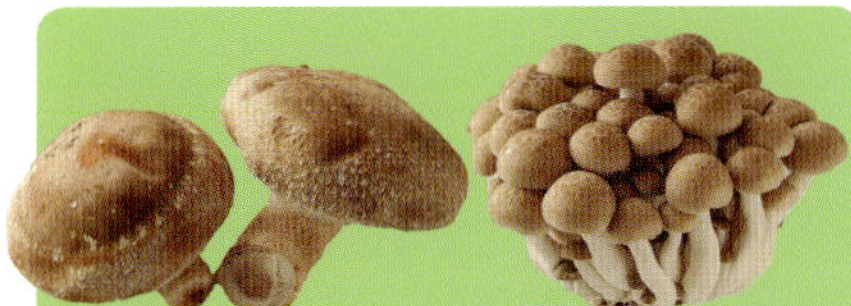

しいたけ、しめじなどのきのこ

たとえば…
p.62
帆立ての漬け丼

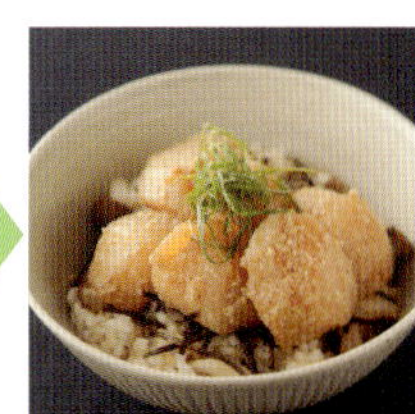

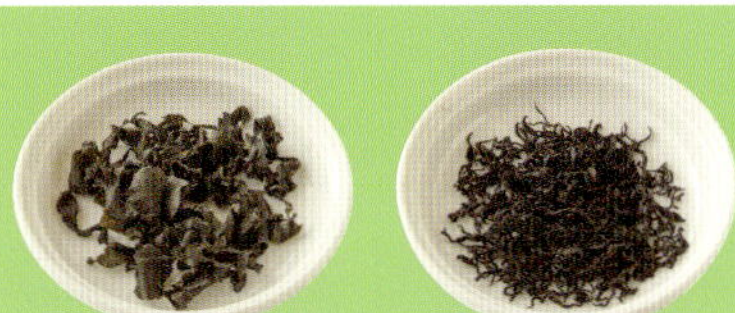

カットわかめ、ひじきなどの海藻

たとえば…
p.34
ヘルシー牛丼

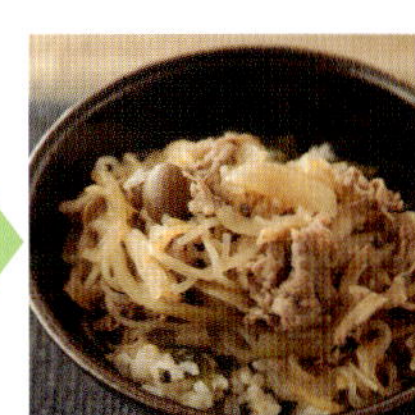

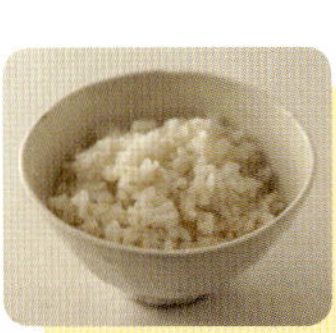

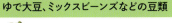

主食のご飯には発芽玄米をプラス

発芽玄米入りご飯の炊き方

白米と発芽玄米を1：1の割合で合わせて洗ってザルに上げ、炊飯器に入れる。白米を炊くときと同じ水加減にして炊く。手間がかからず、食べやすいのでおすすめ。

食物繊維の多いおかずを毎食1品とろう

食物繊維が血糖値を下げ、食べすぎもセーブ！

血糖値を下げるには、主食の量を適正にするだけでなく、食物繊維の多いおかずを1品増やすようにしましょう。

食物繊維は、一緒に食べたものの消化・吸収を遅らせるので、食後の血糖値の急上昇を防ぐ働きがあります。さらに、よくかんで食べるものが多いので、食べるのに時間がかかり、早食いによる食べすぎを防いでくれます。

食物繊維は、成人男性は1日に20g以上、女性は18g以上をとるのが目標＊ですが、男女とも5g前後不足しています。食物繊維を意識した副菜をプラスすれば不足分がカバーできます。

コンビニや市販のお弁当を食べる場合も、海藻サラダやひじき煮、煮豆、野菜の煮ものなどを1品追加するとよいでしょう。

＊日本人の食事摂取基準（2015年版）による、18～69歳の男女別の目標量を示した。

食物繊維の多い食材と食物繊維の量（100gあたり）

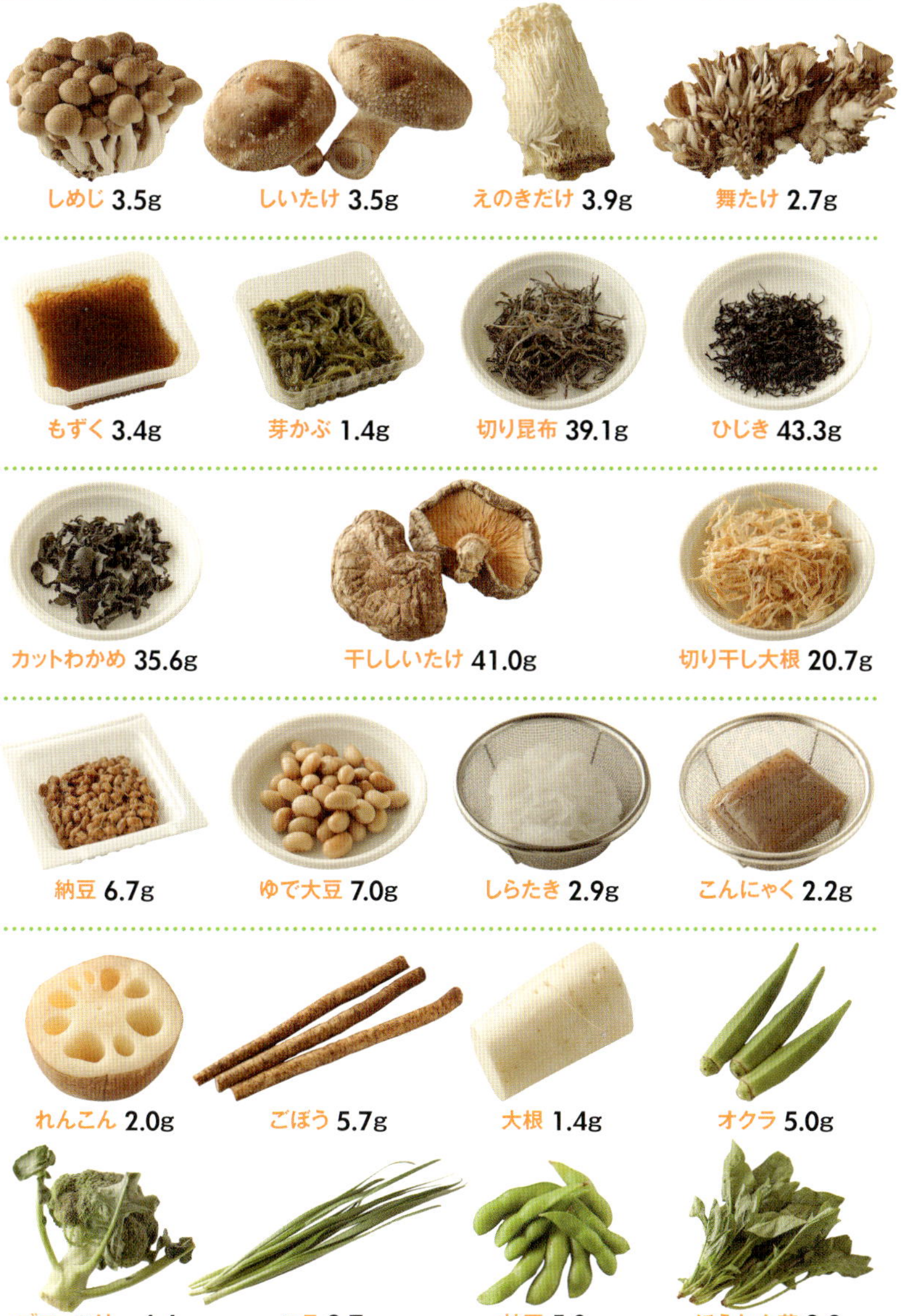

きのこ	しめじ 3.5g	しいたけ 3.5g	えのきだけ 3.9g	舞たけ 2.7g
海藻	もずく 3.4g	芽かぶ 1.4g	切り昆布 39.1g	ひじき 43.3g
乾物	カットわかめ 35.6g	干ししいたけ 41.0g	切り干し大根 20.7g	
大豆・こんにゃく	納豆 6.7g	ゆで大豆 7.0g	しらたき 2.9g	こんにゃく 2.2g
野菜	れんこん 2.0g	ごぼう 5.7g	大根 1.4g	オクラ 5.0g
野菜	ブロッコリー 4.4g	ニラ 2.7g	枝豆 5.0g	ほうれん草 2.8g

高血糖を防ぐ食べ方⑥

食べる順番はまずは副菜から

▼ご飯やパンは食事の最後に

同じ食事でも、食べる順番を変えることで、血糖値の急激な上昇を防ぐことができます。まず、食事の最初に食物繊維の豊富な野菜やきのこ、海藻などの副菜を食べ、おなかを落ち着かせます。次に肉、魚、卵、大豆食品などたんぱく質の豊富なメインおかずへと進み、最後に、三大栄養素のなかで最も血糖値を上げやすい糖質の多い主食を食べるというものです。

野菜を先に食べることで、食物繊維が、糖質、脂質の消化吸収を遅らせることになります。その結果、左のグラフでわかるように、血糖値の変動幅が少なくなり、毎食後の血糖値の上昇を抑えることができます。逆の順番で食べると、グラフのように食後の血糖値が大きく上昇し、また急降下します。

この食事方法は、糖尿病の患者さんにも有効とされ、「食べる順番療法」として注目を集めています。

血糖値を上げない食べる順番

1 副菜

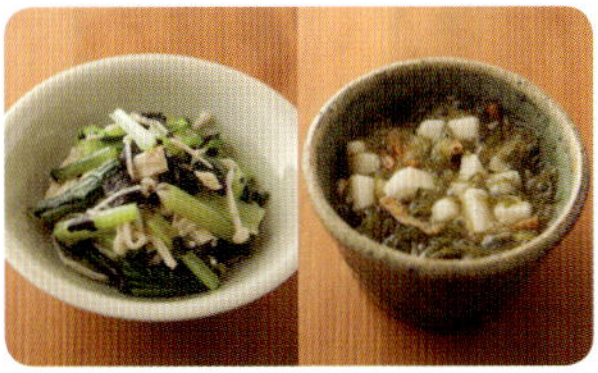

野菜、きのこ、海藻などのおかず

2 主菜

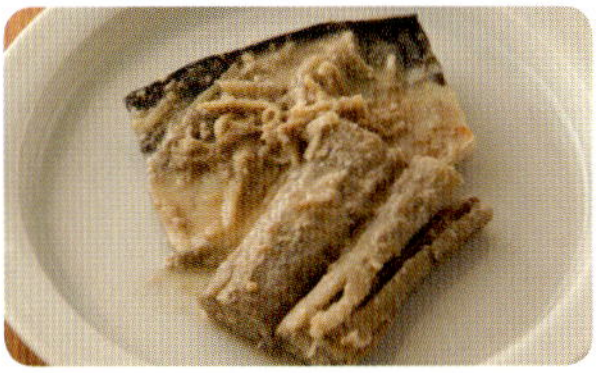

肉、魚、大豆、卵のおかず

3 主食

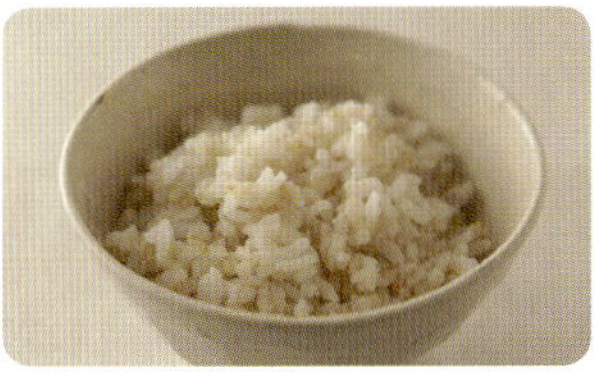

ご飯、パン、麺など

食べる順番が血糖変動に与える影響

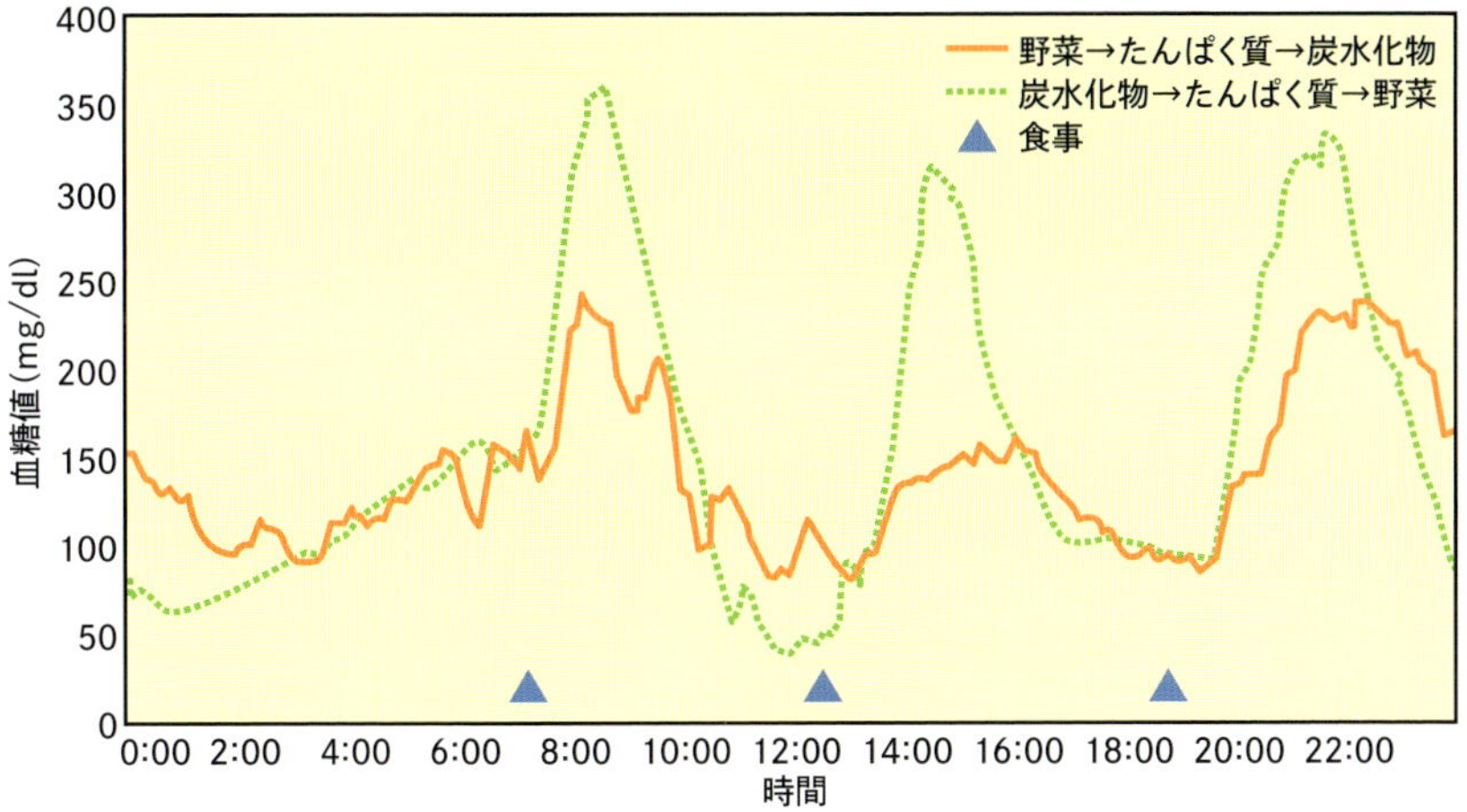

2型糖尿病患者における野菜から摂取した日と炭水化物から摂取した日の血糖変動
(Imai S, Kajiyama S, et al.72 nd Scientific sessions. ADA 2012)

塩分を控えめにして食べ過ぎを防ぐ

▼塩分は1日7~8g以下に

味の濃いおかずはご飯がすすみ、糖質や塩分、エネルギーが過剰になりがちです。外食や市販の弁当を利用する機会が多い人は、思っている以上に塩分をとっている場合が多いものです。特に塩分を多く含む加工品に気をつけ、ふだんの食事はなるべく薄味を心がけるのが賢明です。塩分を減らすことは、高血圧の予防だけでなく、血糖値の安定にもつながります。

「日本人の食事摂取基準2015年版」によると、1日の食塩摂取の目標量は18歳以上の男性8・0g未満、女性7・0g未満とされています。日本人の食塩摂取量は、年々減ってはきているものの、成人の1日の塩分摂取量の平均値は男性11・1g、女性9・4g（厚生労働省平成25年国民健康・栄養調査結果より）です。まだまだとりすぎているのが現状です。

塩分控えめでも、素材のうまみや、香りを生かした調理法や、酸味や辛みを上手に使えば、満足感を得ることができます。

調味料の使いすぎに注意

糖質が多い	砂糖、みりん
塩分が多い	しょうゆ、みそ、塩
エネルギーが高い	マヨネーズ、ドレッシング

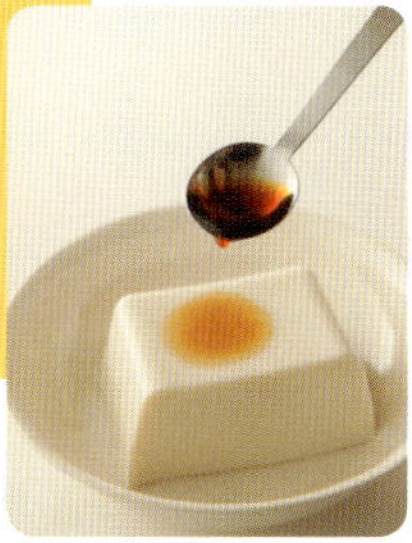

↓

使いすぎない・使うときは測って使う

少ない調味料でおいしく食べる工夫

酸味を生かす

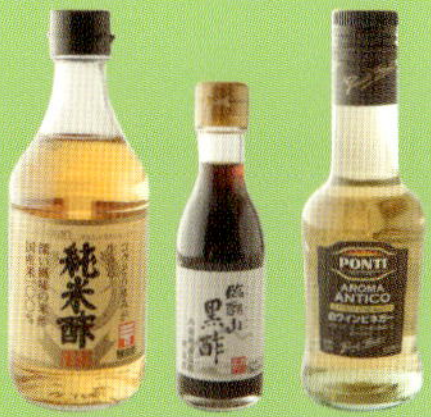

酢、レモンやすだちなどの柑橘類、梅干しなどの酸味を使うと、調味料が控えめでも味がまとまる。

香りを生かす

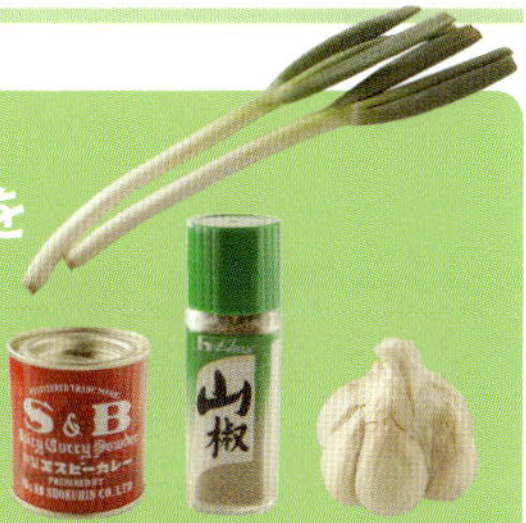

ハーブやスパイス、香ばしいごまや焼きのりなど、香りのよい食材は料理を引き立ててくれる。

うまみを生かす

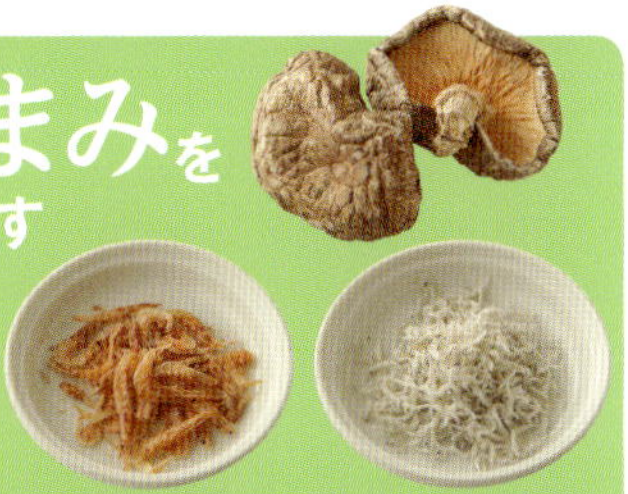

昆布、魚介類、きのこ、トマトなどうまみ成分の多い食材は、少ない調味料でこそ、うまみが引き立つ。

辛みを生かす

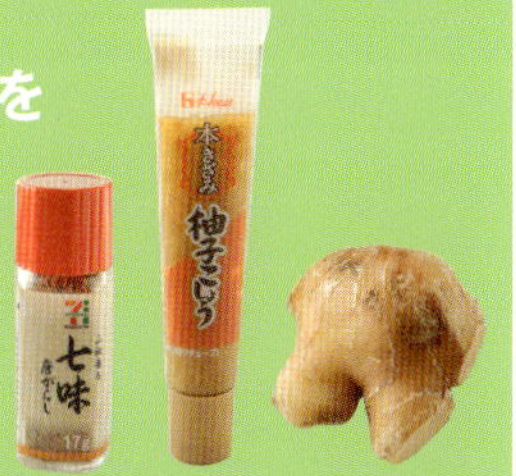

唐辛子、しょうが、こしょう、わさび、辛子などの辛みを添えると、味が引き締まる。

血糖値を上げない5つの習慣

高血糖の予防や改善には、「自分が何をどれだけ食べればいいか」を知ることが重要ですが、それと同じくらい重要なのが、「食習慣」です。ふだん無意識に行っている習慣を少し意識して変えるだけで、血糖値の上昇を抑えることができます。

1. 食事は1日3回、時間と量を一定に

食事を抜くと、1回の食事量が多くなり、食後の血糖値の上昇と下降が激しくなる。食事は1日3回、なるべく一定の間隔で食べ、食べる量もほぼ一定にすると血糖値が安定する。

2. 料理は大皿盛りにせず一人盛りに

大皿盛りにすると、好きなものを多く食べ、苦手なものは少量になりがち。一人盛りにして、食材や量を把握しながらバランスよく食べる習慣をつけよう。

3. よくかんで食べる

時間をかけて食べることで、食後血糖値の急激な上昇を抑えられる。一口30回くらいを意識してかむようにする。

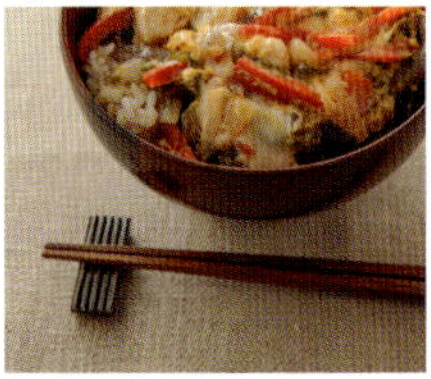

一口分を口に入れるたびに、箸を置いてよくかもう

4. ながら食いはやめる

食べるときはほかのことをせず、食事に集中しよう。スマホやテレビを見ながら食べると、無意識のうちにたくさん食べてしまう。ゆっくり味わって食べることで、食べすぎも防止できる。

5. 人と一緒に楽しく食べる

一人で食べる食事は、短時間ですませがち。周囲の人の食べる速さに合わせ、会話を楽しみながらゆっくり食べることが、血糖値の上昇を抑えることになる。

part
2

ちゃんと食べても
血糖値が上がらない

安心献立

「豚肉と野菜のしょうが焼き」献立

いつものしょうが焼きをちょっぴりアレンジ。
豚肉は脂の少ないもも肉を使い、きのこと野菜をプラス。
ひじきのサラダを組み合わせて食物繊維の摂取量を増やします。
スープには桜えびを入れて、コクを出すのがポイント。

豚肉と野菜のしょうが焼き

●材料／2人分

豚もも肉(しょうが焼き用)	140g
しめじ	100g(1袋)
オクラ	60g(6本)
しょうが	少々
しょうゆ	大さじ1
酢	大さじ2
サラダ油	大さじ½

1. しめじは石づきを取って小房に分ける。オクラは軸の黒いところをそぎ取り、耐熱容器に入れてラップをし、電子レンジで20〜30秒加熱し、半分に切る。
2. しょうがはせん切りにし、しょうゆ、酢と混ぜ合わせる。
3. フライパンにサラダ油を熱し、豚肉を並べ入れて両面を焼く。フライパンの空いたスペースに①を入れ、一緒に炒める。
4. ③に②を回し入れ、汁気がなくなるまで炒める。
5. 器に豚肉としょうがを盛り、しめじとオクラを添える。

この献立の1人分データ

エネルギー	463kcal
糖質	54.3g
食物繊維	7.2g
塩分	2.9g

(発芽玄米入りご飯130gを含む)

発芽玄米入りご飯

(p.23参照) …… 130g

1人分

エネルギー	216kcal
糖質	46.2g
食物繊維	1.1g
塩分	0g

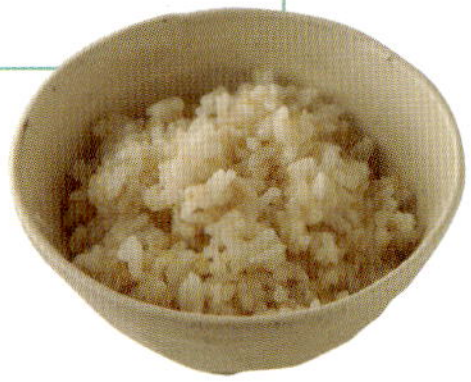

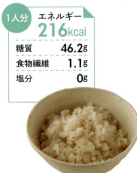

レタスと桜えびのスープ

●材料／2人分

レタス	100g(3枚)
桜えび	大さじ2
中華スープの素	小さじ1
しょうゆ	小さじ½
こしょう	少々

1. 鍋に水1½カップ、中華スープの素を入れて火にかけ、レタスを手で小さくちぎって加える。
2. 煮立ったら桜えびを加え、しょうゆ、こしょうで味を調える。

ひじきと水菜のサラダ

●材料／2人分

ひじき(乾燥)	4g
水菜	40g(1株)
ミニトマト	60g(4個)
ポン酢じょうゆ	小さじ2
ごま油	小さじ1

1. ひじきはたっぷりの水につけて戻し、水気をきる。水菜は3cm長さに切る。ミニトマトはヘタを取って半分に切る。
2. ボウルにポン酢じょうゆとごま油を入れて混ぜ合わせ、①を加えてあえる。

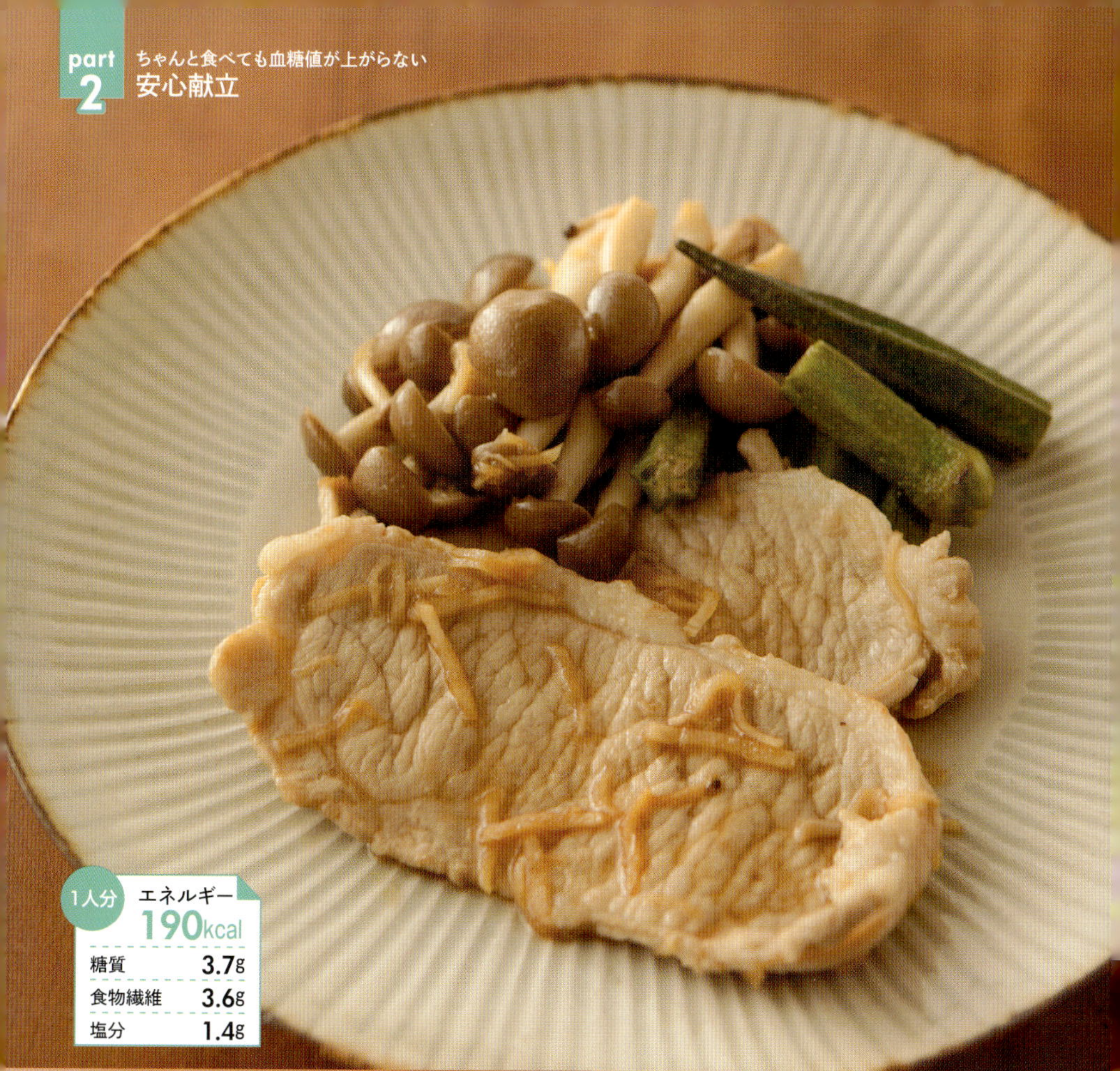

1人分 エネルギー 190kcal

糖質	3.7g
食物繊維	3.6g
塩分	1.4g

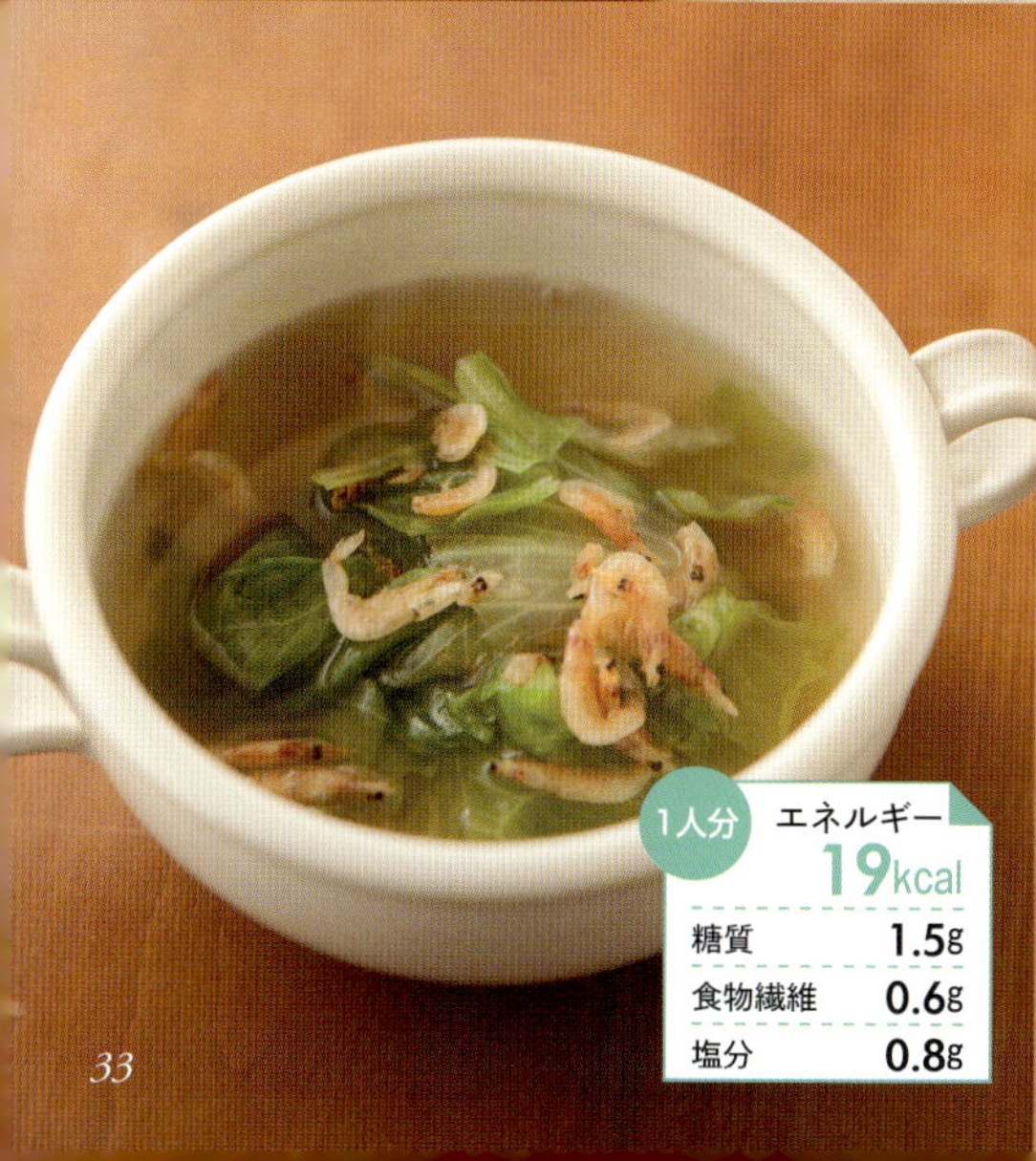

1人分 エネルギー 19kcal

糖質	1.5g
食物繊維	0.6g
塩分	0.8g

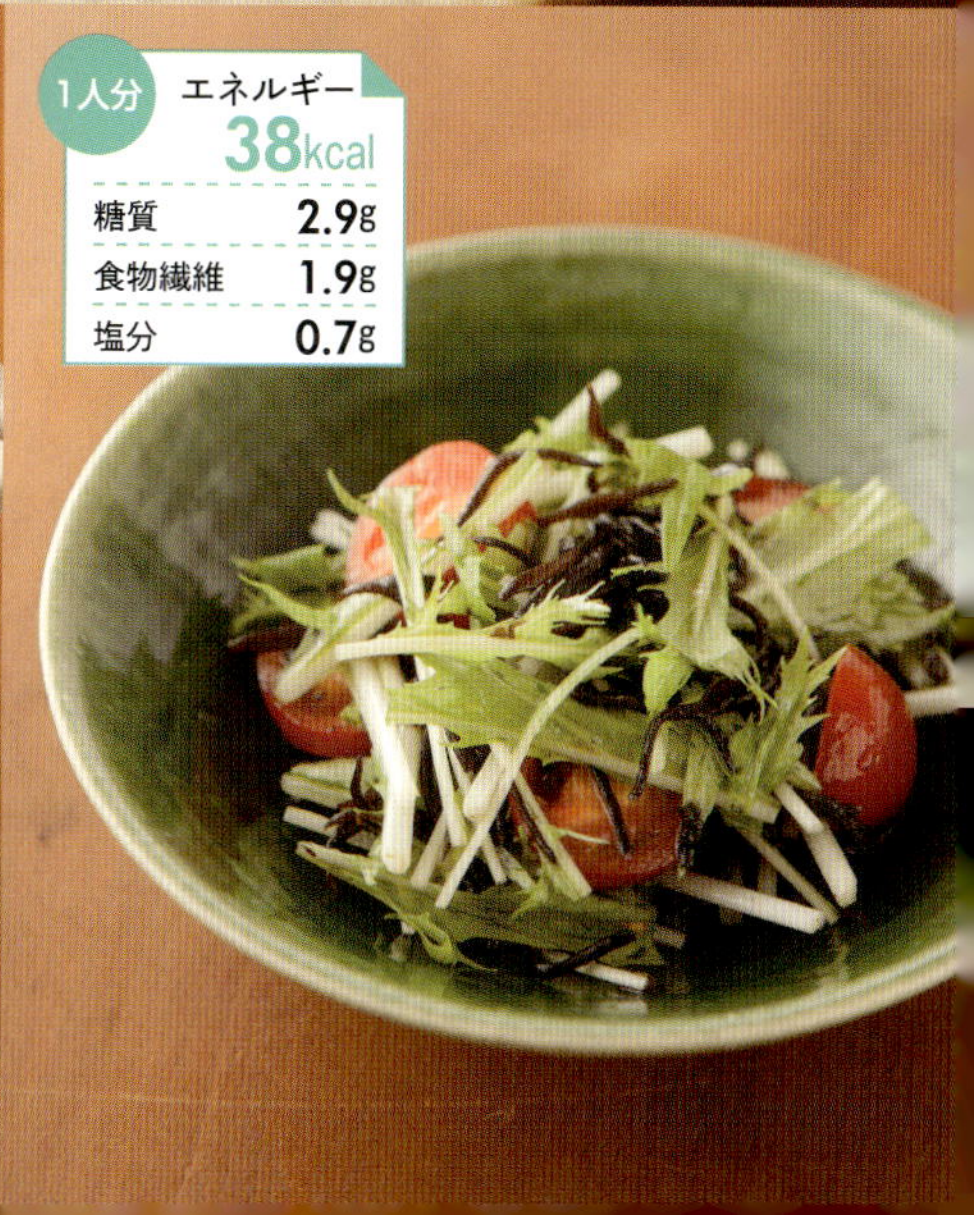

1人分 エネルギー 38kcal

糖質	2.9g
食物繊維	1.9g
塩分	0.7g

「ヘルシー牛丼」献立

しめじ、しらたき、玉ねぎをたっぷり入れた牛丼は、あっさりとしていながらも、コクとうまみがあって美味。ご飯にはわかめを混ぜて食物繊維量をアップ。多めに作り、次の日に温め直して食べるのもおすすめです。

この献立の1人分データ

エネルギー	468kcal
糖質	58.5g
食物繊維	9.9g
塩分	2.6g

ヘルシー牛丼

●材料／2人分

牛もも薄切り肉	150g
しめじ	100g（1袋）
玉ねぎ	100g（½個）
しょうが	少々
しらたき	100g
だし汁	1カップ強
しょうゆ	大さじ1
みりん	大さじ1
発芽玄米入りご飯（p.23参照）	260g
カットわかめ（乾燥）	4g

❶ 牛肉は一口大に切る。
❷ しめじは小房に分け、玉ねぎは薄切りにする。しょうがはせん切りにする。しらたきは湯通しして水気をきり、食べやすい長さに切る。
❸ 鍋にだし汁、②を入れて火にかけ、煮立ったら、牛肉、しょうゆ、みりんを加えて火を弱め、煮汁が半分以下になるまで煮る。
❹ わかめは水に浸して戻し、水気を絞る。発芽玄米入りご飯に加えて混ぜ合わせる。
❺ 器に④を盛り、③をのせる。

芽かぶのすまし汁

●材料／2人分

芽かぶ	2パック
長ねぎ	40g（½本弱）
だし汁	1½カップ
しょうゆ	小さじ1
とろろ昆布	4g

❶ 長ねぎは斜め薄切りにする。
❷ 鍋にだし汁、芽かぶ、長ねぎを入れて火にかけ、煮立ったらしょうゆで味を調える。
❸ 器に盛り、とろろ昆布をのせる。

ニラのおひたし

●材料／2人分

ニラ	100g（1束）
しょうゆ	小さじ1
削り節	3g（1袋）

❶ ニラは3㎝長さに切り、耐熱容器に入れてラップをし、電子レンジで40秒〜1分加熱する。
❷ 水気をよくきってボウルに入れ、しょうゆ、削り節を加えてあえる。

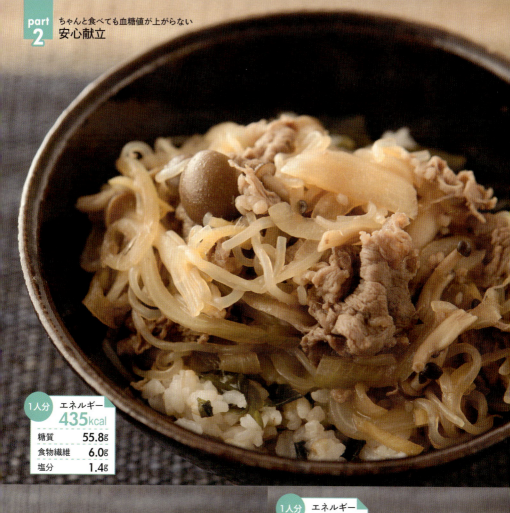

1人分 エネルギー 435kcal

糖質	55.8g
食物繊維	6.0g
塩分	1.4g

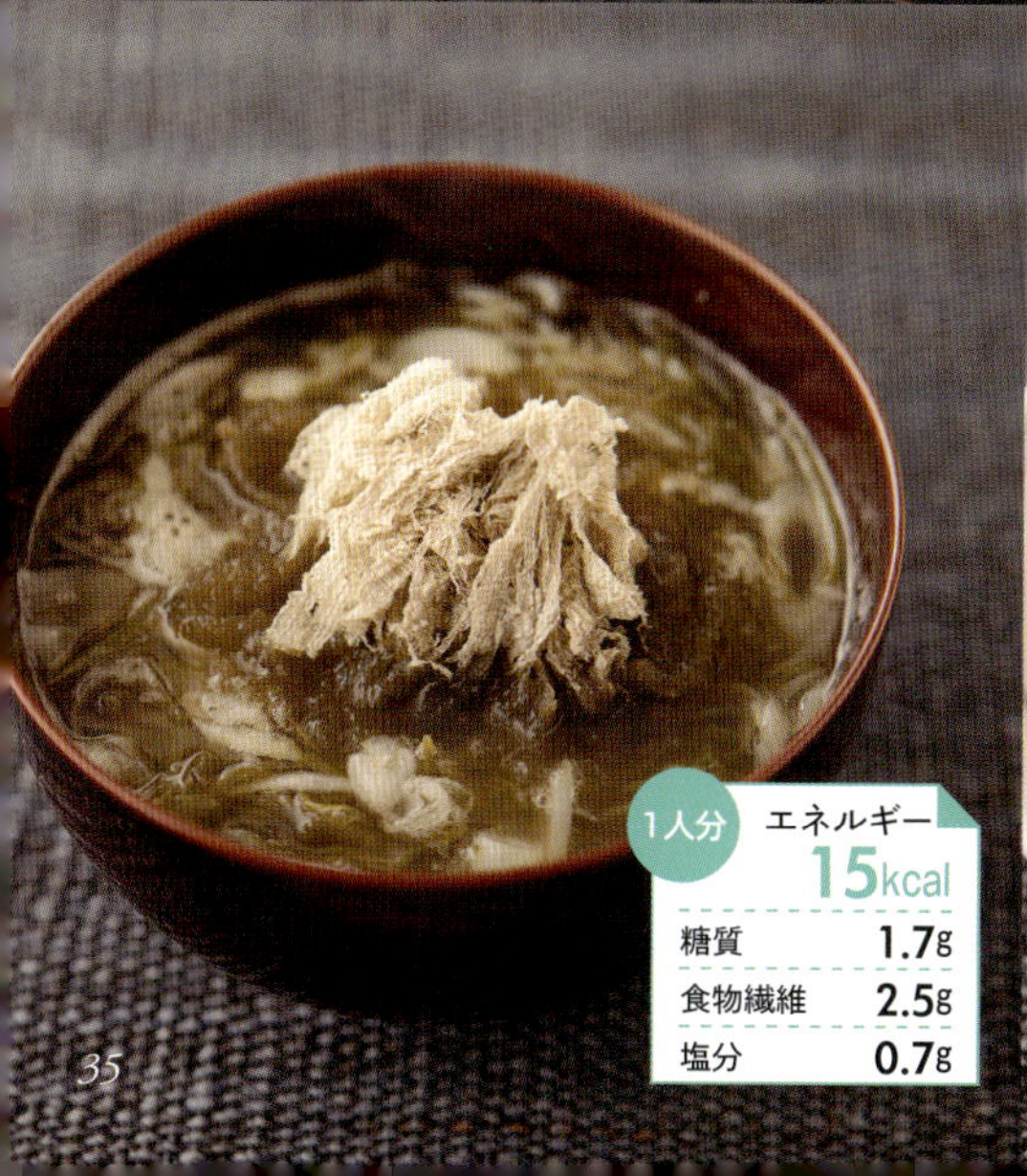

1人分 エネルギー 15kcal

糖質	1.7g
食物繊維	2.5g
塩分	0.7g

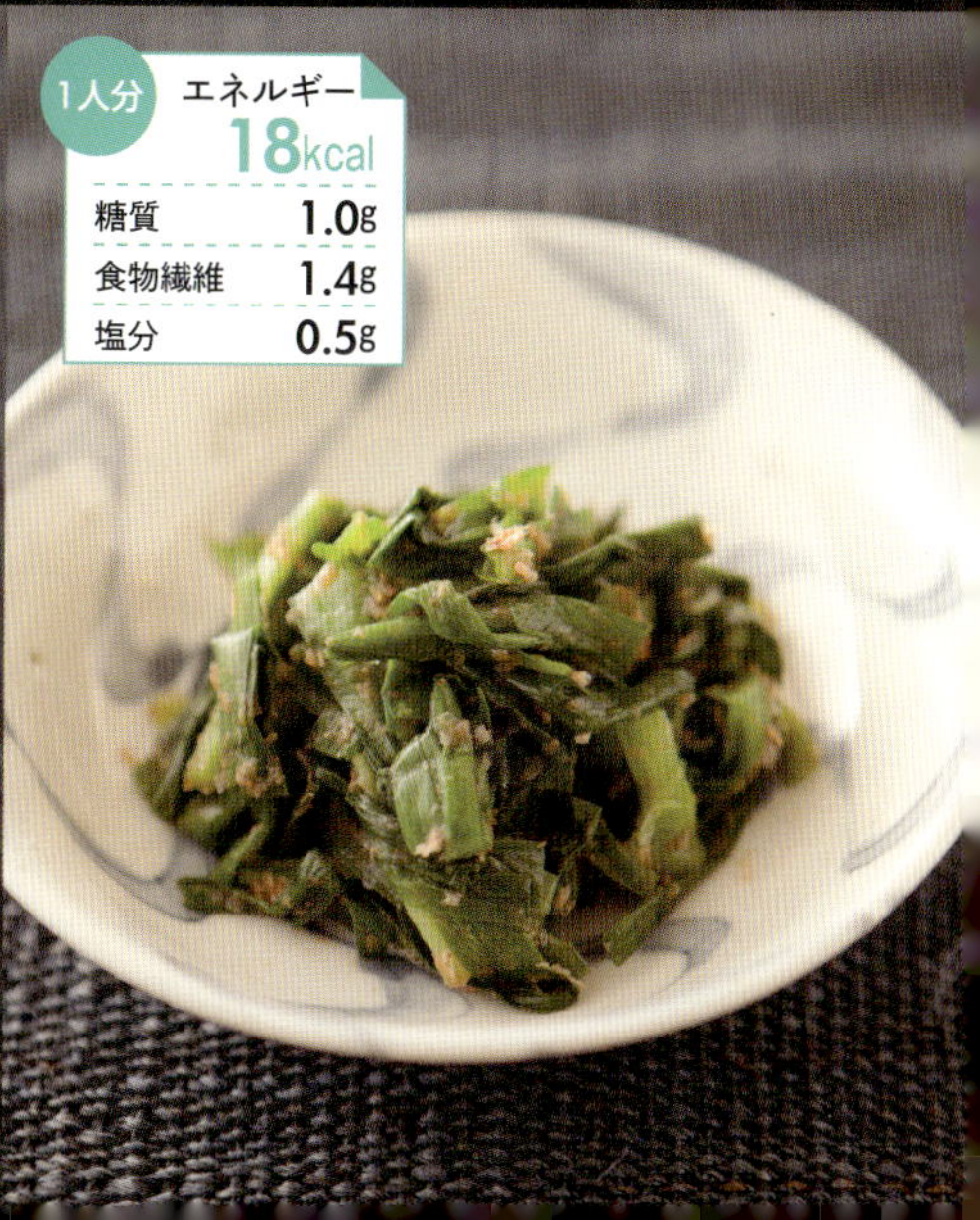

1人分 エネルギー 18kcal

糖質	1.0g
食物繊維	1.4g
塩分	0.5g

「鶏肉とほうれん草のカレー」献立

カレー粉のほか、クミンやターメリックを使って味わい本格派。鶏肉は一口大に切ると煮込む時間が少なくてすみます。サラダとフルーツを添えて、ビタミン度をアップします。

この献立の1人分データ

エネルギー	494kcal
糖質	68.6g
食物繊維	9.5g
塩分	2.2g

鶏肉とほうれん草のカレー

●材料／2人分

鶏もも肉（皮なし）	160g
玉ねぎ	100g（½個）
ほうれん草	140g（½束）
しめじ	100g（1袋）
にんにく	少々
しょうが	少々
オリーブオイル	大さじ½
小麦粉	小さじ2
カレー粉	小さじ⅔
クミンパウダー	少々
ターメリックパウダー	少々
カットトマト缶	200g
顆粒スープの素	小さじ1
塩	小さじ⅕強
こしょう	少々
しょうゆ	小さじ1
発芽玄米入りご飯（p.23参照）	260g

❶ 鶏肉は一口大に切り、玉ねぎは薄切りにする。ほうれん草はゆで、ザルに上げて水気をきり、2〜3cm長さに切って水気をギュッと絞る。しめじはほぐす。にんにく、しょうがはみじん切りにする。

❷ 鍋にオリーブオイル、にんにく、しょうがを入れて火にかけ、香りが出たら玉ねぎと鶏肉を加えて炒める。鶏肉に火が通ったら、小麦粉、カレー粉、クミンパウダー、ターメリックパウダーを加えてさらに炒める。

❸ しめじ、カットトマト缶、水1カップ、顆粒スープの素を加え、10〜15分煮る。ときどき鍋底をこそげるように混ぜる。

❹ ③にほうれん草を加え、塩、こしょう、しょうゆで調味し、一煮する。

❺ 器に発芽玄米入りご飯を盛り、④をかける。

グレープフルーツ

●材料／2人分

グレープフルーツ	160g（1個）

❶ グレープフルーツは1房ずつに分け、薄皮をむく。

水菜のサラダ

●材料／2人分

水菜	40g（1株）
ミニトマト	60g（4個）
玉ねぎ	40g（⅕個）
ドレッシング	
ワインビネガー	小さじ2
オリーブオイル	小さじ1
塩	小さじ⅕
こしょう	少々

❶ 水菜は2cm長さに切る。ミニトマトはヘタを取って4つ割りにする。玉ねぎは薄切りして水にさらし、水気をきる。

❷ ボウルに①を入れ、ドレッシングの材料を混ぜ合わせて加え、ざっと混ぜる。

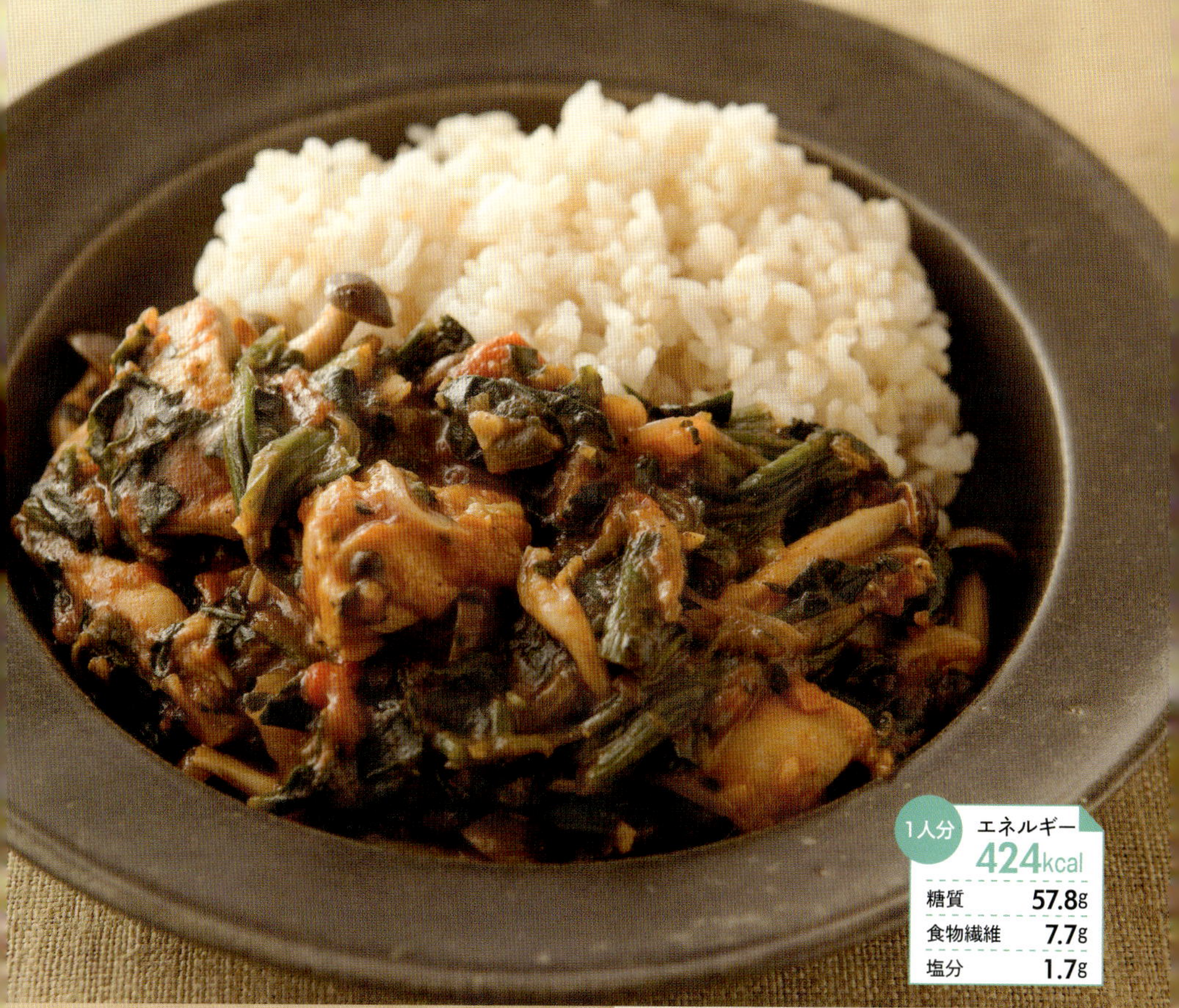

1人分	エネルギー 424kcal
糖質	57.8g
食物繊維	7.7g
塩分	1.7g

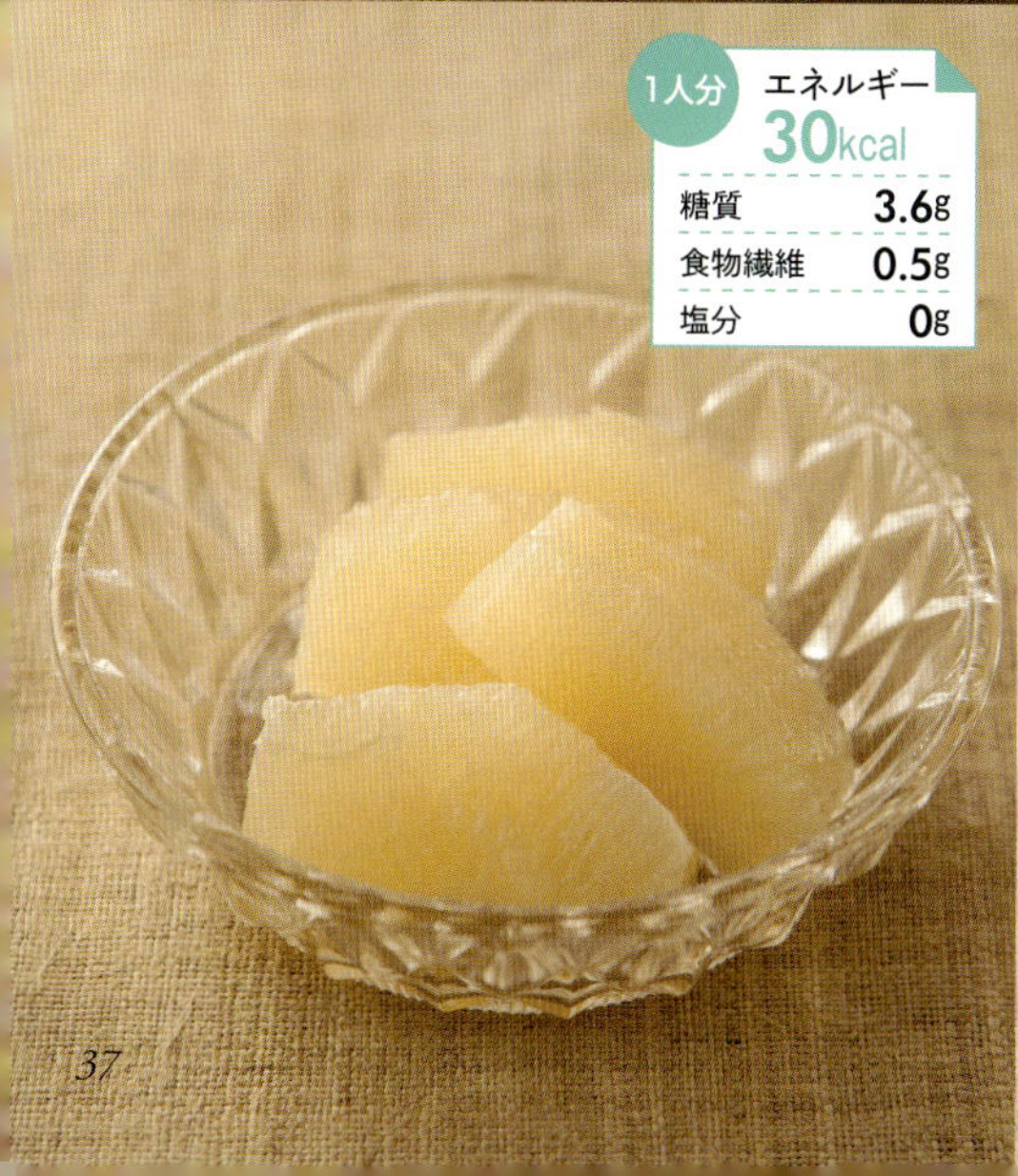

1人分	エネルギー 30kcal
糖質	3.6g
食物繊維	0.5g
塩分	0g

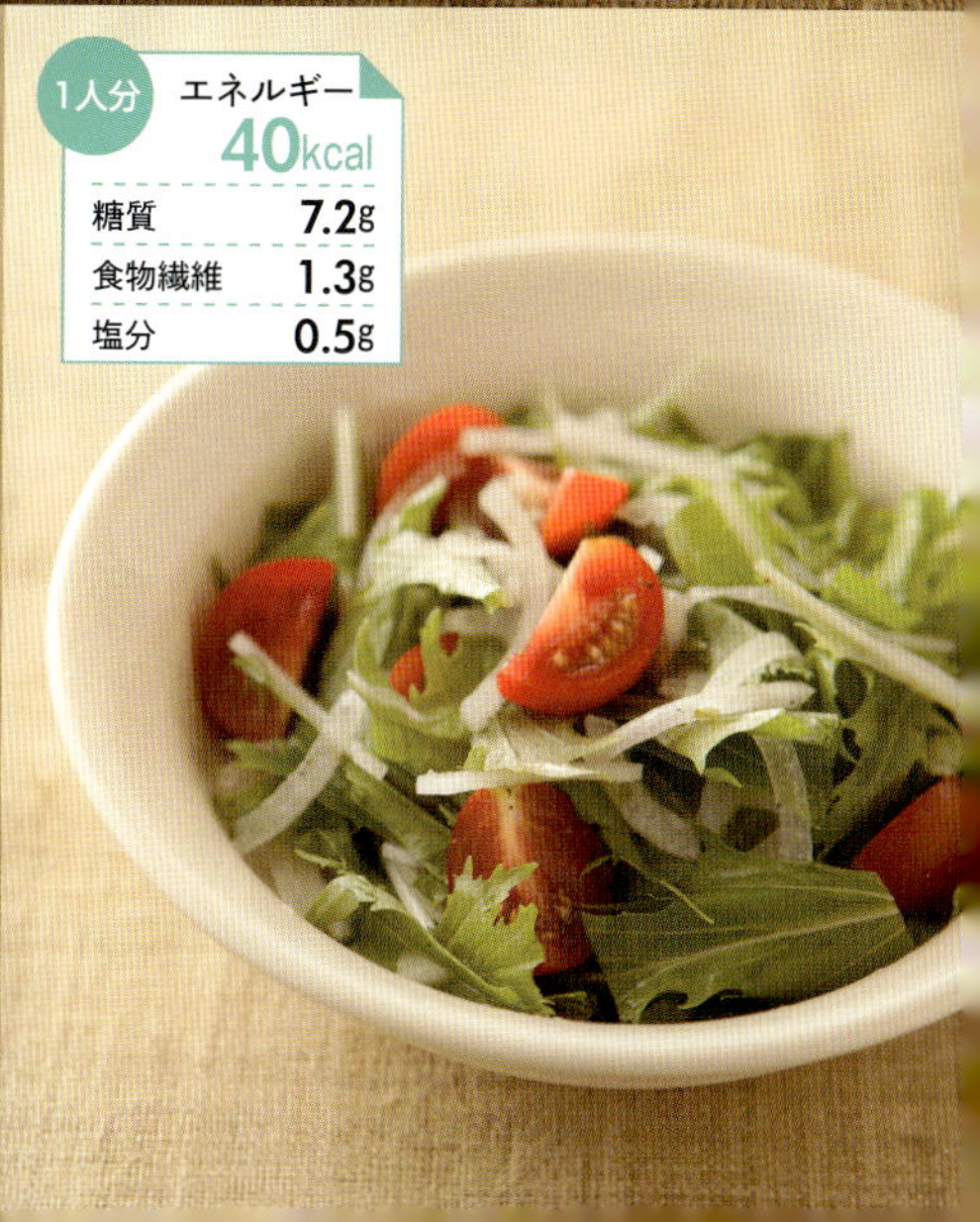

1人分	エネルギー 40kcal
糖質	7.2g
食物繊維	1.3g
塩分	0.5g

「鶏肉と小松菜の梅炒め」献立

野菜をたくさん食べたい、そんなときにおすすめの献立。
主菜は梅肉で味つけをした、チャチャッと作れる炒めもの。
副菜は、ごま油の風味が食欲をそそるナムル、
ゆずこしょう風味の和風のあえものです。

鶏肉と小松菜の梅炒め

●材料／2人分

鶏もも肉（皮なし）	160g
おろししょうが	少々
小松菜	120g（½束）
にんじん	40g（⅕本）
梅干し（塩分5%）	30g（大3個）
みりん	小さじ2
酒	小さじ2
サラダ油	大さじ½

1. 鶏肉は4～5等分に切り、おろししょうがをまぶして下味をつける。小松菜はゆで、ザルに上げて水気をきり、3cm長さに切って水気をギュッと絞る。にんじんは短冊切りにする。
2. 梅干しは種を除いて包丁でたたき、みりん、酒を加えて混ぜる。
3. フライパンにサラダ油を熱して鶏肉を炒め、鶏肉に火が通ってきたら、小松菜、にんじんを加えてさらに炒める。
4. にんじんがしんなりしたら②を回し入れ、汁気がなくなるまで炒め合わせる。

この献立の 1人分データ

エネルギー	468kcal
糖質	59.7g
食物繊維	9.9g
塩分	2.2g

（発芽玄米入りご飯130gを含む）

発芽玄米入りご飯

（p.23参照） 130g

1人分

エネルギー	216kcal
糖質	46.2g
食物繊維	1.1g
塩分	0g

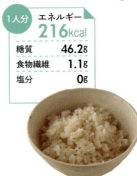

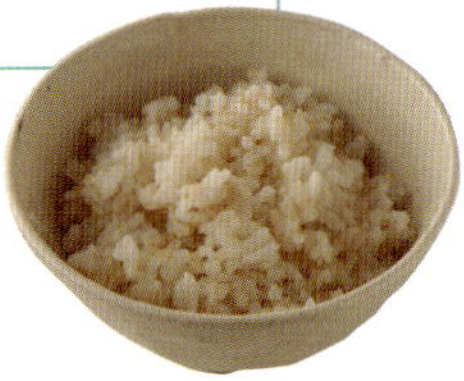

ししとうのゆずこしょうびたし

●材料／2人分

ししとう	50g（10～12本）
舞たけ	80g（1パック）
めんつゆ（ストレート）	小さじ4
ゆずこしょう	小さじ½

1. ししとうは軸を短く切り、表面に包丁で切り込みを入れる。舞たけは小房に分ける。
2. ①を魚焼きグリルに入れ、焼き色がついて香ばしくなるまで焼く。
3. ボウルにめんつゆとゆずこしょうを入れて混ぜ合わせ、②が熱いうちに加えてあえる。

ニラと豆のナムル

●材料／2人分

ニラ	80g（1束弱）
ミックスビーンズ（缶詰またはパウチ）	60g
長ねぎのみじん切り	20g（¼本分）
ごま油	小さじ½
しょうゆ	大さじ½
酢	小さじ2

1. ニラは3cm長さに切り、耐熱容器に入れてラップをし、電子レンジで40秒～1分加熱する。
2. ボウルに長ねぎ、ごま油、しょうゆ、酢を入れて混ぜ、ニラとミックスビーンズを加えてあえる。

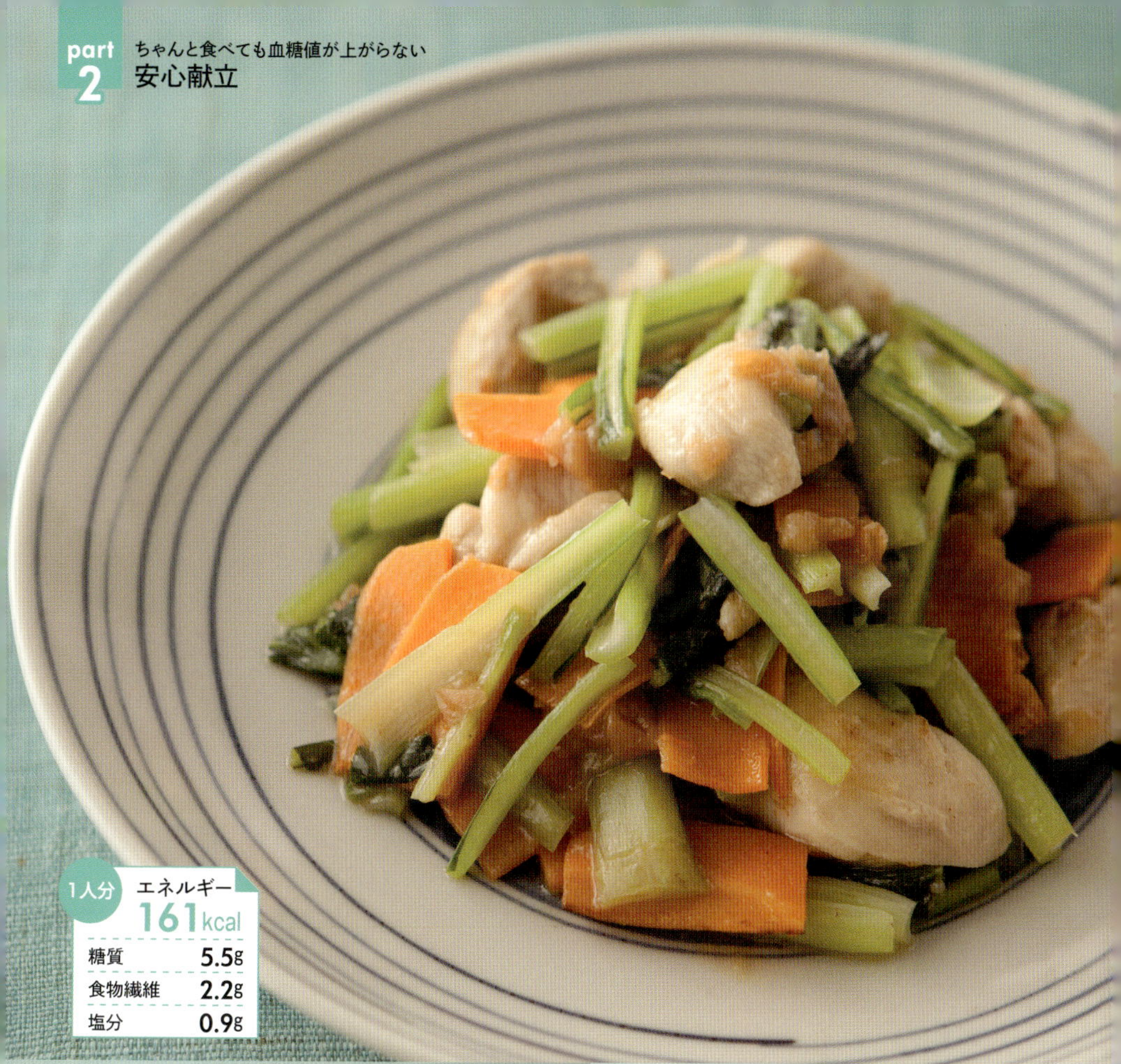

1人分 エネルギー 161kcal

糖質	5.5g
食物繊維	2.2g
塩分	0.9g

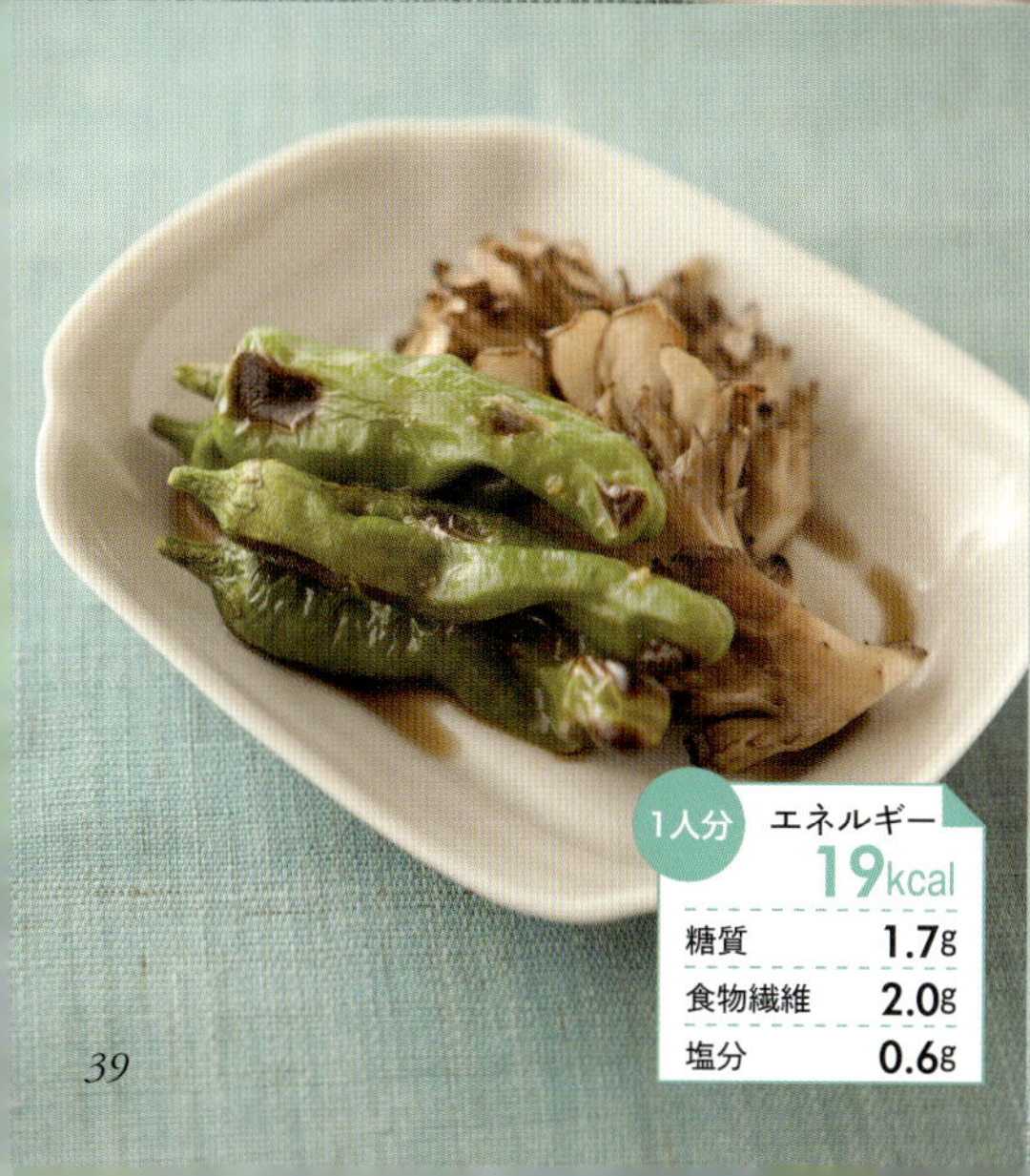

1人分 エネルギー 19kcal

糖質	1.7g
食物繊維	2.0g
塩分	0.6g

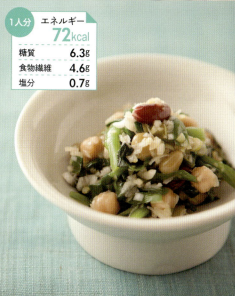

1人分 エネルギー 72kcal

糖質	6.3g
食物繊維	4.6g
塩分	0.7g

「鶏ささ身のピザ風」献立

淡白な鶏ささ身をおいしく食べるためのレシピがこちら。
スパイスで下味をつけ、チーズをのせて焼き上げます。
マヨネーズ味のサラダと洋風スープ、
ライ麦入り食パンを組み合わせて、献立にします。

鶏ささ身のピザ風

●材料／2人分

鶏ささ身 …… 200g（大4枚）
カレー粉 …… 小さじ½
クミンパウダー（好みで） …… 少々
ガラムマサラ（好みで） …… 少々
こしょう …… 少々
長ねぎ …… 40g（½本）
しいたけ …… 40g（2枚）
ピザ用チーズ …… 40g
サラダ菜 …… 2枚～4枚

1. 鶏ささ身は中央に縦に切り込みを入れて観音開きにし、半分の薄さにする。カレー粉、クミンパウダー、ガラムマサラ、こしょうをまぶす。
2. 長ねぎは斜め薄切りにし、しいたけは石づきを取って薄切りにする。チーズと合わせておく。
3. ①に②をのせ、オーブントースターで8～9分焼く。
4. 器にサラダ菜を敷き、③を盛る。

この献立の1人分データ

エネルギー	477kcal
糖質	46.7g
食物繊維	9.2g
塩分	2.5g

（ライ麦入り食パン1枚を含む）

ライ麦入り食パン

…… 60g（6枚切り1枚）

1人分

エネルギー	158kcal
糖質	29.6g
食物繊維	2.1g
塩分	0.7g

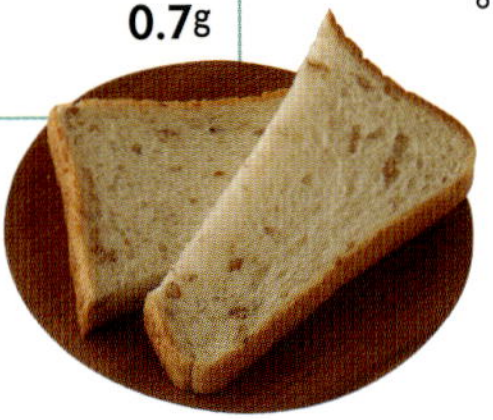

青梗菜のスープ

●材料／2人分

青梗菜 …… 100g（1株）
レッドキドニービーンズ（缶詰またはパウチ） …… 40g
オリーブオイル …… 小さじ1
おろしにんにく …… 少々
顆粒スープの素 …… 小さじ1
塩、こしょう …… 各少々

1. 青梗菜は一口大に切る。
2. 鍋にオリーブオイル、にんにくを入れて炒め、香りが出たら青梗菜を加えて炒める。
3. 青梗菜がしんなりしたら、水1½カップ、レッドキドニービーンズ、顆粒スープの素を加えて一煮し、塩、こしょうで味を調える。

かぼちゃのサラダ

●材料／2人分

かぼちゃ …… 100g（1/16個）
玉ねぎ …… 50g（¼個）
プレーンヨーグルト …… 大さじ2
粒マスタード …… 小さじ2
塩、こしょう …… 各少々

1. かぼちゃは種とワタを取り、1cm角に切る。ラップをして電子レンジで1分～1分30秒加熱してやわらかくする。
2. 玉ねぎはみじん切りにして水にさらし、ペーパータオルで水気を拭く。
3. ボウルにヨーグルト、粒マスタードを入れて混ぜ合わせ、①と②を加えて混ぜ、塩、こしょうで味を調える。

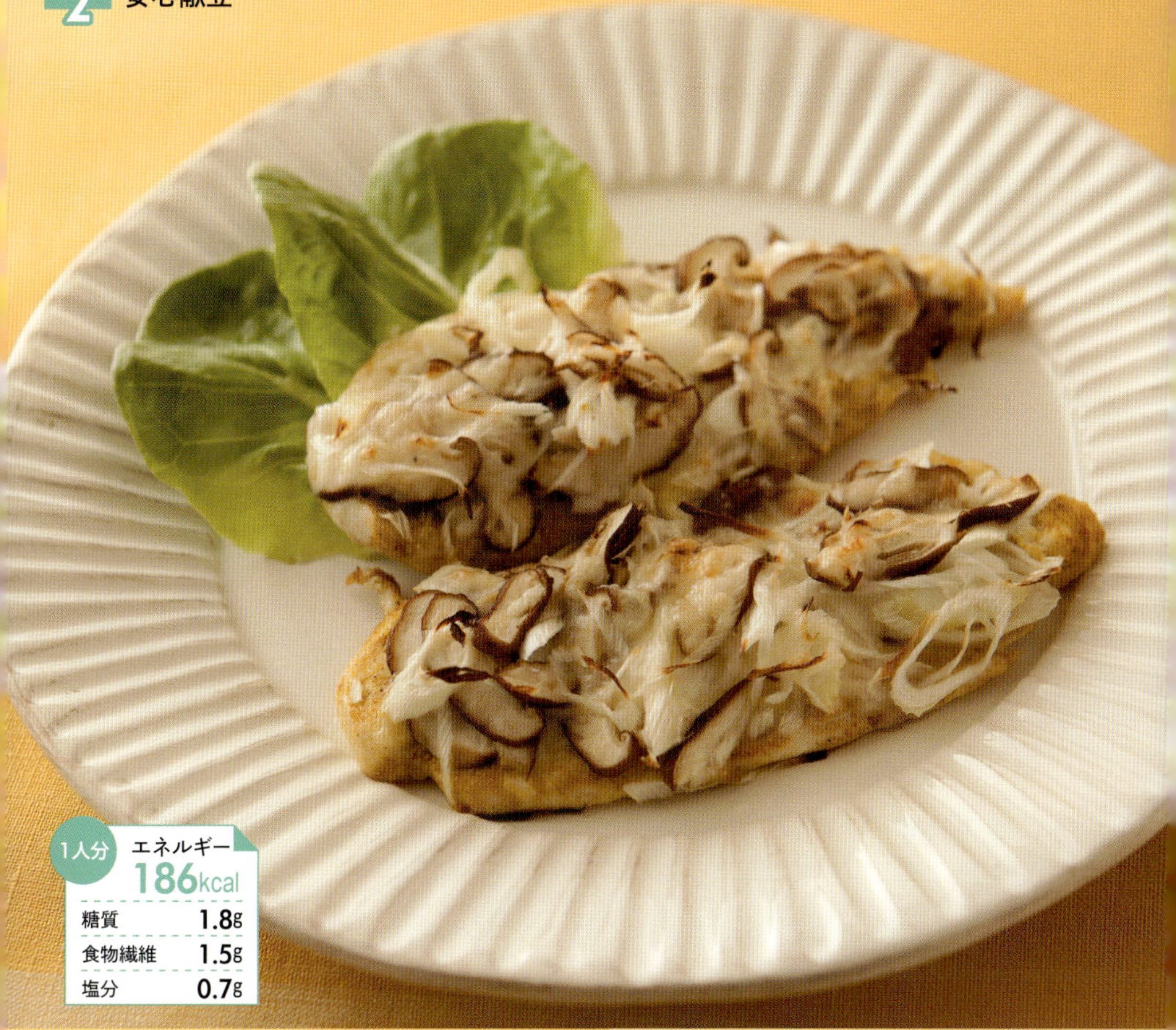

1人分 エネルギー 186kcal

糖質	1.8g
食物繊維	1.5g
塩分	0.7g

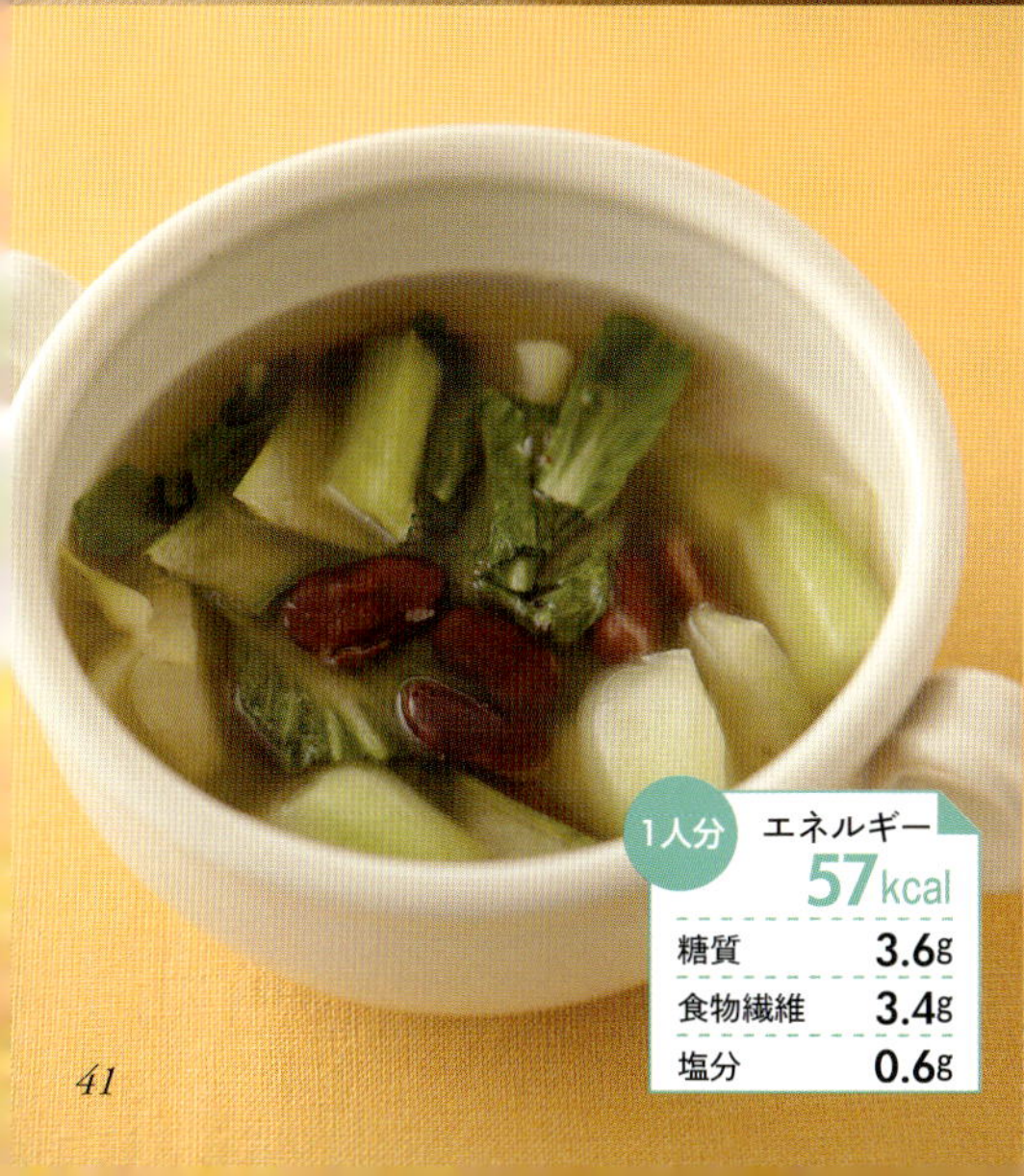

1人分 エネルギー 57kcal

糖質	3.6g
食物繊維	3.4g
塩分	0.6g

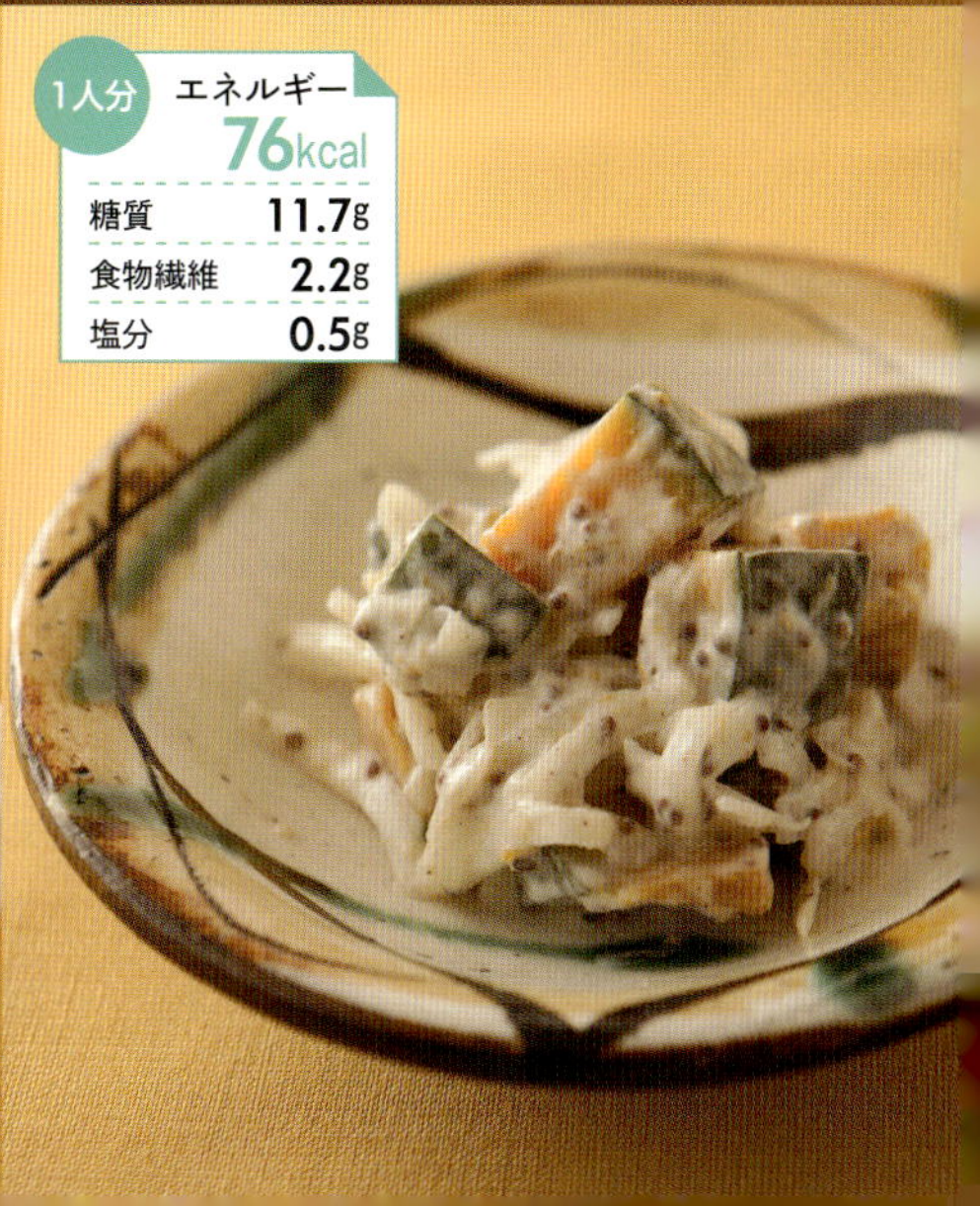

1人分 エネルギー 76kcal

糖質	11.7g
食物繊維	2.2g
塩分	0.5g

「和風ミートローフ」献立

食物繊維の多いれんこんとわかめを加え、ほんのりみそ味に仕上げた和風のミートローフは、アツアツでも冷めてもおいしいのが魅力。野菜の白あえとスープ、ご飯をつければ、満腹になります。

この献立の1人分データ

エネルギー	495kcal
糖質	66.3g
食物繊維	8.0g
塩分	2.7g

(発芽玄米入りご飯130gを含む)

和風ミートローフ

●材料／2人分

- 合いびき肉(赤身)……120g
- 玉ねぎのみじん切り……50g(¼個分)
- カットわかめ(乾燥)……4g
- れんこん……140g(½節)
- おろししょうが……少々
- みそ……小さじ2
- 片栗粉……少々
- レタス……40g(2枚)

1. わかめは水に浸して戻し、水気を絞る。
2. れんこんは半量はすりおろす。残り半量は半月切りにして耐熱容器に入れてラップをし、電子レンジで約1分加熱する。
3. ボウルにひき肉を入れ、玉ねぎ、わかめ、すりおろしたれんこん、しょうが、みそを加えて混ぜる。
4. 半月切りにしたれんこんに片栗粉を軽くまぶし、③に加えて混ぜ合わせる。
5. 天板にアルミホイルを敷き、④を長方形に形作ってのせる。200℃のオーブンで9～10分焼き、中まで火を通す。
6. ⑤を切り分けて器に盛り、ちぎったレタスを添える。

発芽玄米入りご飯

(p.23参照)……130g

1人分

エネルギー	216kcal
糖質	46.2g
食物繊維	1.1g
塩分	0g

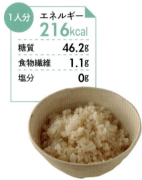

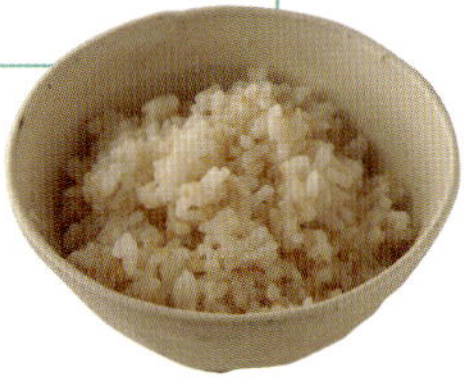

トマトとしめじのスープ

●材料／2人分

- トマト……100g(1個)
- しめじ……50g(½袋)
- 顆粒スープの素……小さじ1
- 塩、こしょう……各少々

1. トマトは乱切りにする。しめじは小房に分ける。
2. 鍋に水1½カップ、顆粒スープの素、①を入れて火にかけ、しめじに火が通ったら、塩、こしょうで味を調える。

ブロッコリーの白あえ

●材料／2人分

- ブロッコリー……80g(⅓個)
- 綿ごし豆腐……60g(⅕丁)
- 白すりごま……小さじ2
- しょうゆ……小さじ1
- 砂糖……小さじ1

1. 豆腐はペーパータオルで包み、10～15分おいて水きりする。
2. ブロッコリーは小房に分けてゆで、ザルに上げて水気をきる。
3. ボウルに①を入れてつぶし、ごま、しょうゆ、砂糖を加えて混ぜ合わせ、②を加えてあえる。

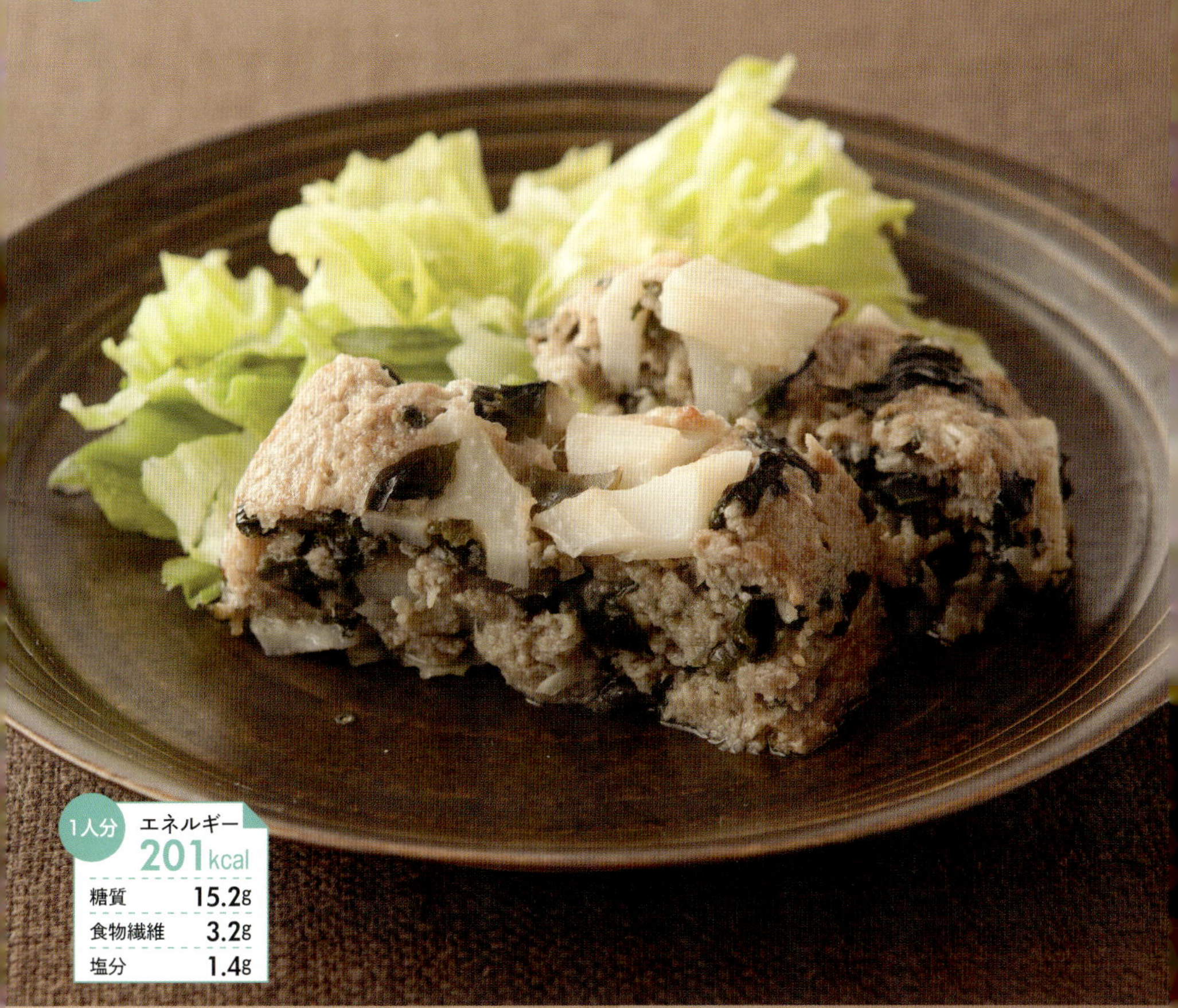

1人分 エネルギー 201kcal

糖質	15.2g
食物繊維	3.2g
塩分	1.4g

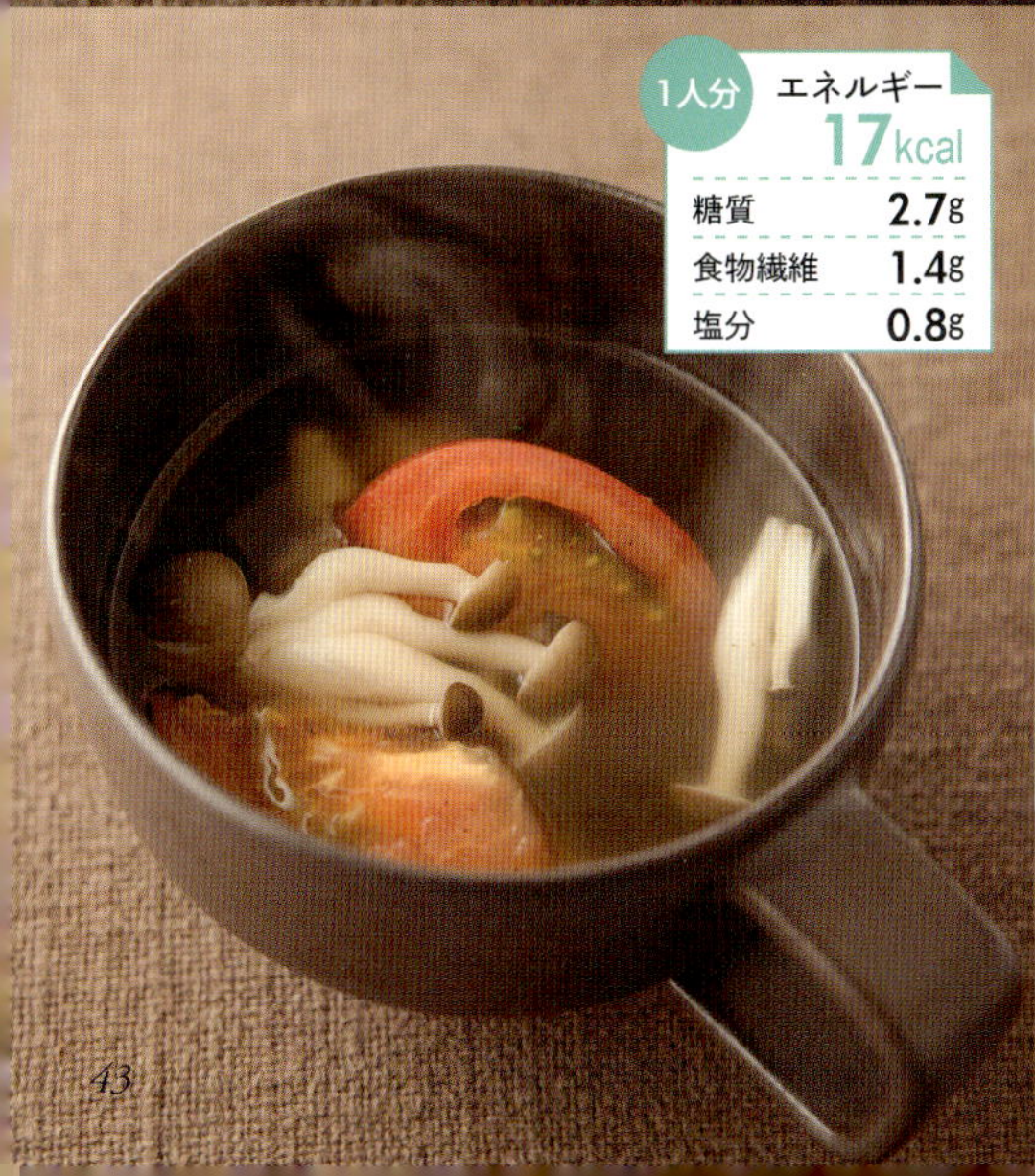

1人分 エネルギー 17kcal

糖質	2.7g
食物繊維	1.4g
塩分	0.8g

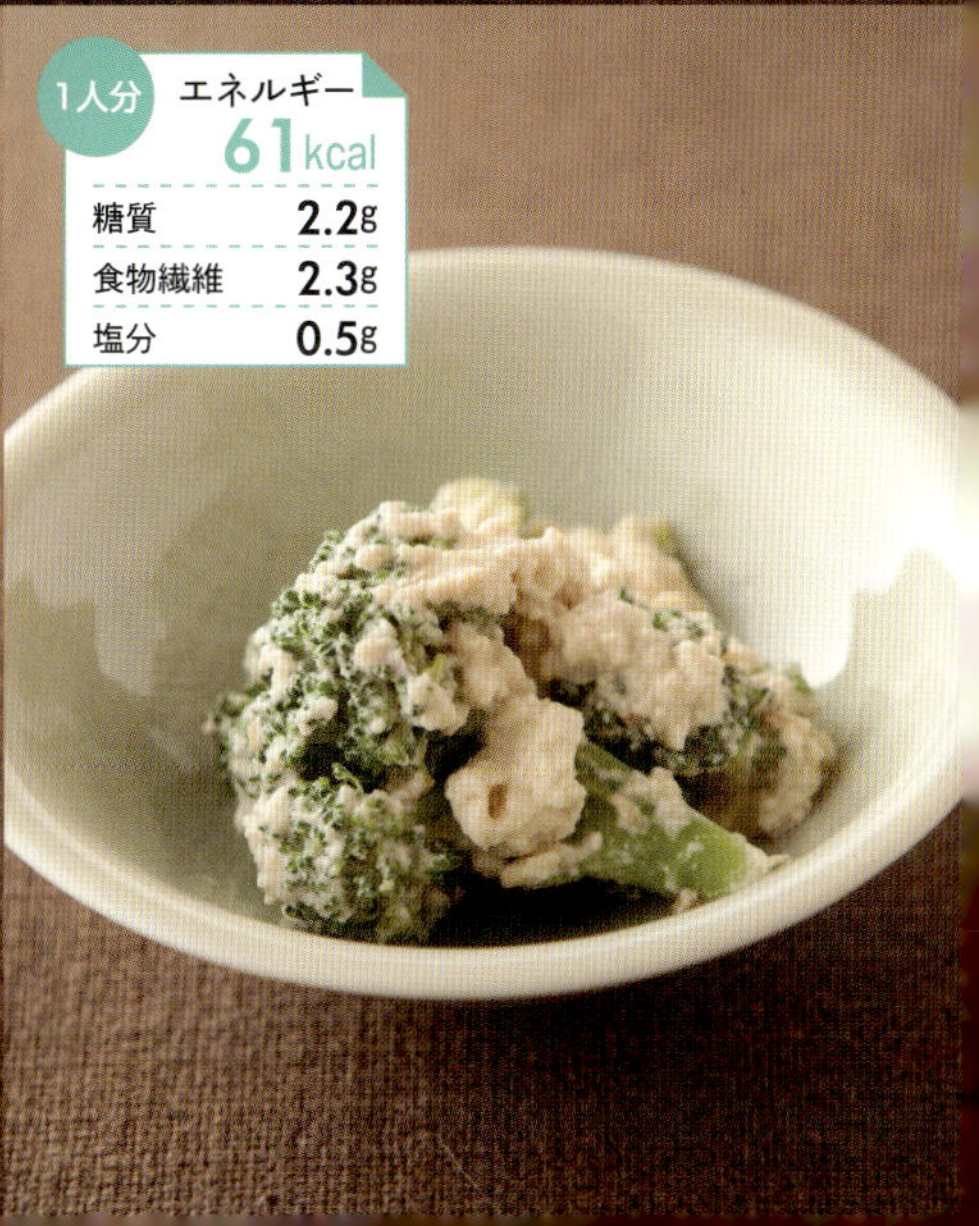

1人分 エネルギー 61kcal

糖質	2.2g
食物繊維	2.3g
塩分	0.5g

「青梗菜の肉みそかけ」献立

みそとコチュジャンで味つけした肉みそを青梗菜にたっぷりとかけた主菜は、野菜料理というよりは、立派なひき肉料理。ご飯によく合います。簡単に作れる副菜を2品作って献立に。

青梗菜の肉みそかけ

●材料／2人分

青梗菜 …… 200g（2株）
にんじん …… 40g（⅕本）
ごま油 …… 小さじ1
肉みそ
鶏ひき肉 …… 120g
しいたけ …… 40g（2枚）
しょうが …… 少々
みそ …… 小さじ1
コチュジャン …… 小さじ2
砂糖 …… 小さじ1
酒 …… 大さじ1
片栗粉 …… 小さじ2
水 …… 大さじ2

❶ 青梗菜は一口大のそぎ切りにする。にんじんは短冊切りにする。合わせて耐熱容器に入れ、ラップをして電子レンジで1～2分加熱し、やわらかくなったら取り出してごま油をかけておく。
❷ 肉みそを作る。しいたけは石づきを取って薄切りにする。しょうがはみじん切りにする。
❸ みそ、コチュジャン、砂糖、酒、片栗粉、分量の水を合わせる。
❹ 鍋に鶏ひき肉、②、③を入れて火にかけ、絶えず箸で混ぜながら、汁気がなくなるまで炒る。
❺ 器に①を盛り、④をかける。

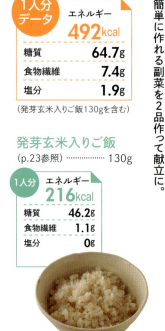

この献立の1人分データ

エネルギー	492kcal
糖質	64.7g
食物繊維	7.4g
塩分	1.9g

（発芽玄米入りご飯130gを含む）

発芽玄米入りご飯

（p.23参照） …… 130g

1人分

エネルギー	216kcal
糖質	46.2g
食物繊維	1.1g
塩分	0g

トマトとわかめのサラダ

●材料／2人分

ミニトマト …… 100g（6～7個）
カットわかめ（乾燥） …… 4g
玉ねぎ …… 40g（⅕個）
ドレッシング
オリーブオイル …… 小さじ2
酢 …… 大さじ1
塩、こしょう …… 各少々

❶ ミニトマトはヘタを取って半分に切る。わかめは水に浸して戻し、水気を絞る。
❷ 玉ねぎは薄切りにして水にさらし、水気をきる。
❸ ボウルにドレッシングの材料を入れて混ぜ合わせ、②を加えて混ぜる。少し味がなじんだら、ミニトマトとわかめを加えてあえる。

アスパラガスの梅のりあえ

●材料／2人分

アスパラガス …… 140g（4本）
梅干し（塩分5%） …… 20g（大2個）
みりん …… 小さじ1
焼きのり …… ⅓枚

❶ アスパラガスは根元に近い部分の皮をピーラーでむき、ラップをして電子レンジで40～50秒加熱し、3～4等分に切る。
❷ 梅干しは種を除いて包丁でたたき、ボウルに入れ、みりんを加えて混ぜる。
❸ ②のボウルに①を入れ、のりをちぎって加え、あえる。

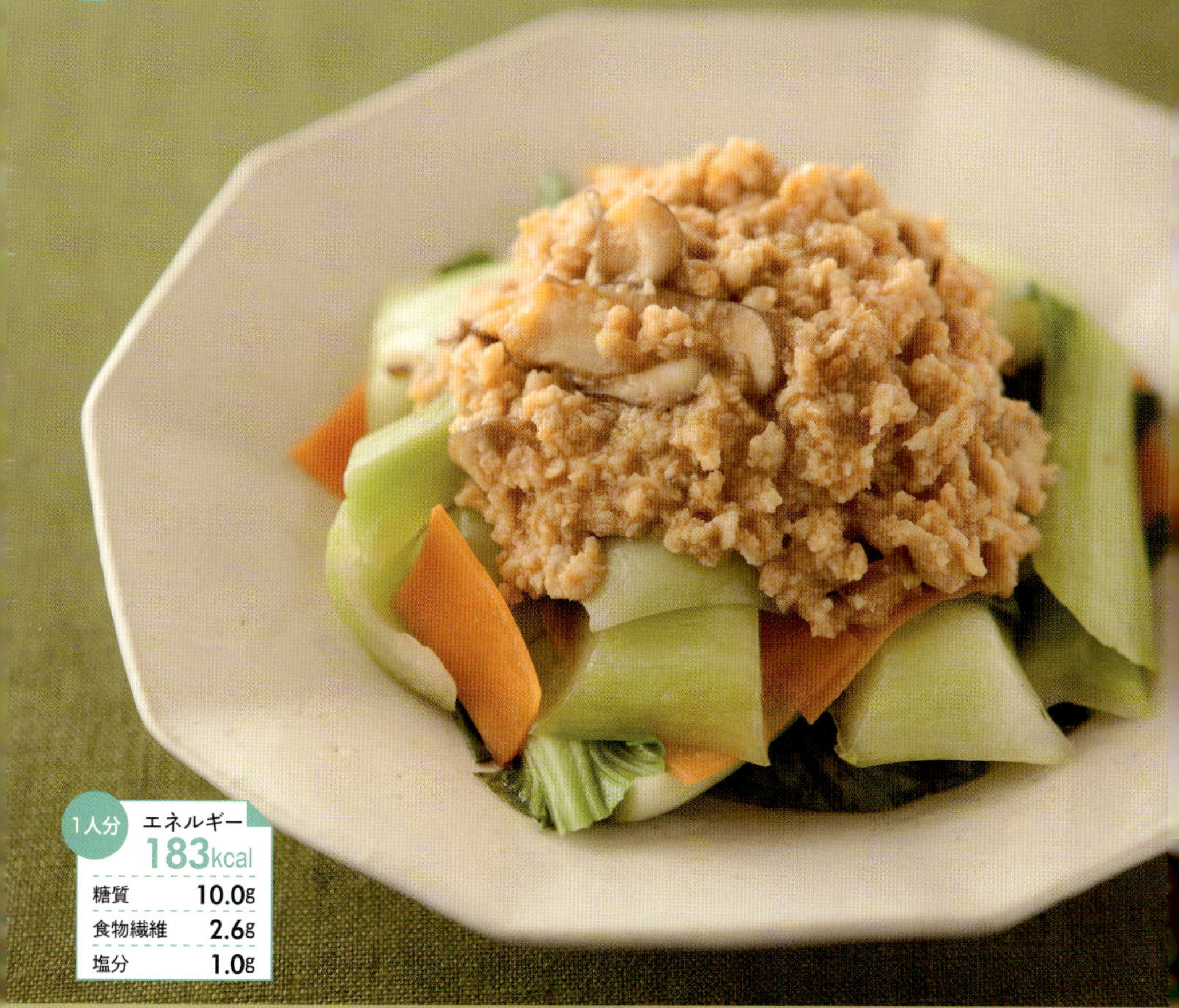

1人分	エネルギー 183kcal
糖質	10.0g
食物繊維	2.6g
塩分	1.0g

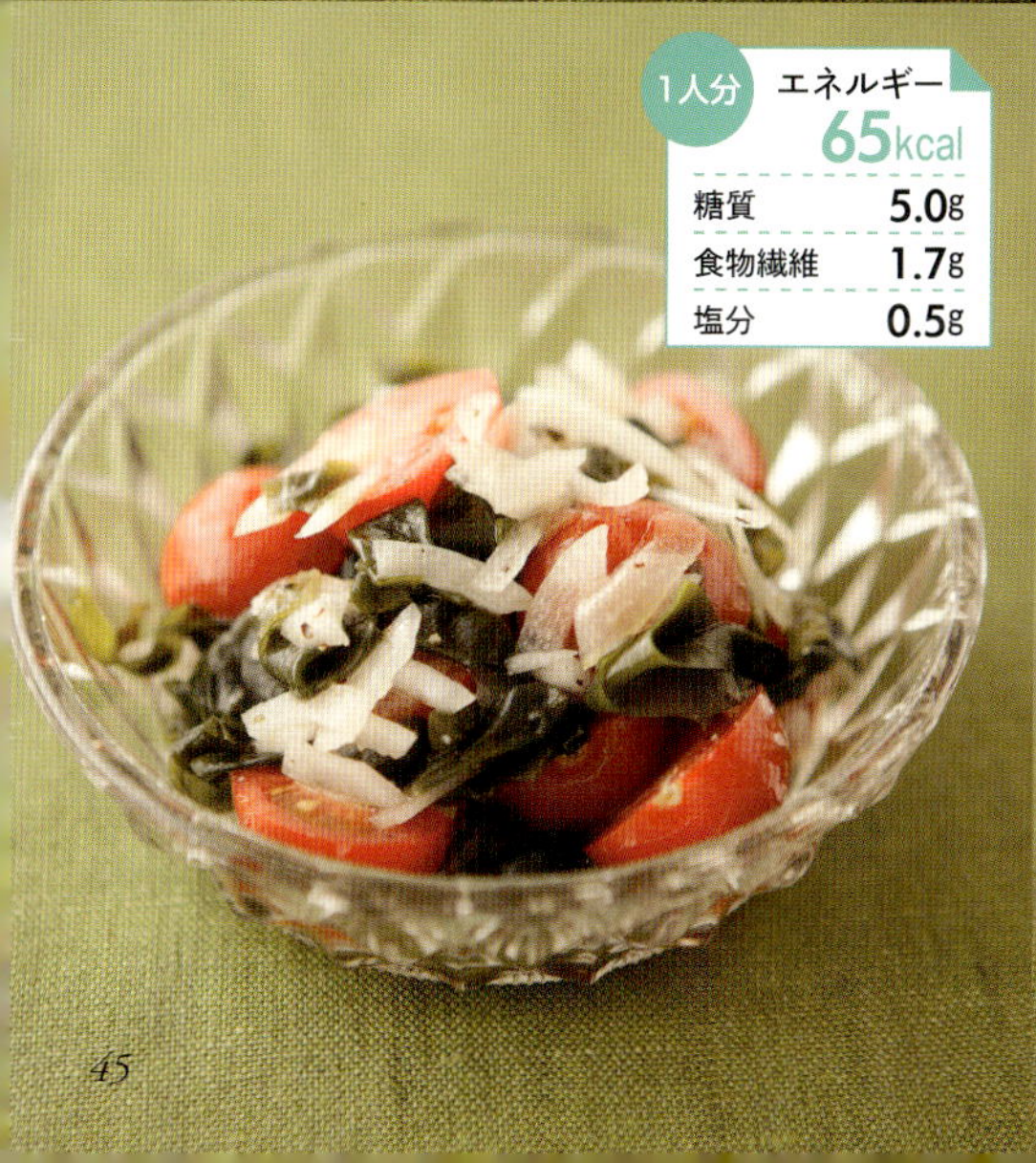

1人分	エネルギー 65kcal
糖質	5.0g
食物繊維	1.7g
塩分	0.5g

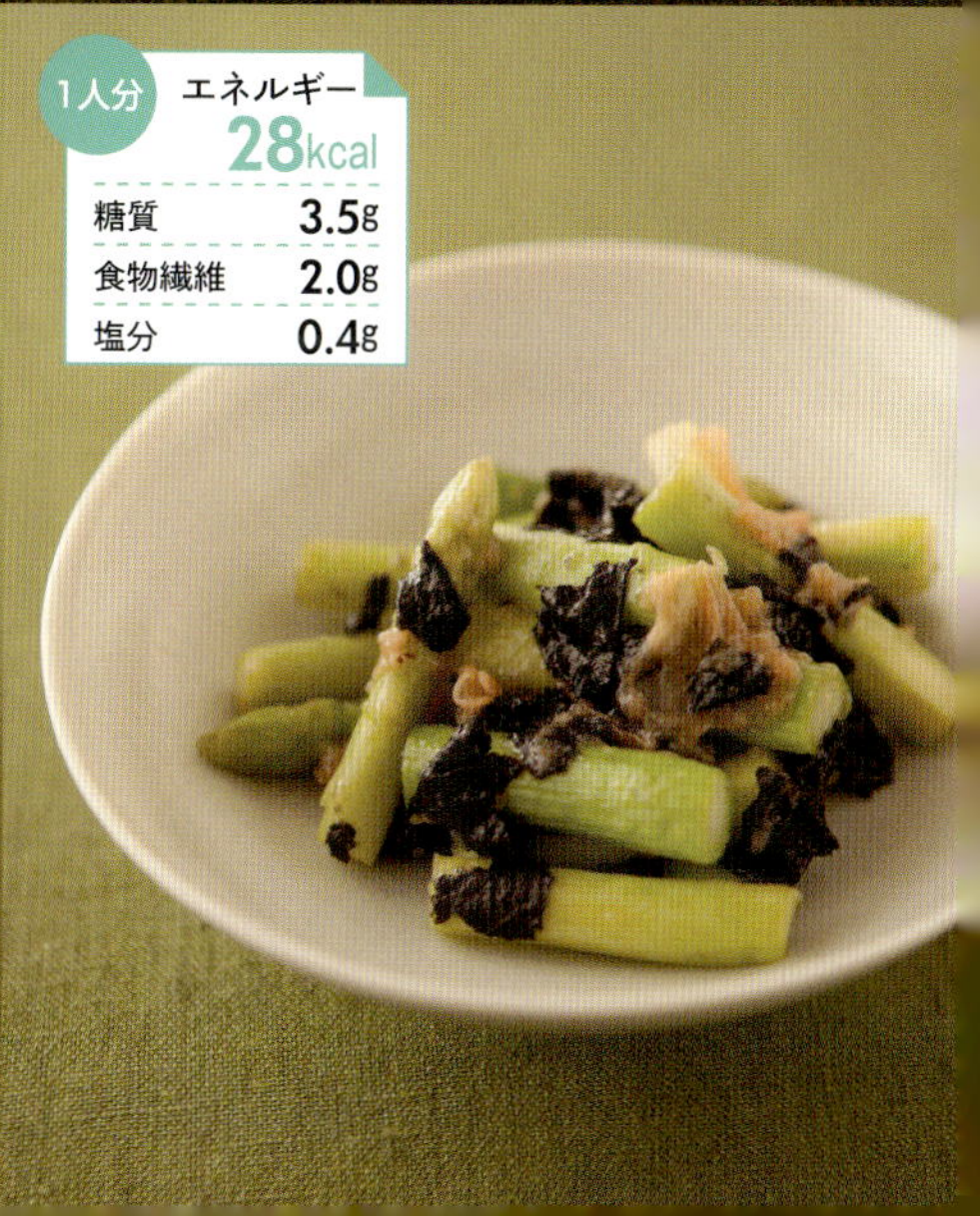

1人分	エネルギー 28kcal
糖質	3.5g
食物繊維	2.0g
塩分	0.4g

「ぶりのゆずこしょう焼き」献立

塩焼きや照り焼きもいいけれど、ここで紹介するのはゆずこしょうをピリリと効かせた、ゆずこしょう焼き。ピーナツあえ、酢のものを組み合わせて純和風のヘルシー献立にします。どれも酒の肴になります。

この献立の1人分データ

エネルギー	490kcal
糖質	54.6g
食物繊維	7.2g
塩分	2.2g

（発芽玄米入りご飯130gを含む）

ぶりのゆずこしょう焼き

●材料／2人分

- ぶり……2切れ（1切れ70g）
- ゆずこしょう……小さじ2
- 酒……小さじ1
- しいたけ……4枚
- しょうゆ……小さじ1
- 水菜……40g（1株）

1. ゆずこしょうと酒を混ぜ合わせ、ぶりにまぶす。
2. しいたけは石づきを取って半分に切る。
3. 魚焼きグリルに①と②を並べ、焼き色がつくまで焼いて中まで火を通す。
4. 器に盛り、しいたけにはしょうゆをかける。水菜を3cm長さに切って添える。

発芽玄米入りご飯

（p.23参照）……130g

1人分

エネルギー	216kcal
糖質	46.2g
食物繊維	1.1g
塩分	0g

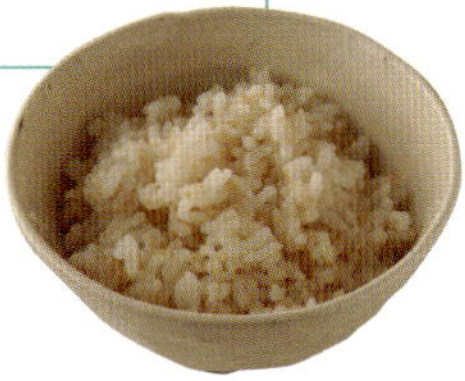

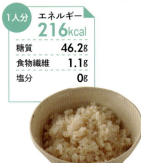

たたききゅうりの酢のもの

●材料／2人分

- きゅうり……100g（1本）
- カットわかめ（乾燥）……6g
- 土佐酢（市販）……小さじ2

1. きゅうりは塩少々（分量外）をふってまな板の上で転がして板ずりし、すりこ木や麺棒などでたたいてひびを入れ、食べやすい長さに切る。
2. わかめは水に浸して戻し、水気を絞る。
3. ボウルに①と②を入れ、土佐酢をかけてあえる。

ほうれん草のピーナツあえ

●材料／2人分

- ほうれん草……100g（½束）
- にんじん……40g（⅕本）
- ピーナツバター（好みのもの）……小さじ2
- 砂糖……小さじ1
- しょうゆ……小さじ1

1. ほうれん草はゆで、ザルに上げて水気をきり、3cm長さに切って水気をギュッと絞る。にんじんは短冊切りにし、耐熱容器に入れてラップをし、電子レンジで約30秒加熱してやわらかくする。
2. ボウルにピーナツバター、砂糖、しょうゆを入れて混ぜ合わせ、①を加えてあえる。

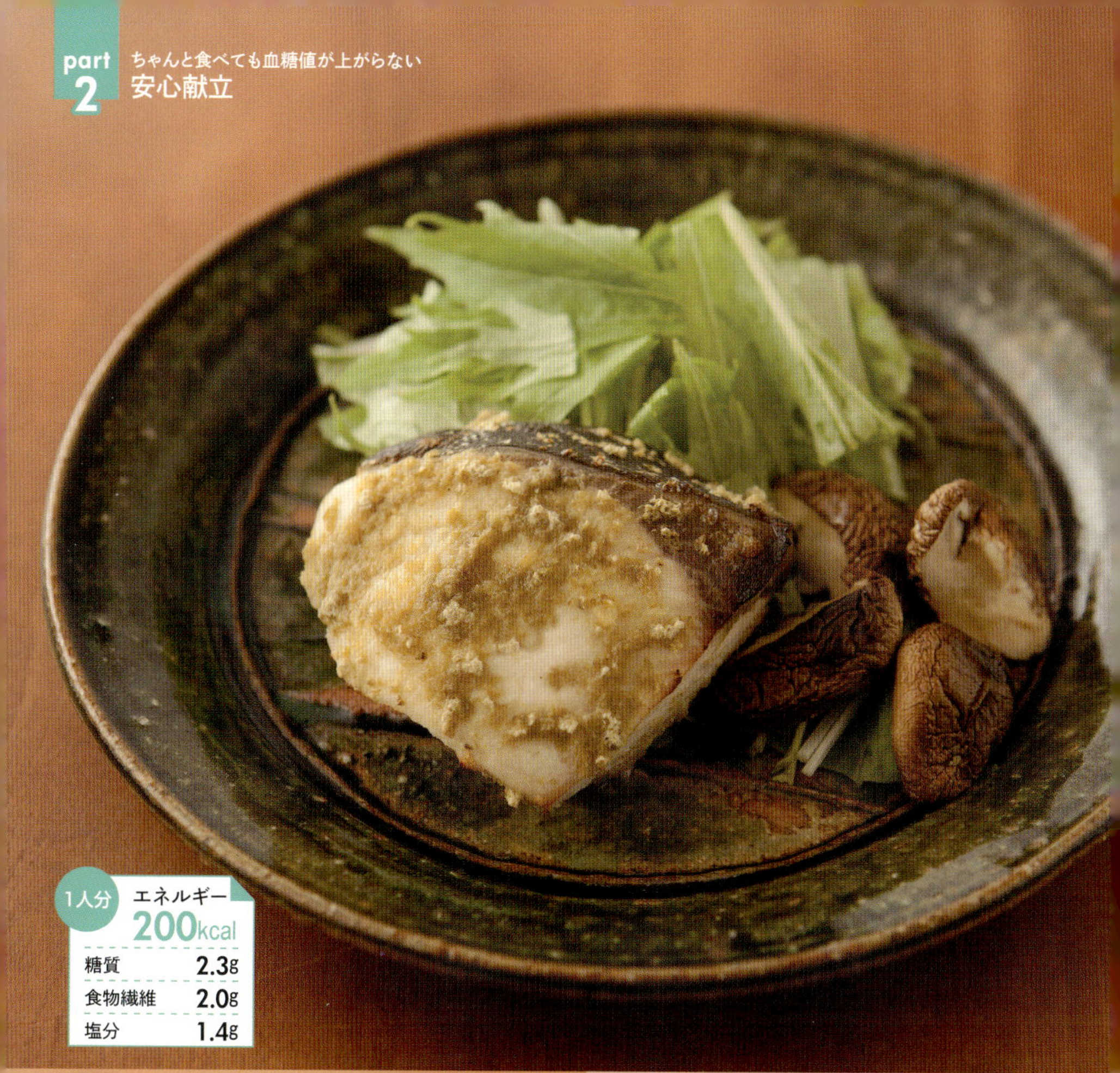

1人分	エネルギー 200kcal
糖質	2.3g
食物繊維	2.0g
塩分	1.4g

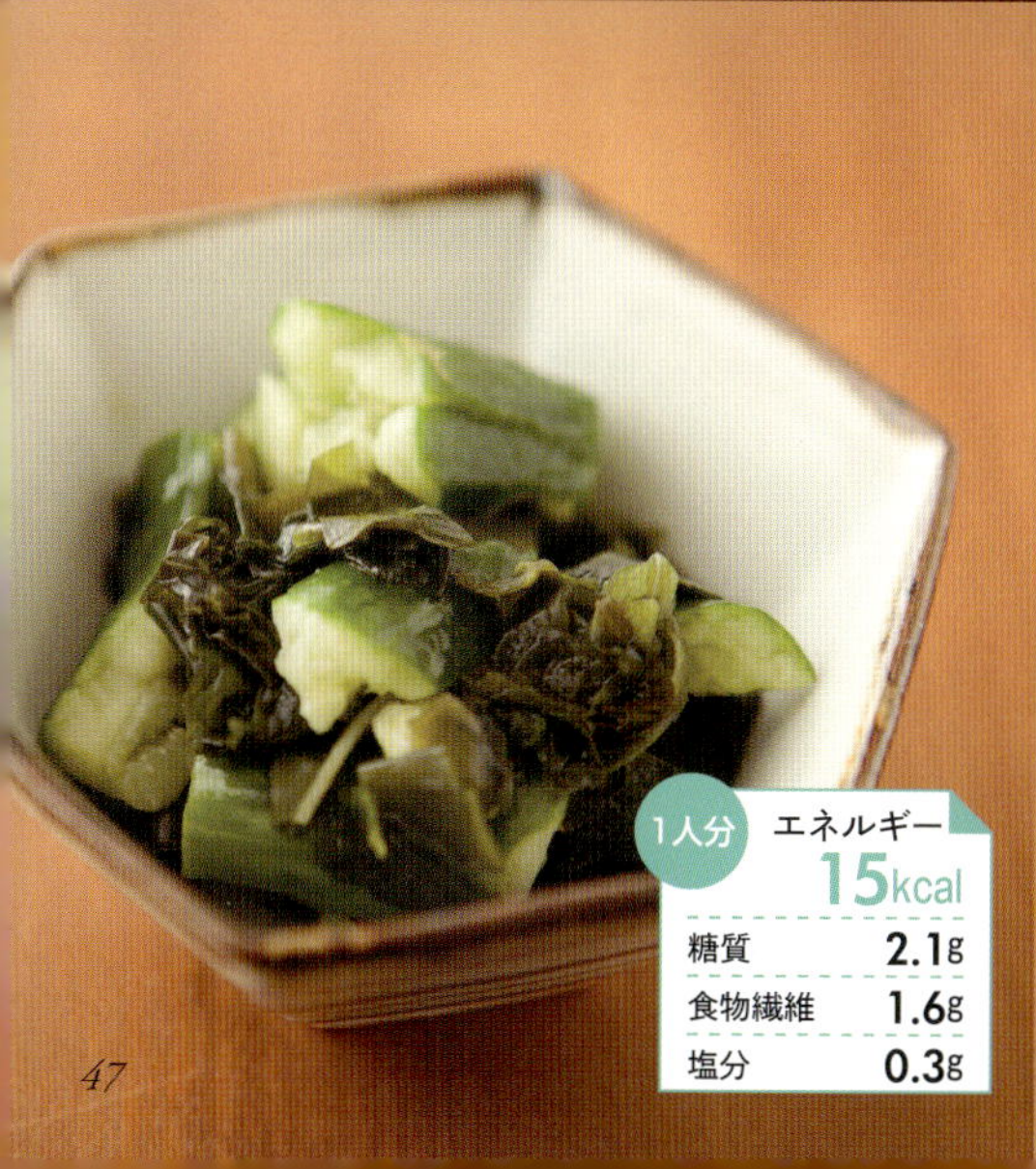

1人分	エネルギー 15kcal
糖質	2.1g
食物繊維	1.6g
塩分	0.3g

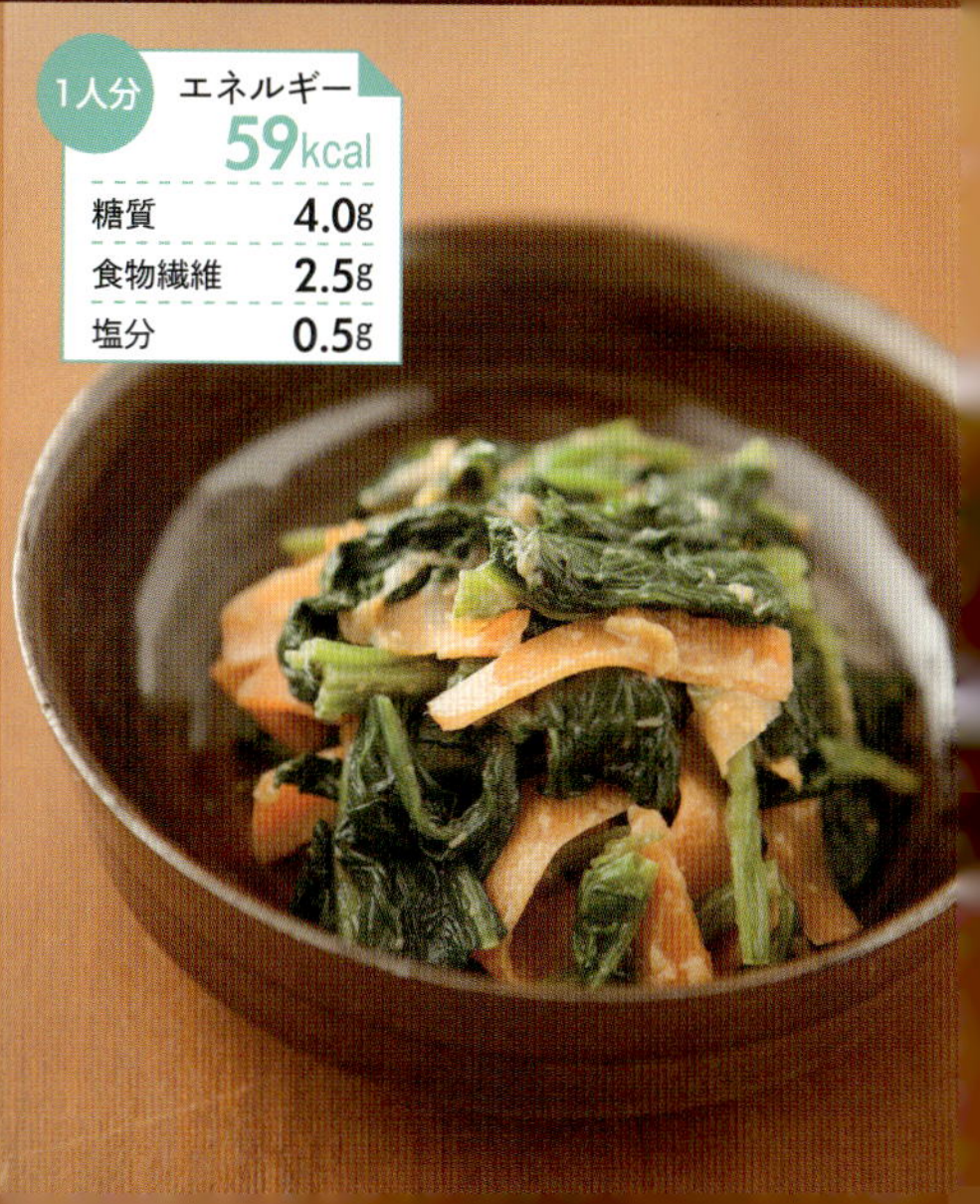

1人分	エネルギー 59kcal
糖質	4.0g
食物繊維	2.5g
塩分	0.5g

「焼きいわしのトマトおろし」献立

いわしにおろししょうがをまぶして焼き、トマトを混ぜた大根おろしでいただきます。副菜は、ごまあえ、ひじきの煮もの。体にうれしい食材ばかりです。

この献立の1人分データ

エネルギー	486kcal
糖質	58.2g
食物繊維	9.0g
塩分	2.0g

(発芽玄米入りご飯130gを含む)

焼きいわしのトマトおろし添え

●材料／2人分

いわし(下処理したもの*) ……… 2尾
おろししょうが ……… 少々
大根 ……… 100g(3cm)
トマト ……… 100g(1個)
レモン汁 ……… 小さじ2
塩 ……… 小さじ⅕

*下処理……頭と内臓を取り除く。スーパーや鮮魚店でやってもらうとよい。

❶ いわしはおろししょうがをまぶす。
❷ 大根は皮をむいてすりおろし、軽く水気をきる。トマトは粗みじん切りにする。ボウルに合わせ、レモン汁と塩を加えて混ぜる。
❸ ①のいわしを魚焼きグリルにのせ、焼き色がつくまで焼いて中まで火を通す。
❹ 器に③を盛り、②をかける。

発芽玄米入りご飯

(p.23参照) ……… 130g

1人分

エネルギー	216kcal
糖質	46.2g
食物繊維	1.1g
塩分	0g

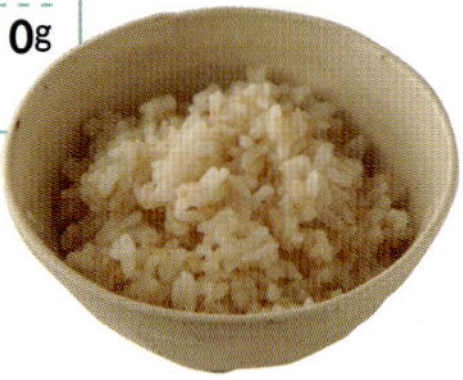

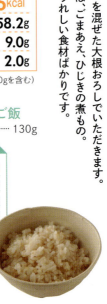

焼きオクラのごまあえ

●材料／2人分

オクラ ……… 100g(10本)
黒すりごま ……… 小さじ2
しょうゆ ……… 小さじ1
砂糖 ……… 小さじ1

❶ オクラはヘタを切り落とし、まわりのかたいガクをそぎ取る。塩少々(分量外)をこすりつけて表面の産毛を取り、洗う。
❷ ①を魚焼きグリルに並べて焼き、2cm長さに切る。
❸ ボウルにごま、しょうゆ、砂糖を入れて混ぜ合わせ、②を加えてあえる。

ひじきと大豆の煮もの

●材料／2人分

ひじき(乾燥) ……… 4g
ゆで大豆(缶詰またはパウチ) ……… 50g
にんじん ……… 50g(¼本)
こんにゃく ……… 50g(⅕枚)
だし汁 ……… 1½カップ
しょうゆ ……… 大さじ½
みりん ……… 大さじ½
削り節 ……… 3g(1袋)

❶ ひじきはたっぷりの水に浸して戻す。にんじんとこんにゃくは大豆と同じくらいの大きさのサイコロ状に切る。
❷ 鍋に①、大豆、だし汁を入れて火にかけ、煮立ったら、しょうゆ、みりんを加え、弱火で汁気がなくなるまで煮る。
❸ 仕上げに削り節を加えて混ぜる。

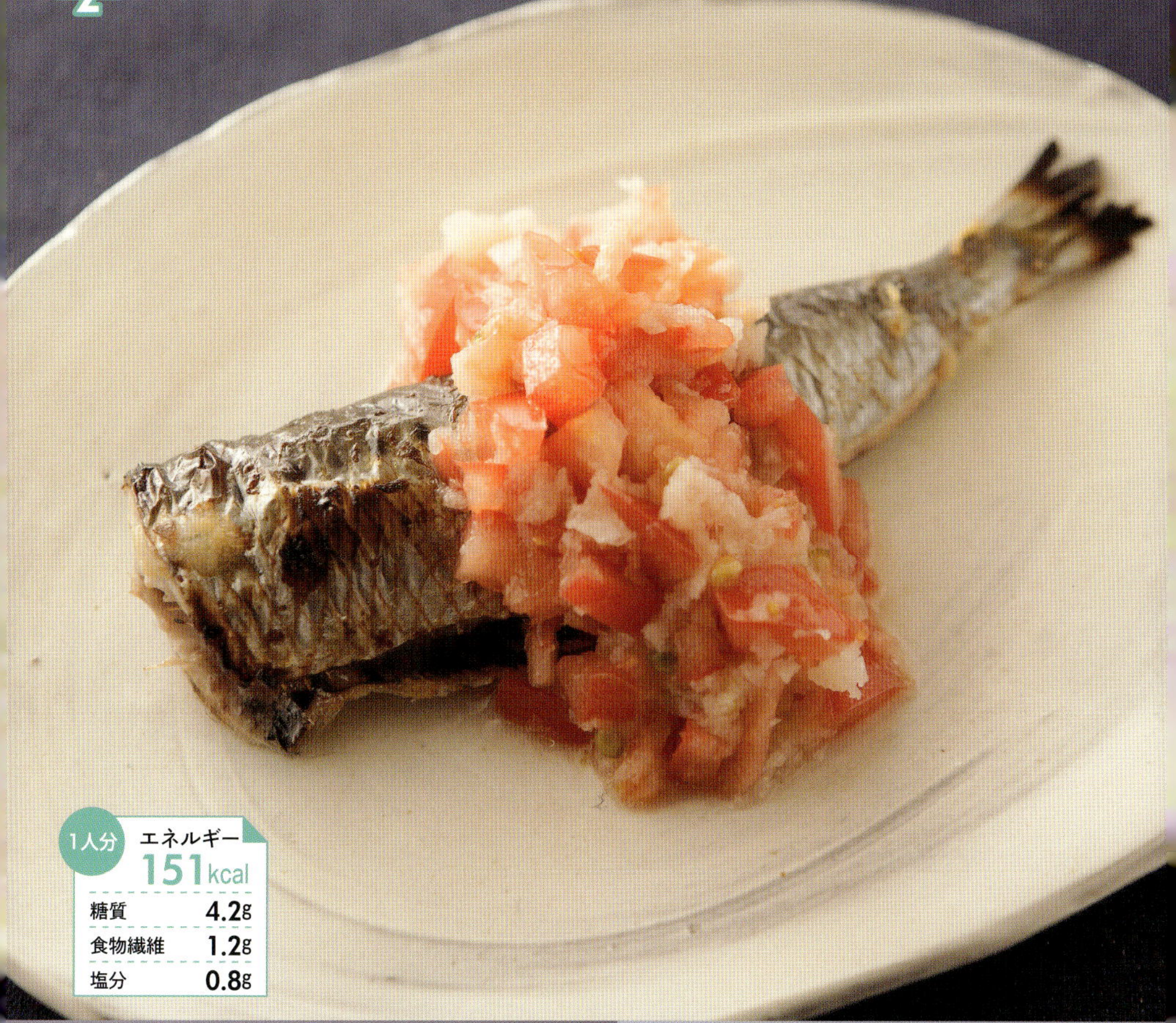

1人分 エネルギー 151kcal

糖質	4.2g
食物繊維	1.2g
塩分	0.8g

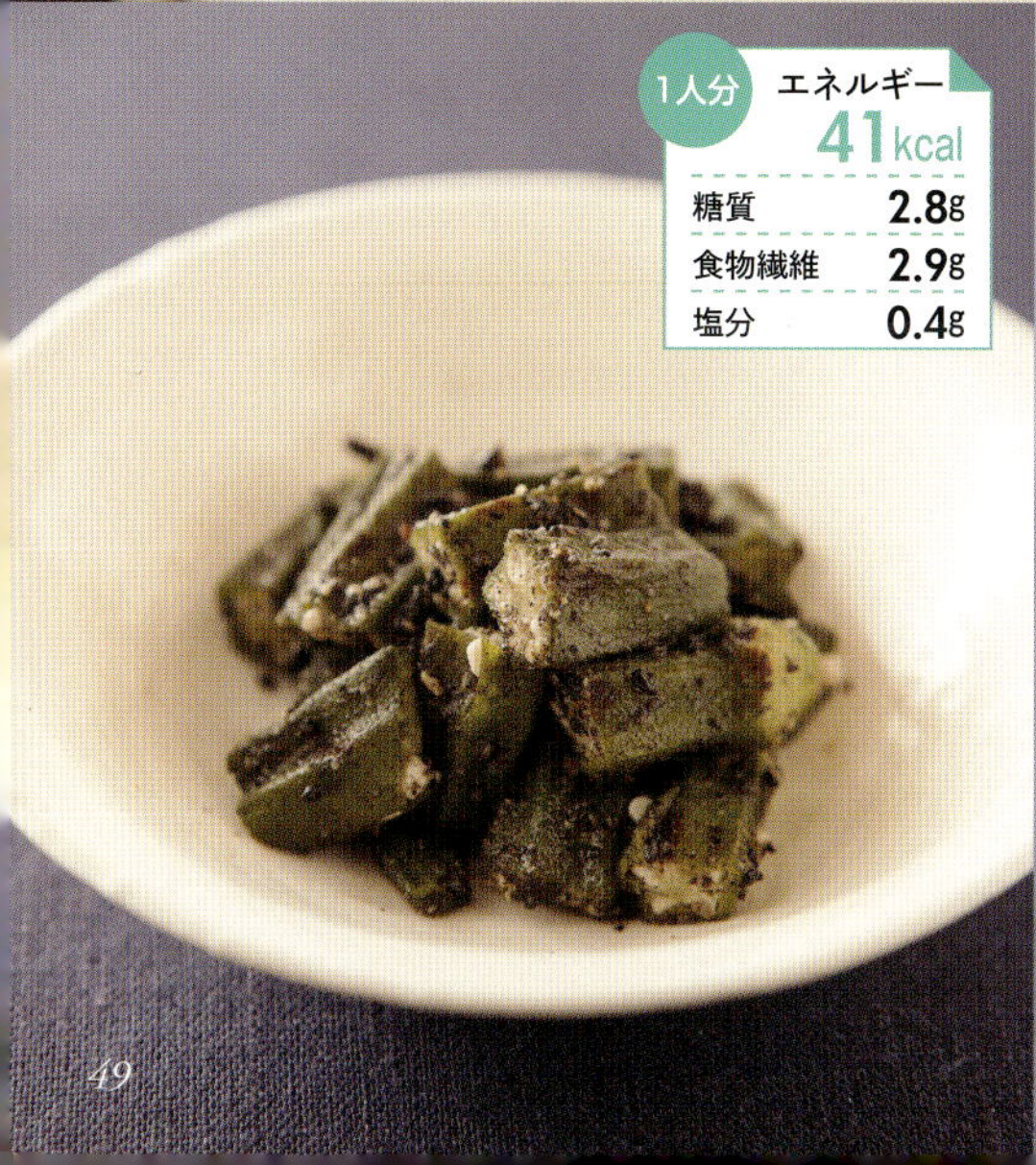

1人分 エネルギー 41kcal

糖質	2.8g
食物繊維	2.9g
塩分	0.4g

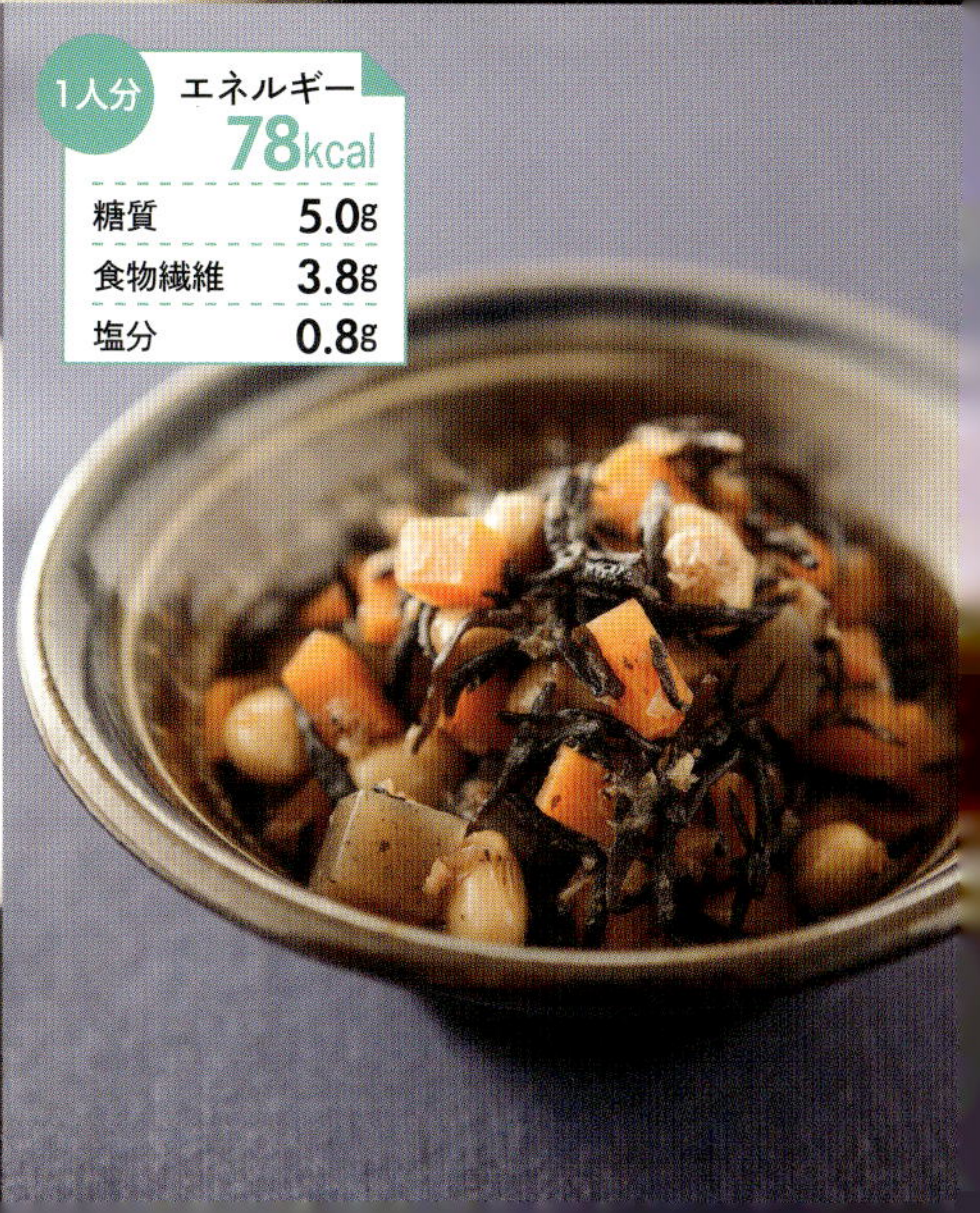

1人分 エネルギー 78kcal

糖質	5.0g
食物繊維	3.8g
塩分	0.8g

「さばのしょうがみそ煮」献立

いつものみそ煮にしょうがとごまを入れて
甘さ控えめにあっさりと仕上げるのがポイント。
あえものは小松菜とえのきだけ。酢のものは
芽かぶ、長芋、桜えび。体にいいことずくめです。

さばのしょうがみそ煮

●材料／2人分

さば …… 2切れ（1切れ70g）
ごぼう …… 80g（½本）
しょうが …… 少々
だし汁 …… 1カップ強
みそ …… 大さじ1
砂糖 …… 小さじ2
白すりごま …… 大さじ1

❶ ごぼうは皮をこそげてさっと洗い、半分に切る。ラップをして電子レンジで30～40秒加熱する、ラップを取り、すりこ木や麺棒などでたたいてひびを入れ、食べやすい長さに切る。しょうがはせん切にする。
❷ 鍋にだし汁、みそ、砂糖、ごまを入れて混ぜ合わせ、ごぼうとしょうがを加えて火にかける。
❸ 煮立ったらさばを並べ入れ、ときどき煮汁をかけながら5～10分煮る。
❹ 器にさばを盛り、しょうがをのせ、ごぼうを添える。

この献立の1人分データ

エネルギー	498kcal
糖質	62.0g
食物繊維	8.8g
塩分	2.6g

（発芽玄米入りご飯130gを含む）

発芽玄米入りご飯

（p.23参照） …… 130g

1人分

エネルギー	216kcal
糖質	46.2g
食物繊維	1.1g
塩分	0g

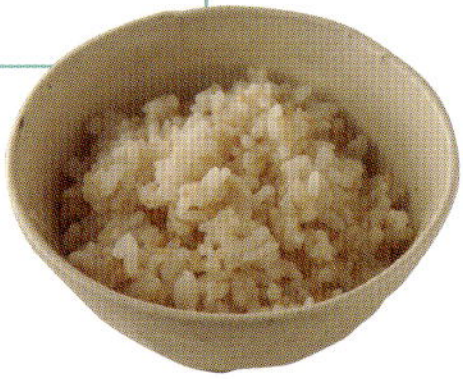

芽かぶと山芋の酢のもの

●材料／2人分

芽かぶ …… 2パック
長芋 …… 60g（5cm）
桜えび …… 大さじ2
ポン酢じょうゆ …… 小さじ2

❶ 長芋は皮をむき、サイコロ状に切る。
❷ ボウルに芽かぶ、①、桜えびを入れ、ぽん酢じょうゆを加えてあえる。

小松菜ののりあえ

●材料／2人分

小松菜 …… 120g（½束）
えのきだけ …… 60g（½袋）
めんつゆ（ストレート） …… 大さじ1
焼きのり …… ⅓枚

❶ 小松菜はゆで、ザルに上げて水気をきり、3cm長さに切って水気をギュッと絞る。
❷ えのきだけは根元を切り落とし、半分の長さに切ってほぐす。耐熱容器に入れてラップをし、電子レンジで20～30秒加熱する。
❸ ボウルに①と②を入れ、めんつゆを加えてあえる。のりをちぎって加え、ざっと混ぜる。

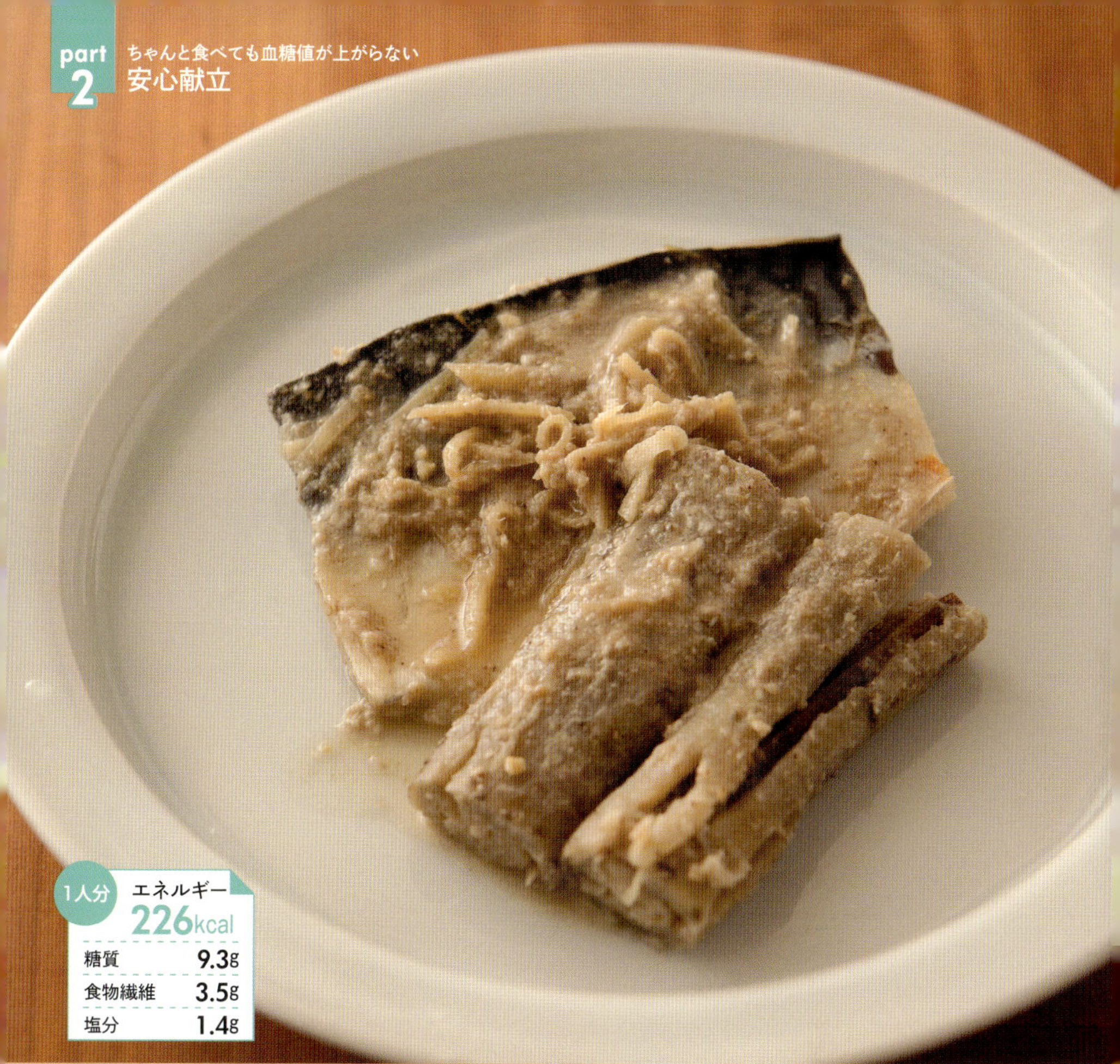

1人分 エネルギー 226kcal

糖質	9.3g
食物繊維	3.5g
塩分	1.4g

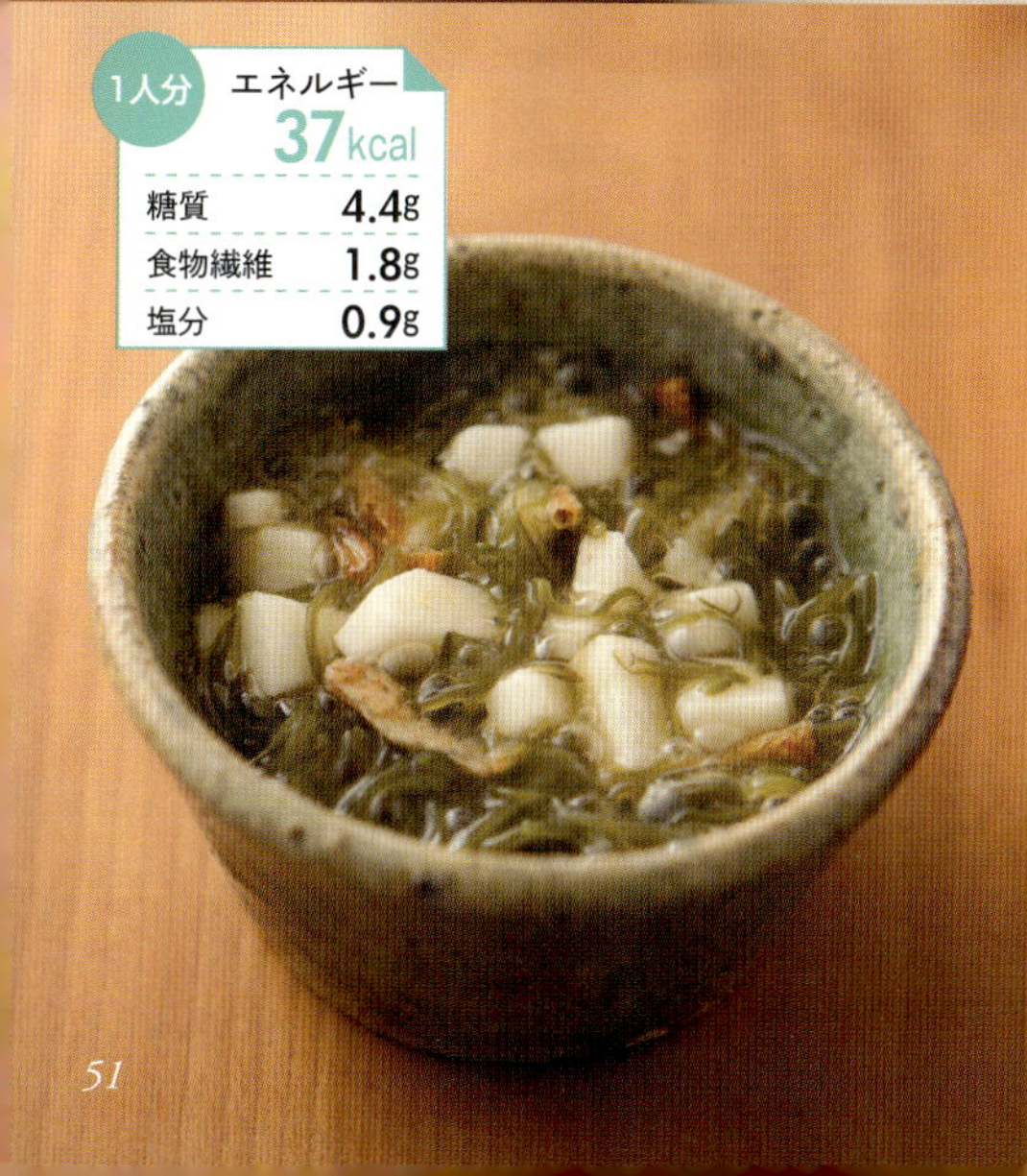

1人分 エネルギー 37kcal

糖質	4.4g
食物繊維	1.8g
塩分	0.9g

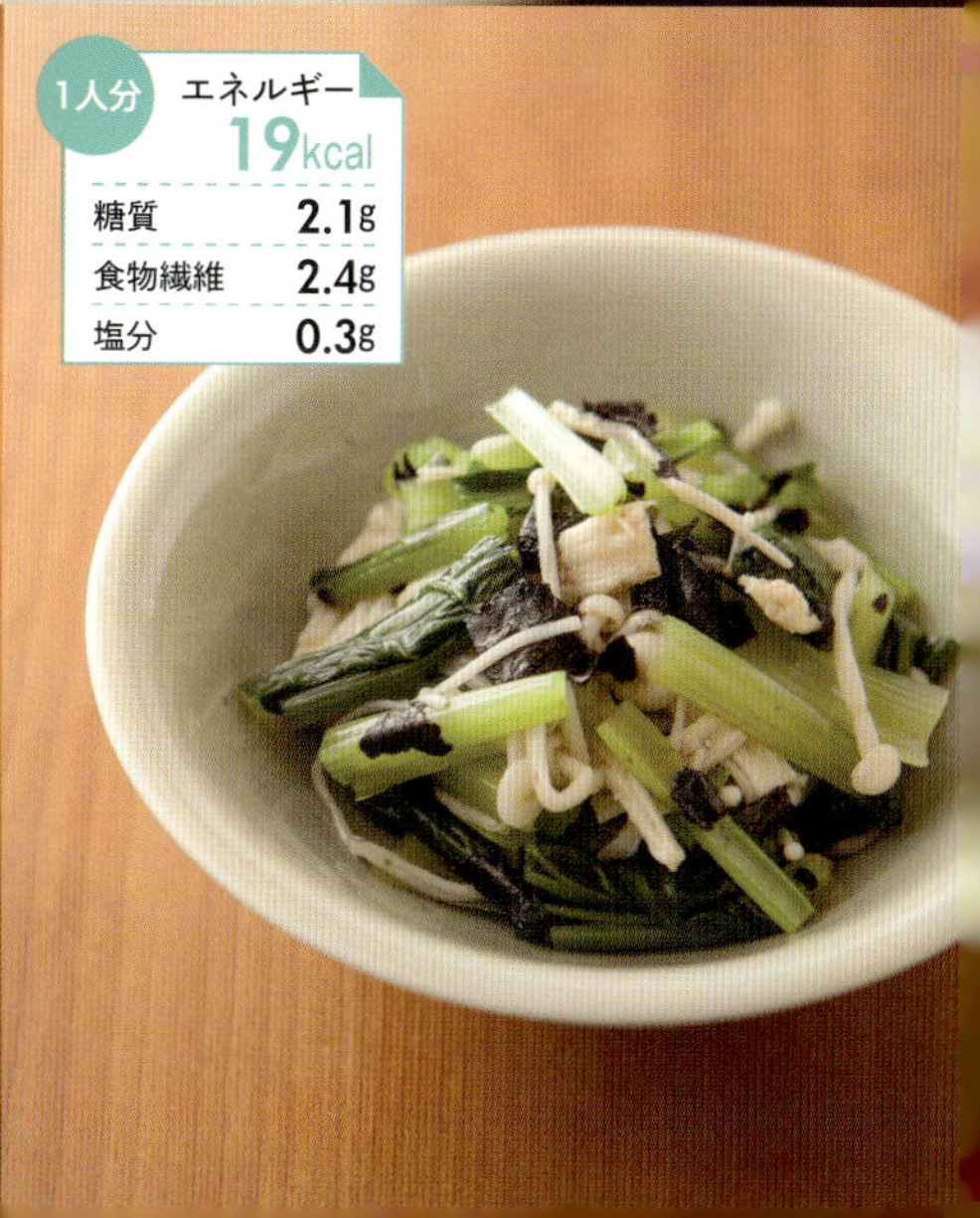

1人分 エネルギー 19kcal

糖質	2.1g
食物繊維	2.4g
塩分	0.3g

「あじの黒酢南蛮漬け」献立

あじは揚げずにソテーして南蛮酢に漬け込めばその分カロリーダウン。野菜をたっぷり加えるのがポイント。副菜は、食物繊維量の多いひじきで、サラダを作ります。みそ汁の具も野菜にして、野菜の摂取量を増やします。

この献立の1人分データ

エネルギー	467kcal
糖質	62.6g
食物繊維	8.9g
塩分	2.6g

(発芽玄米入りご飯130gを含む)

あじの黒酢南蛮漬け

●材料／2人分

あじ(3枚におろしたもの*) ………… 2尾分
おろししょうが ………… 少々
小麦粉 ………… 適量
サラダ油 ………… 大さじ½
玉ねぎ ………… 50g(¼個)
にんじん ………… 20g(⅒本)
オクラ ………… 60g(6本)
南蛮酢
- だし汁 …… 大さじ1
- 黒酢 …… 大さじ1½
- 白すりごま …… 小さじ1
- しょうゆ …… 小さじ1
- 赤唐辛子の小口切り …… 少々

*3枚におろしたもの……3枚におろしたものを購入。スーパーや鮮魚店でやってもらってもよい。

❶ あじは1人4切れ程度に切り分け、おろししょうがをまぶす。
❷ 玉ねぎは薄切りにし、にんじんはせん切りにする。
❸ オクラはヘタを切り落とし、まわりのかたいガクをそぎ取る。塩少々(分量外)をこすりつけて表面の産毛を取り、洗う。耐熱容器に入れてラップをし、電子レンジで30～40秒加熱し、斜め薄切りにする。
❹ 南蛮酢の材料はバットに入れて混ぜ合わせ、②と③の野菜を加えておく。
❺ ①のあじに小麦粉を薄くまぶしつける。
❻ フライパンにサラダ油を熱して⑤を入れ、両面を焼いて中まで火を通す。熱いうちに④に加えて味をなじませる。

ニラのみそ汁

●材料／2人分

ニラ ………… 100g(1束)
だし汁 ………… 1½カップ
みそ ………… 大さじ1
白すりごま ………… 小さじ2

❶ ニラは3cm長さに切る。
❷ 鍋にだし汁とニラを入れて火にかけ、煮立ったらみそを溶き入れる。
❸ 器に注ぎ入れ、ごまをふる。

発芽玄米入りご飯

(p.23参照) ………… 130g

1人分

エネルギー	216kcal
糖質	46.2g
食物繊維	1.1g
塩分	0g

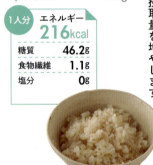

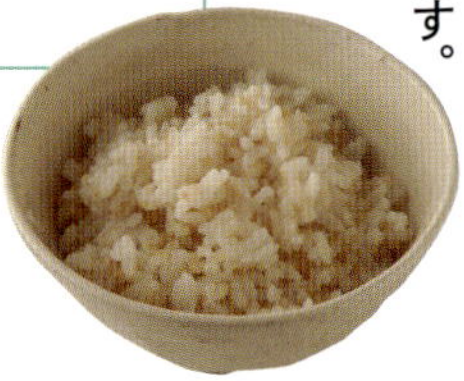

ひじきのサラダ

●材料／2人分

ひじき(乾燥) ………… 8g
玉ねぎ ………… 100g(½個)
青じそ ………… 10枚
めんつゆ(ストレート) ………… 大さじ1
酢 ………… 大さじ1

❶ ひじきはたっぷりの水に浸して戻し、ザルに上げて水気をきる。
❷ 玉ねぎは薄切りにして水にさらし、ザルに上げて水気をきる。青じそはせん切りにする。
❸ ボウルにめんつゆと酢を入れ、①と②を加えてあえる。

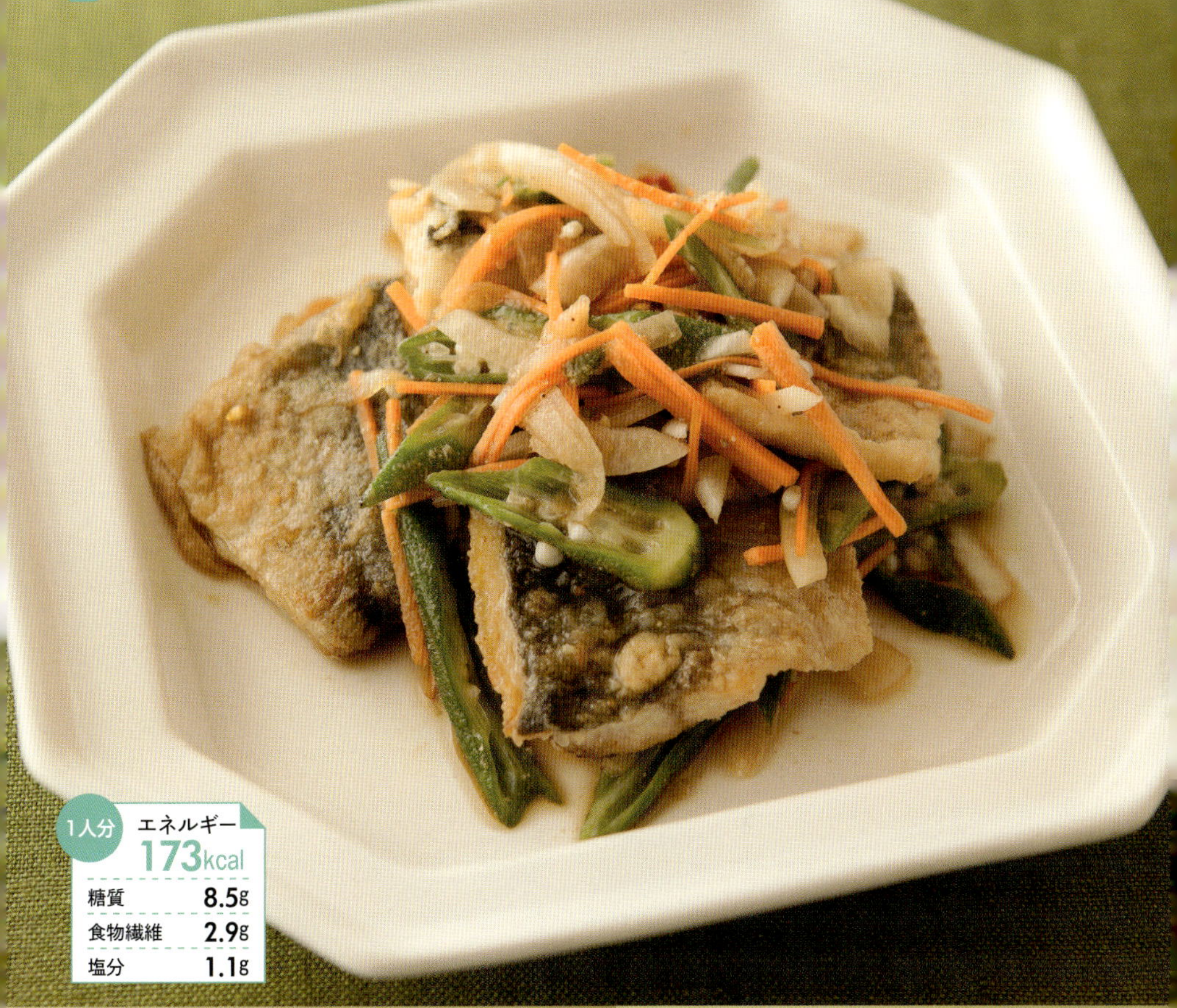

1人分	エネルギー 173kcal
糖質	8.5g
食物繊維	2.9g
塩分	1.1g

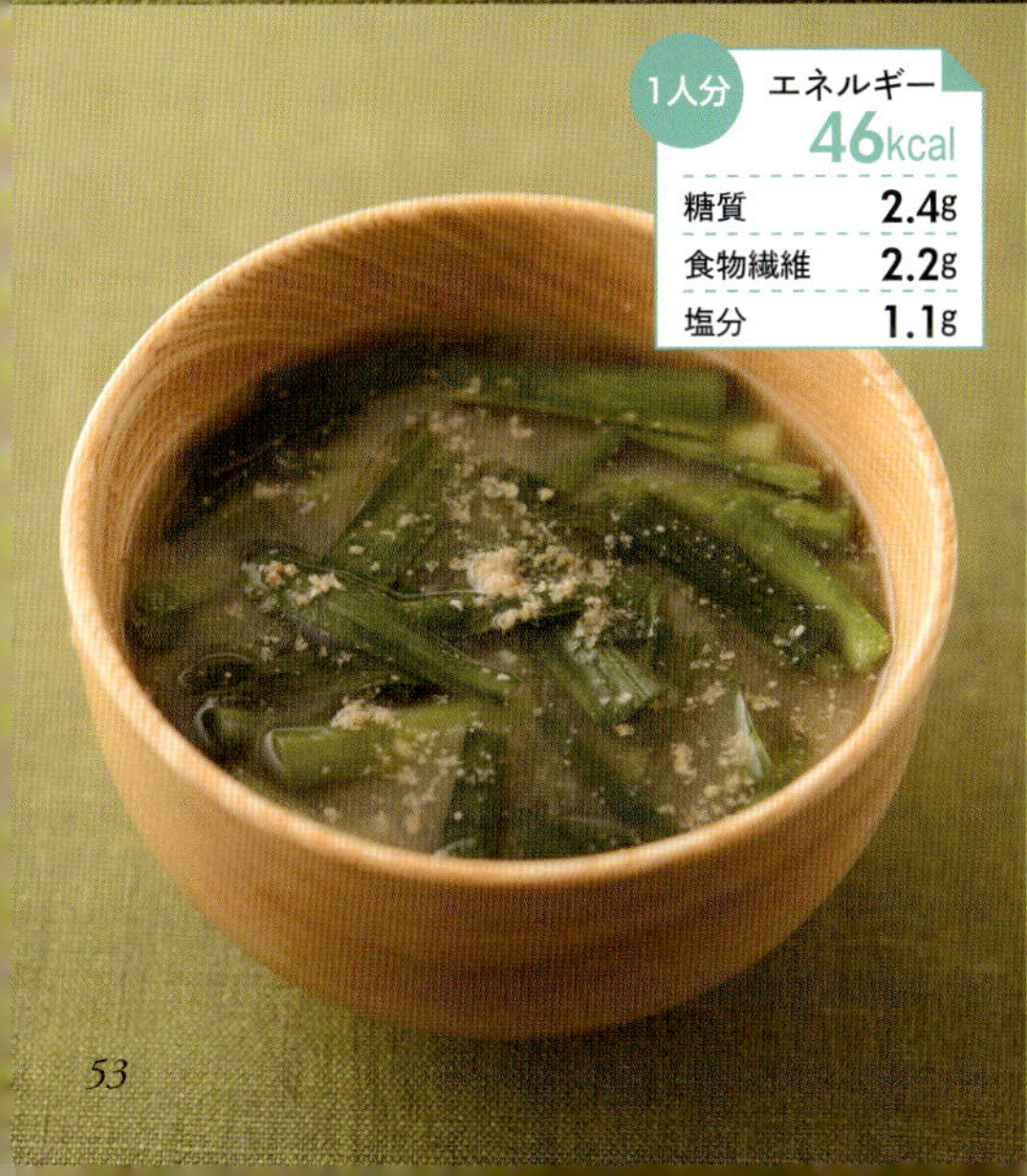

1人分	エネルギー 46kcal
糖質	2.4g
食物繊維	2.2g
塩分	1.1g

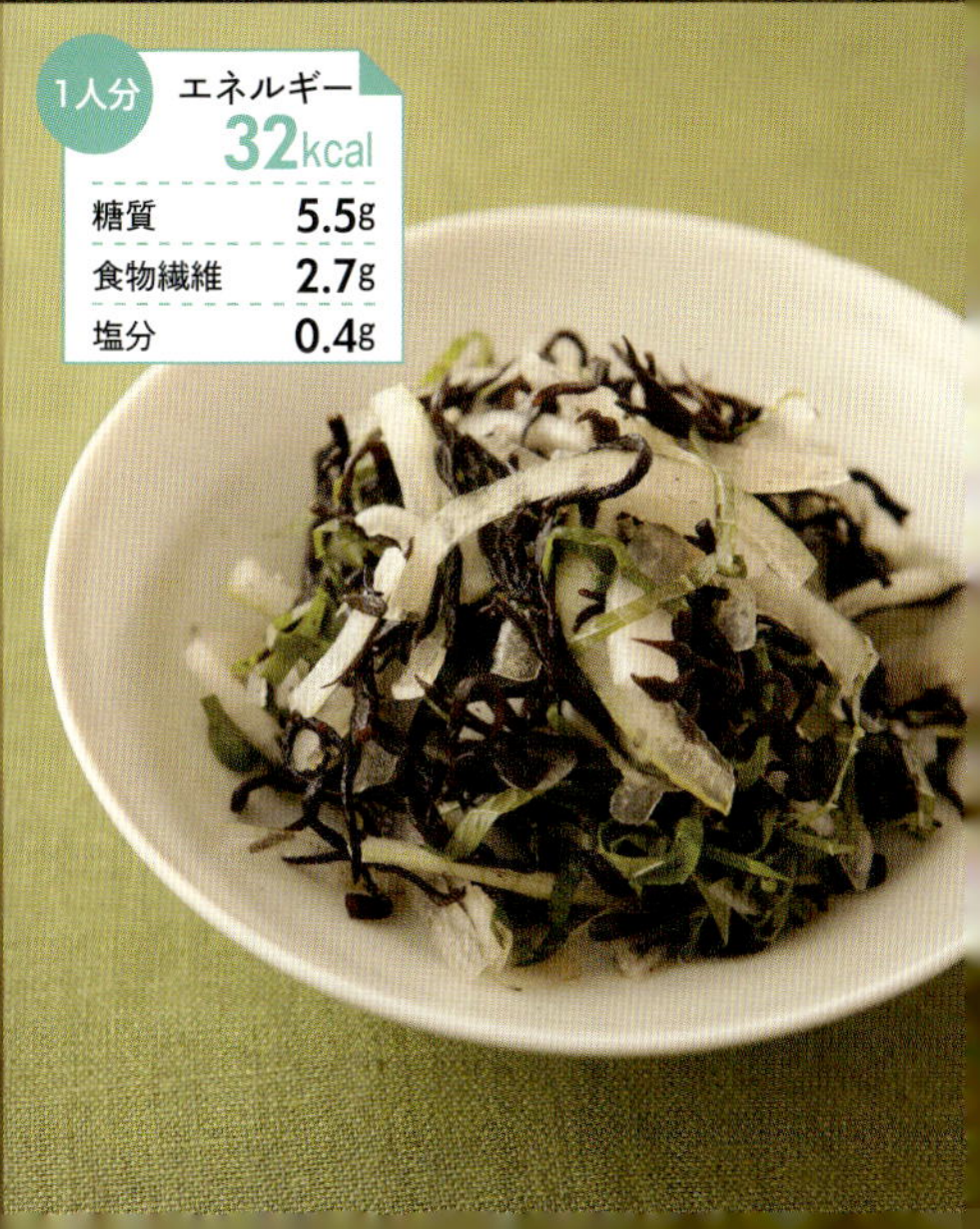

1人分	エネルギー 32kcal
糖質	5.5g
食物繊維	2.7g
塩分	0.4g

「鮭ときのこのレンジ蒸し」献立

鮭にきのこをたっぷりのせてレンジ調理するだけだから簡単。思いのほか、きのこがたくさん食べられます。もちろん、蒸し器で作ってもＯＫ。副菜は野菜の小鉢が2品。おつまみにもなります。

鮭ときのこのレンジ蒸し

●材料／2人分

- 生鮭(または薄塩鮭) …… 2切れ(1切れ80g)
- しめじ …… 50g(½袋)
- えのきだけ …… 50g(½袋)
- 長ねぎ …… 60g(⅔本)
- しょうが …… 少々
- 酒 …… 小さじ2
- ピリ辛だれ
  - 豆板醤 …… 小さじ½(好みで)
  - 白すりごま …… 小さじ2
  - 黒酢 …… 大さじ1⅓
  - しょうゆ …… 小さじ2

1. しめじはほぐす。えのきだけは根元を切り落とし、半分の長さに切ってほぐす。長ねぎは斜め薄切りにし、しょうがはせん切りにする。以上の材料を混ぜ合わせる。
2. 1人分ずつ作る。耐熱性の器に鮭1切れを盛り、1の半量をのせ、酒小さじ1をふる。ラップをして電子レンジで2～3分加熱する。同様にもう一つ作る。
3. ピリ辛だれの材料を混ぜ合わせ、②にかける。

この献立の1人分データ

エネルギー	462kcal
糖質	59.7g
食物繊維	9.0g
塩分	2.3g

(発芽玄米入りご飯130gを含む)

発芽玄米入りご飯

(p.23参照) …… 130g

1人分

エネルギー	216kcal
糖質	46.2g
食物繊維	1.1g
塩分	0g

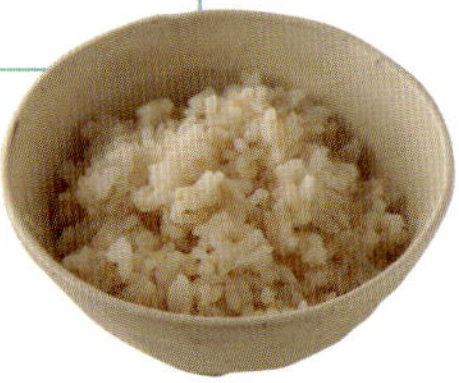

炒めなすのねぎみそあえ

●材料／2人分

- なす …… 160g(2本)
- ごま油 …… 小さじ1
- ねぎみそ
  - 長ねぎ …… 20g(1/4本)
  - みそ …… 小さじ1
  - みりん …… 小さじ1

1. ねぎみそを作る。長ねぎはみじん切りにし、ボウルに入れ、みそ、みりんを加えて混ぜ合わせる。
2. なすは1㎝厚さの輪切りにする。
3. フライパンにごま油を熱して②を炒める。
4. ③を①のボウルに加えてあえる。

春菊のかぶおろしあえ

●材料／2人分

- 春菊 …… 100g(½袋)
- かぶ …… 100g(大1個)
- 梅干し(塩分5%) …… 20g(大2個)
- みりん …… 小さじ1

1. 春菊は3㎝長さに切ってゆで、ザルに上げて水気をギュッと絞る。
2. かぶは皮ごとすりおろす。
3. 梅干しは種を除いて包丁でたたき、ボウルに入れ、みりんを加えて混ぜる。
4. ③のボウルに②を入れて混ぜ、①を加えてあえる。

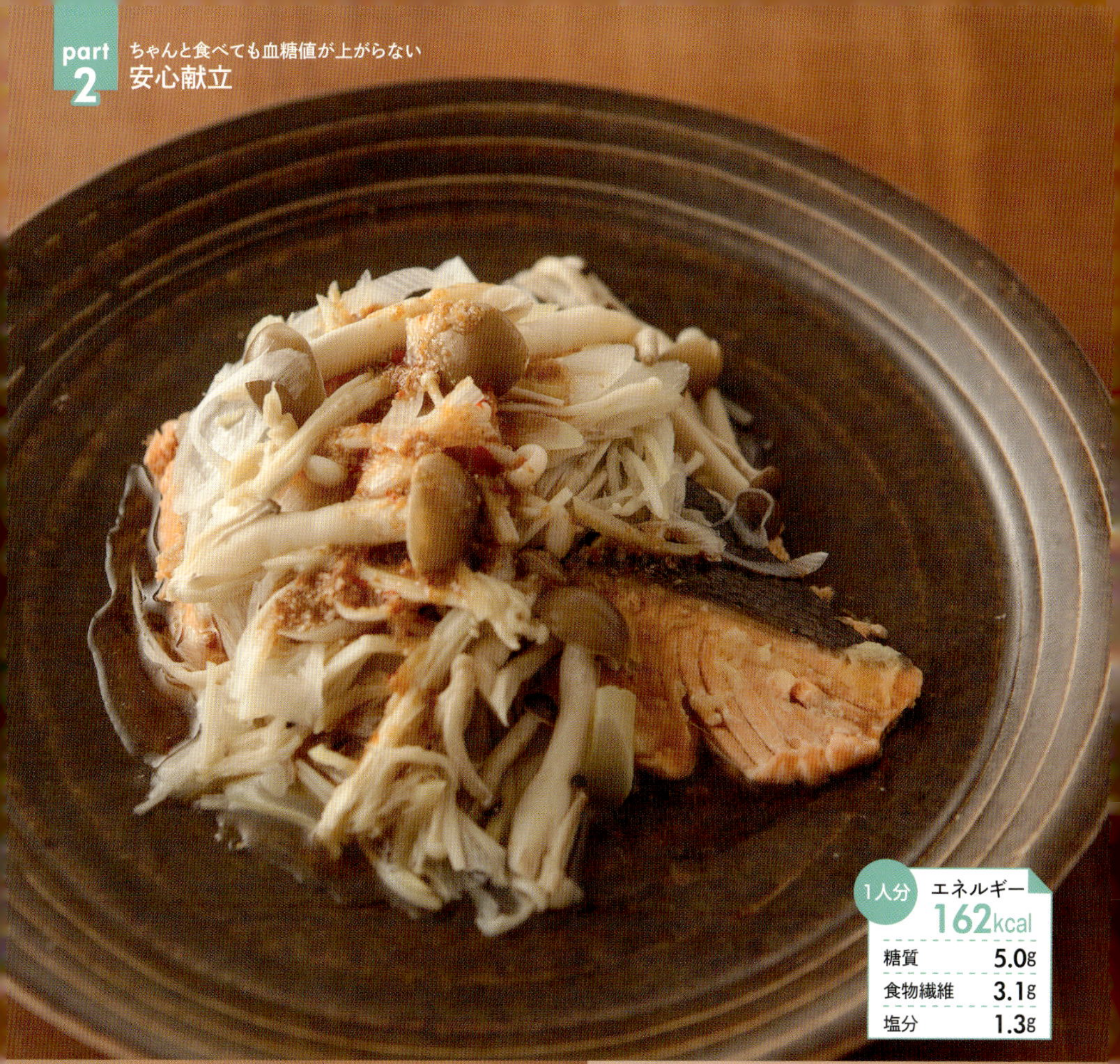

1人分 エネルギー 162kcal

糖質	5.0g
食物繊維	3.1g
塩分	1.3g

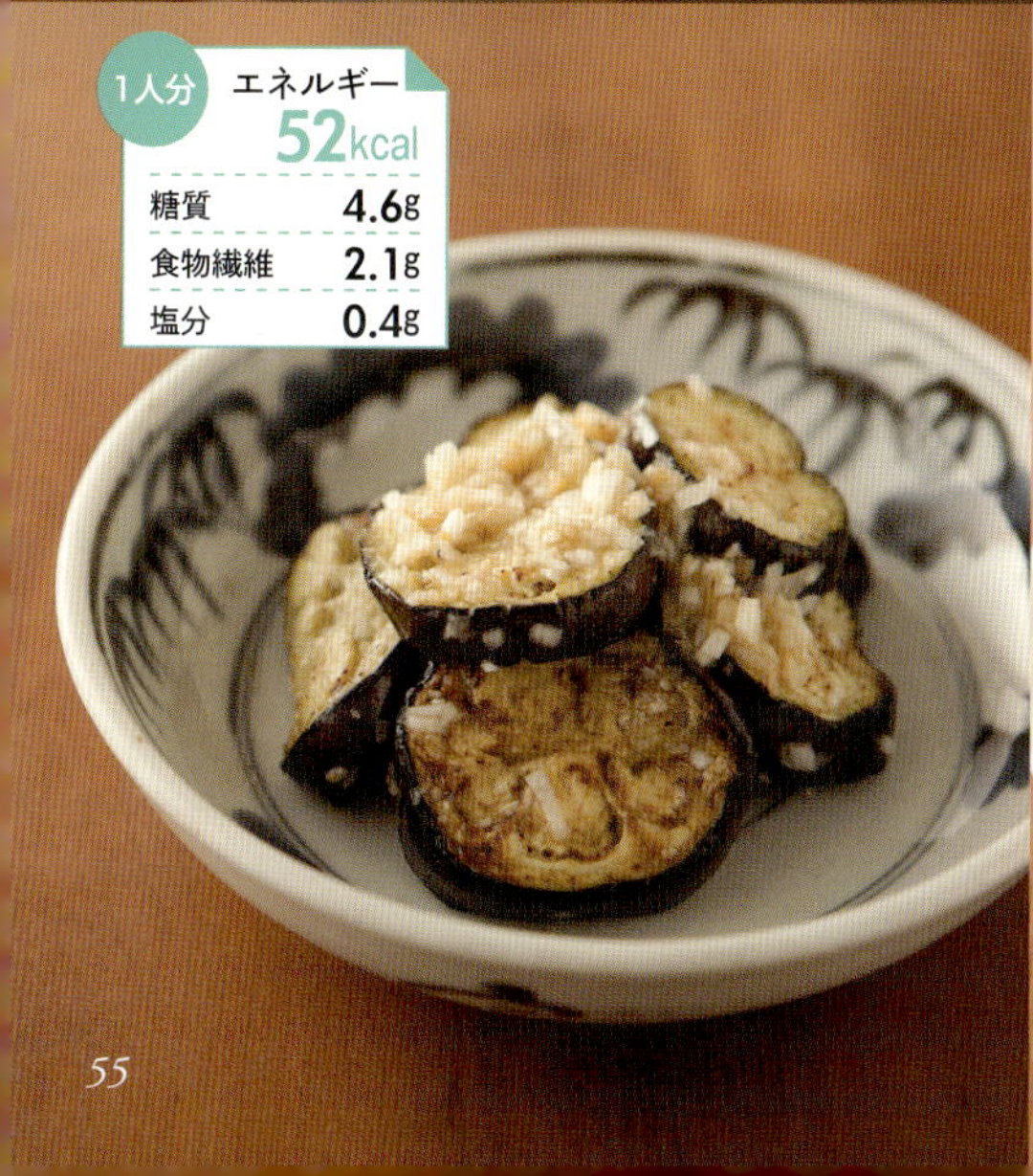

1人分 エネルギー 52kcal

糖質	4.6g
食物繊維	2.1g
塩分	0.4g

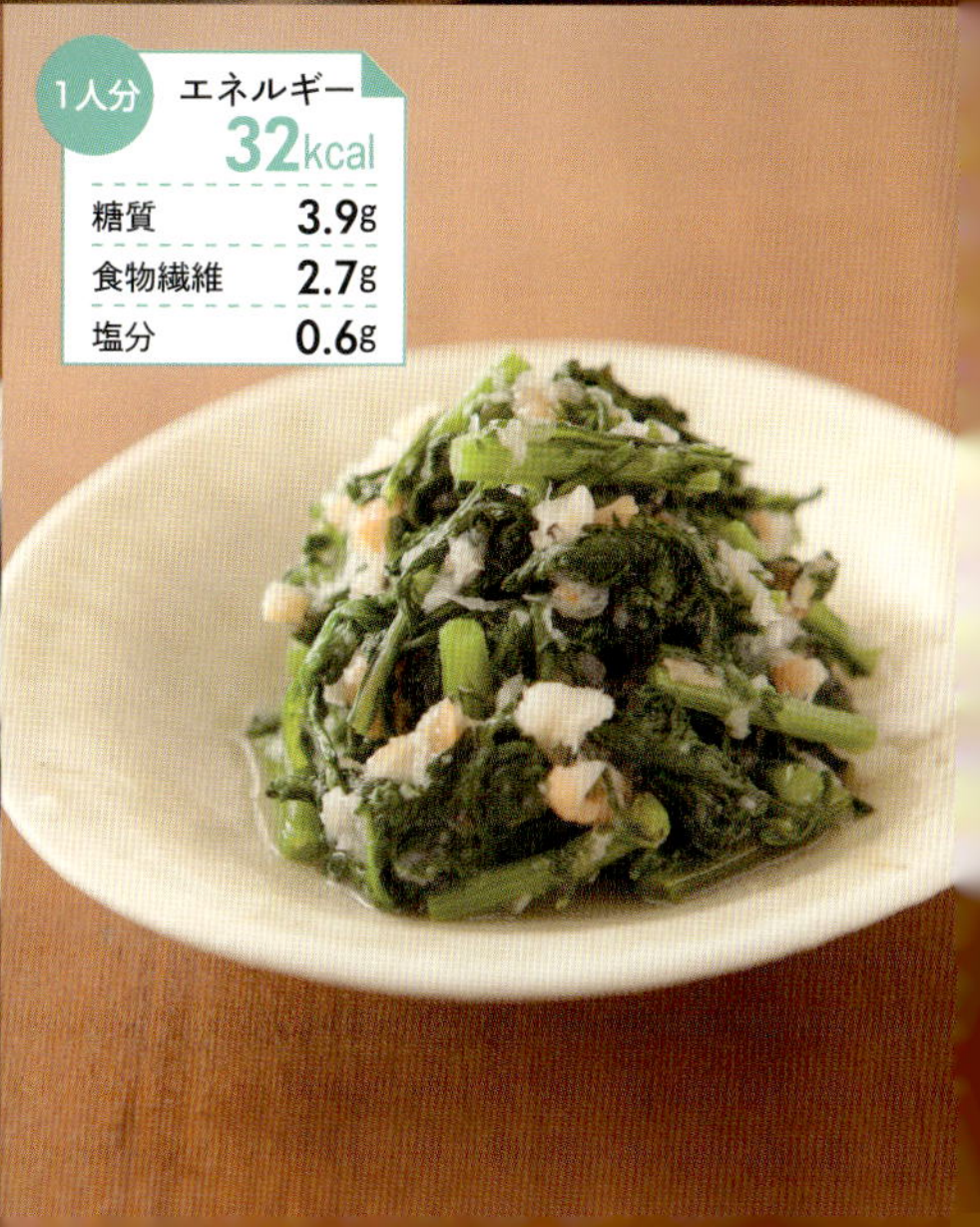

1人分 エネルギー 32kcal

糖質	3.9g
食物繊維	2.7g
塩分	0.6g

「鮭とせん切り大根のみそ鍋」献立

根菜をせん切りにすると、早く火が通って味もよくしみて美味。
ここでは鮭と取り合わせて、体を温める鍋仕立てにします。
青菜の小鉢を添えて、野菜力をアップ。
おむすびは、この本の基本である発芽玄米入りご飯で作ります。

この献立の1人分データ

エネルギー	464kcal
糖質	57.6g
食物繊維	7.6g
塩分	2.8g

鮭とせん切り大根のみそ鍋

●材料／2人分

生鮭（または薄塩鮭）……2切れ（1切れ80g）
大根……200g（6cm）
にんじん……60g（⅓本）
しょうが……少々
切り昆布……6g
みりん……小さじ2
みそ……大さじ1

1. 鮭は食べやすい大きさに切る。
2. 大根とにんじんは皮をむいてせん切りにし、しょうがもせん切りにする。切り昆布は水でもみ洗いして短く切る。
3. 鍋に水2カップ強、②を入れて火にかけ、煮立ったら鮭を加えて煮る。
4. 鮭に火が通ったら、みりんを加え、みそを溶き入れて味を調える。

おかかおむすび

●材料／2人分

発芽玄米入りご飯（p.23参照）……260g
削り節……3g（1袋）
白炒りごま……大さじ1
しょうゆ……小さじ1
焼きのり……大⅔枚

1. 発芽玄米入りご飯をボウルに入れ、削り節、ごま、しょうゆを加えて混ぜる。
2. のりは4等分に切る。
3. ①を4等分にし、三角にむすび、②ののりを巻く。

ほうれん草のじゃこねぎあえ

●材料／2人分

ほうれん草……120g（½束）
長ねぎ……40g（½本）
じゃこ……大さじ2
ごま油……小さじ½
しょうゆ……小さじ1

1. ほうれん草はゆで、ザルに上げて水気を切り、3cm長さに切って水気をギュッと絞る。
2. 長ねぎはみじん切りにし、ボウルに入れ、じゃこ、ごま油、しょうゆを加えて混ぜる。
3. ②に①を加えてあえる。

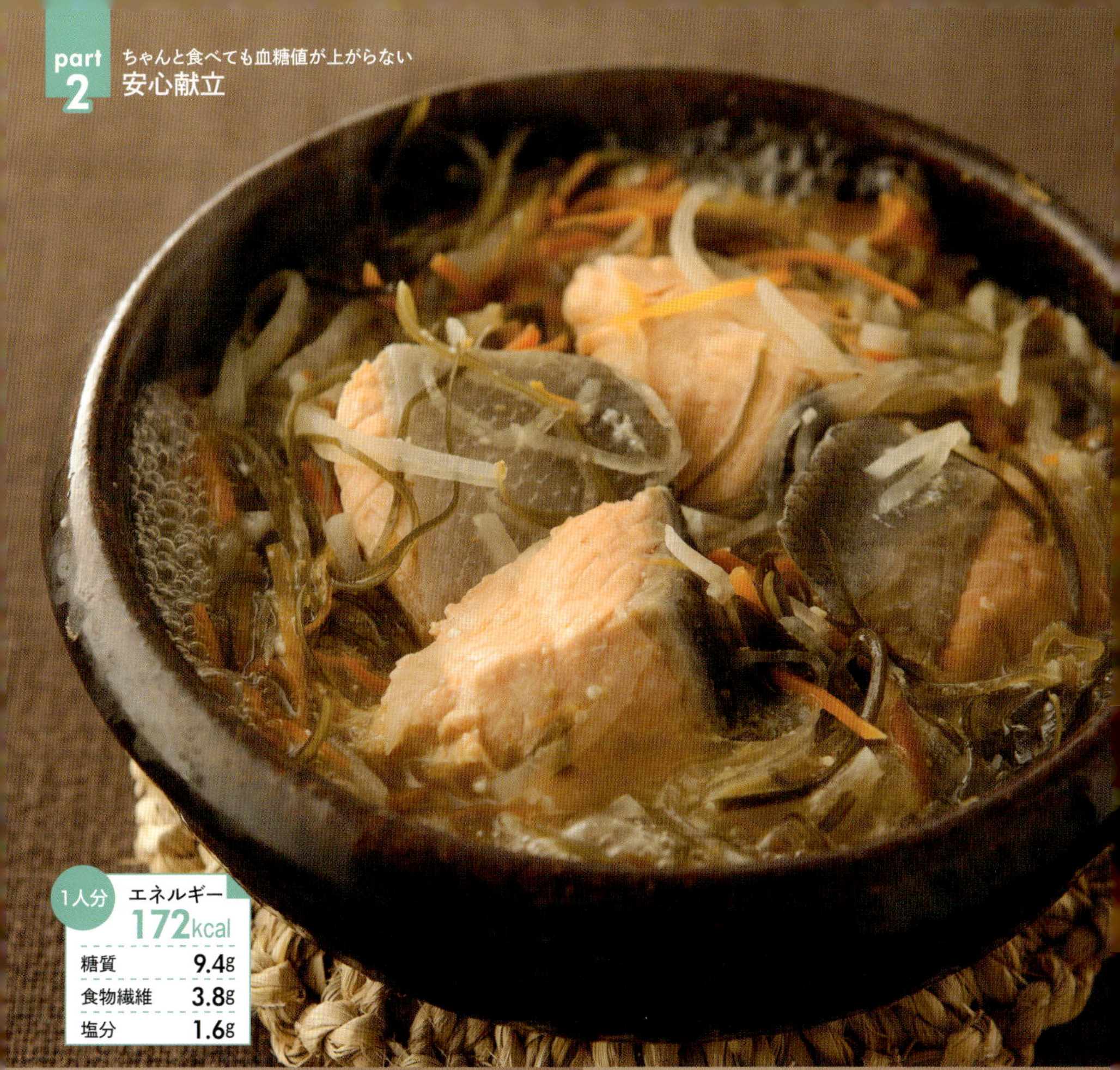

1人分 エネルギー 172kcal

糖質	9.4g
食物繊維	3.8g
塩分	1.6g

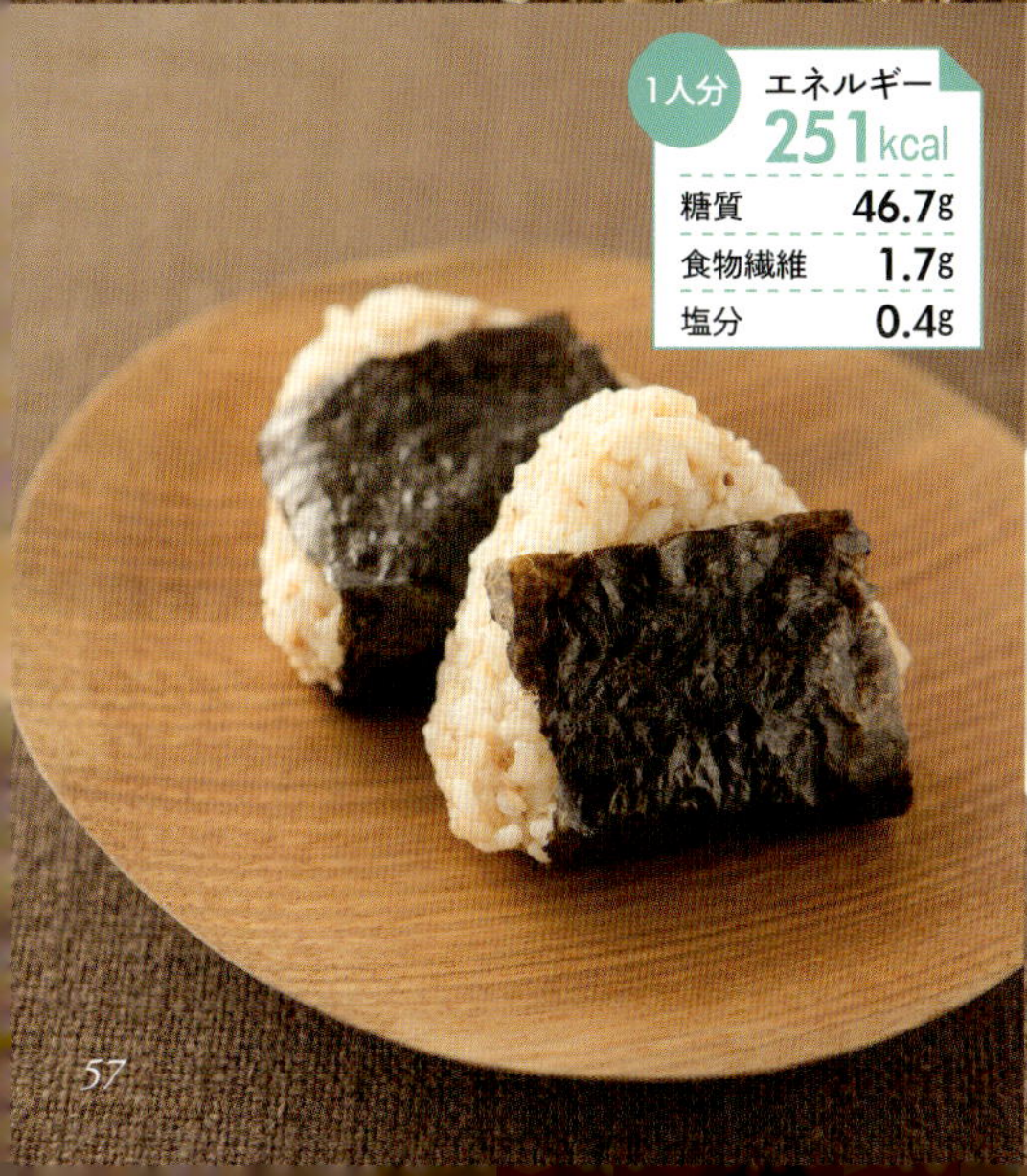

1人分 エネルギー 251kcal

糖質	46.7g
食物繊維	1.7g
塩分	0.4g

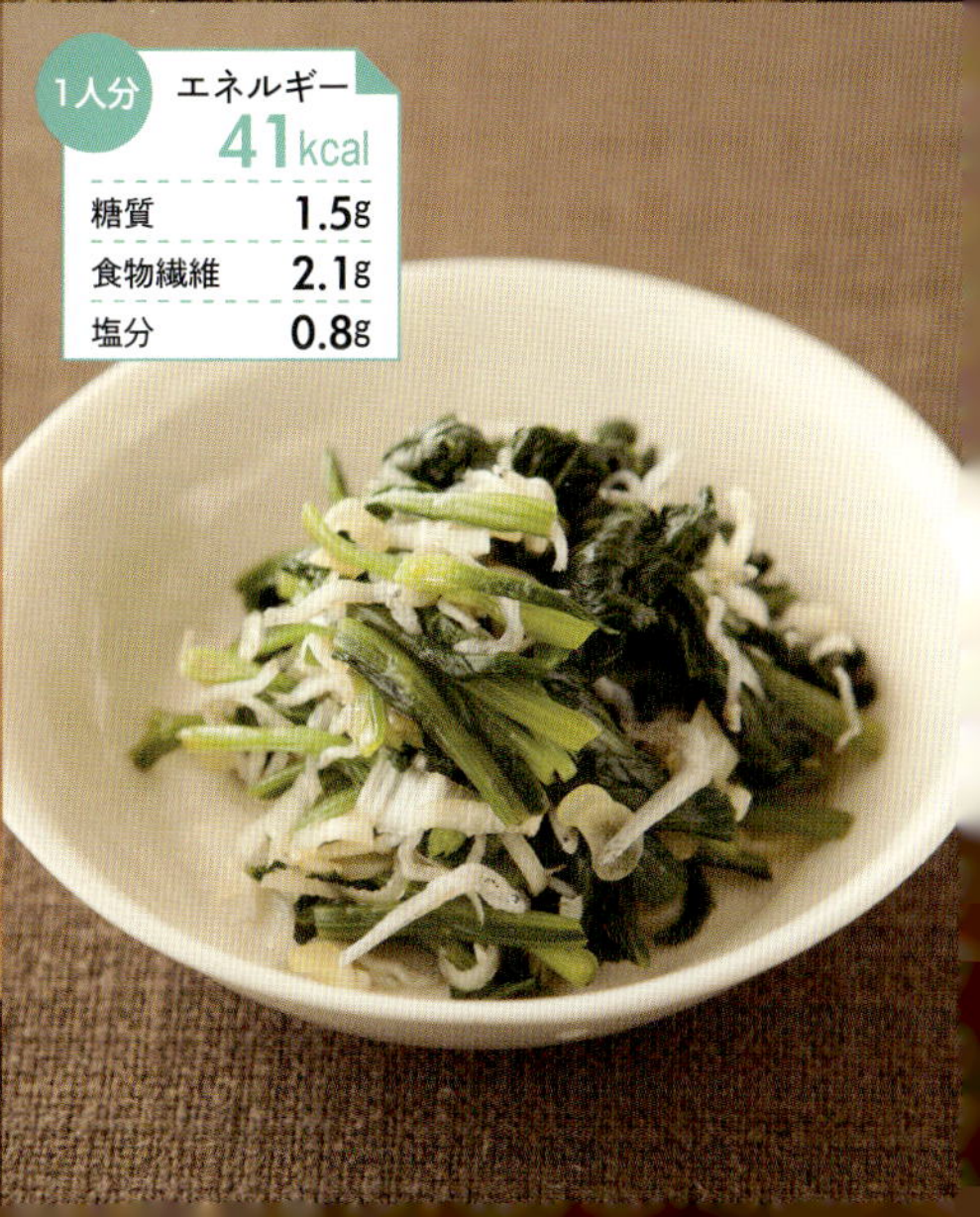

1人分 エネルギー 41kcal

糖質	1.5g
食物繊維	2.1g
塩分	0.8g

「えびニラシュウマイ」献立

自家製のシュウマイはふんわりジューシー。電子レンジで作るから、とっても簡単。ヘルシーポイントは、えびと豚ひき肉を使うこと、ニラ、長ねぎ、しいたけを入れて軽い食べ心地にすることです。

この献立の1人分データ

エネルギー	464kcal
糖質	65.6g
食物繊維	7.6g
塩分	2.7g

(発芽玄米入りご飯130gを含む)

えびニラシュウマイ

●材料／2人分

むきえび……80g
豚ひき肉……60g
ニラ……40g(½束弱)
長ねぎ……40g(½本)
しいたけ……40g(2枚)
ごま油……小さじ1
塩……小さじ⅕
こしょう……少々
シュウマイの皮……10枚
練り辛子……少々
酢じょうゆ
　酢……小さじ2
　しょうゆ……小さじ1

1. えびは包丁でたたいて細かくする。ニラ、長ねぎはみじん切りにし、しいたけは石づきを取ってみじん切りにする。
2. ボウルに豚ひき肉と①を入れ、粘りが出るまでよく混ぜ、ごま油、塩、こしょうを加えてさらに混ぜる。10等分にする。
3. シュウマイの皮を手のひらに広げ、②の具をのせ、皮で具を包むようにして円筒形に整え、底は平らにする。全部で10個作る。
4. 耐熱皿に③を少し間隔をあけて並べ、ラップをし、電子レンジで1～2分加熱して中まで火を通す。
5. 器に盛り、練り辛子、酢じょうゆの材料を混ぜ合わせて添える。

焼きなすのみそ汁

●材料／2人分

なす……160g(2本)
だし汁……1½カップ
みそ……大さじ1

1. 焼き網を熱し、ヘタを取ったなすをのせ、ときどき転がしながら全体に黒く焦げるまで焼く。
2. 熱いうちに皮を取り除き、縦にさく。
3. 鍋にだし汁を入れて火にかけ、煮立ったらみそを溶き入れる。
4. 器に②を入れ、③を注ぐ。

発芽玄米入りご飯

(p.23参照)……130g

1人分

エネルギー	216kcal
糖質	46.2g
食物繊維	1.1g
塩分	0g

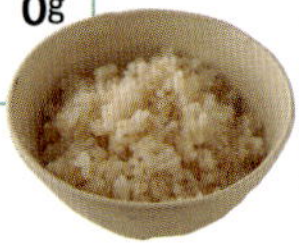

さやいんげんとパプリカのごまあえ

●材料／2人分

さやいんげん……60g(7～8本)
パプリカ(赤)……60g(½個)
カットわかめ(乾燥)……4g
白すりごま……小さじ2
砂糖……小さじ1
しょうゆ……小さじ1

1. さやいんげんは食べやすい長さに切り、パプリカはさやいんげんと同じくらいの大きさに切る。耐熱容器に合わせて入れてラップをし、電子レンジで40秒～1分加熱する。
2. わかめは水に浸して戻し、水気を絞る。
3. ボウルにごま、砂糖、しょうゆを入れて混ぜ合わせ、①と②を加えてあえる。

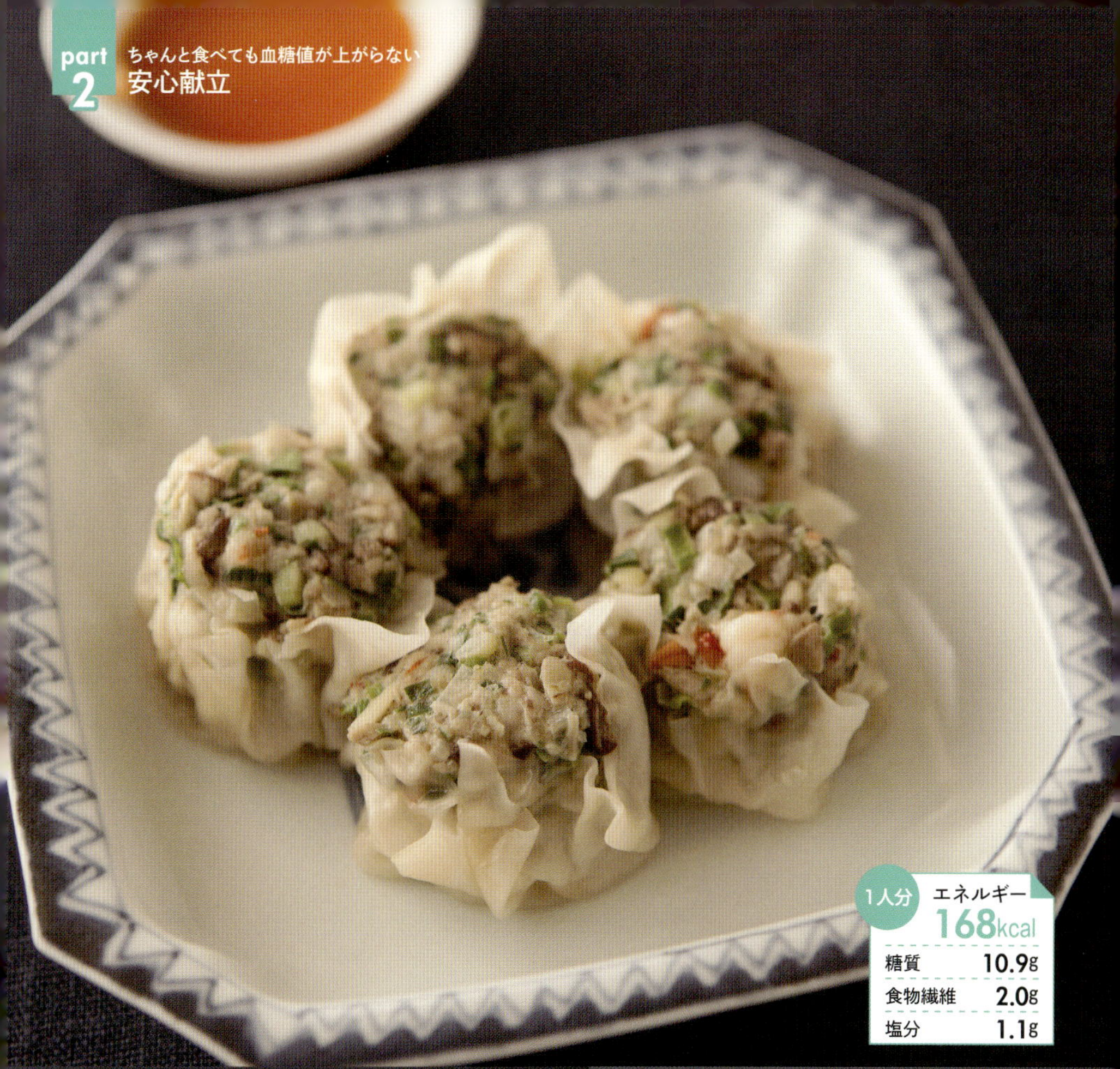

1人分　エネルギー　168kcal

糖質	10.9g
食物繊維	2.0g
塩分	1.1g

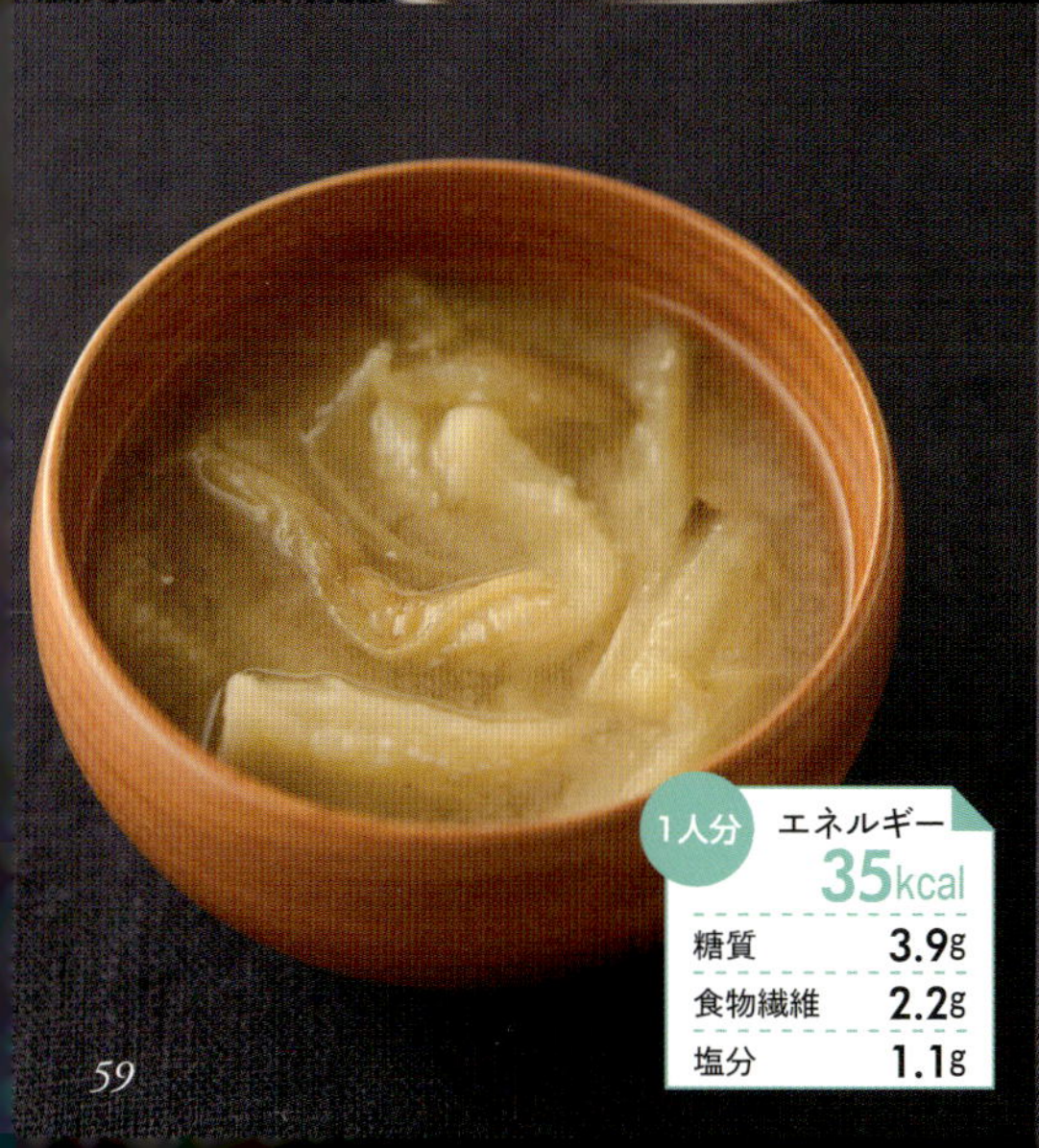

1人分　エネルギー　35kcal

糖質	3.9g
食物繊維	2.2g
塩分	1.1g

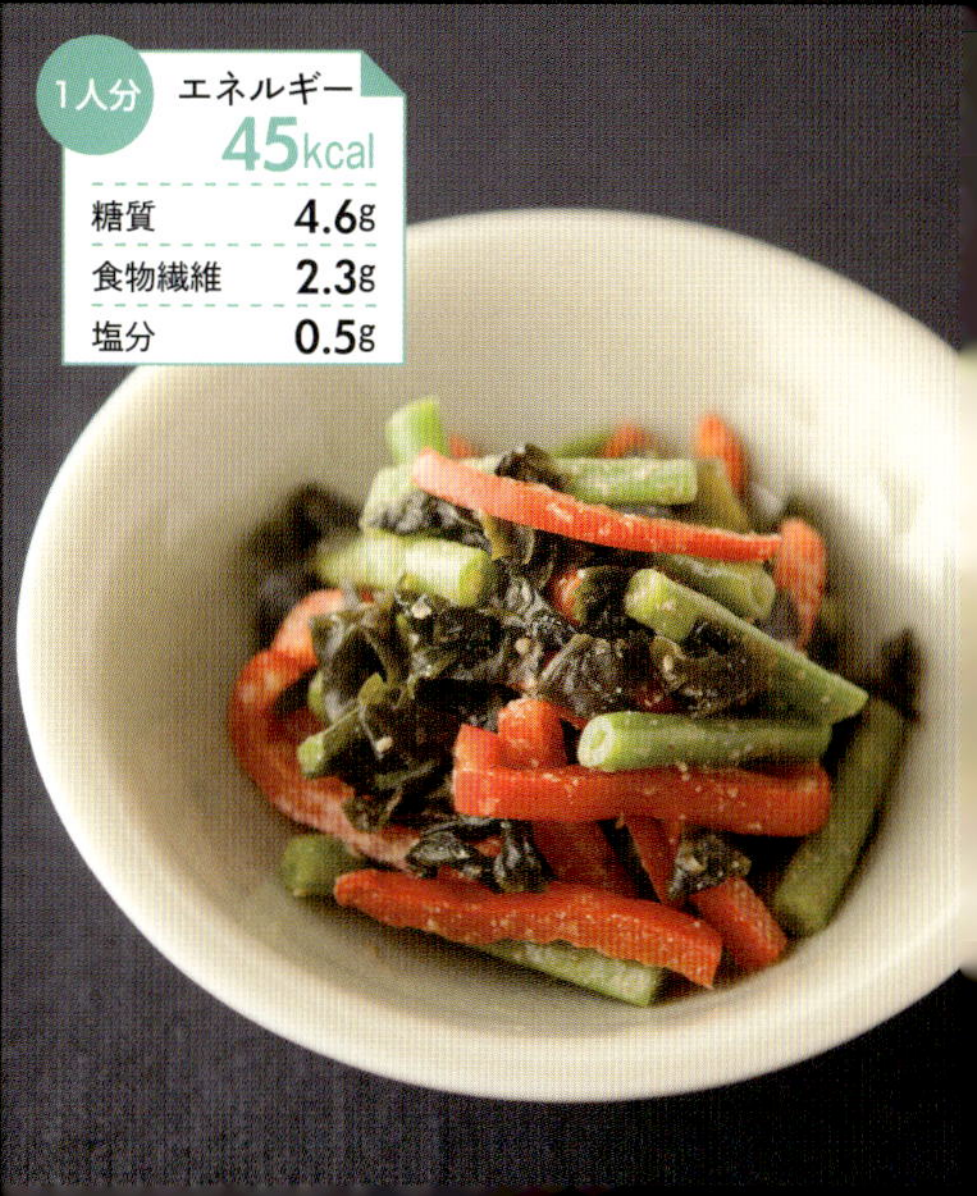

1人分　エネルギー　45kcal

糖質	4.6g
食物繊維	2.3g
塩分	0.5g

「えびと野菜の和風クリーム煮」献立

牛乳と顆粒スープの素の代わりに豆乳と昆布茶を使った、和風味のクリーム煮。ごぼうとブロッコリーで食物繊維もバッチリ。さらに野菜の小鉢を2品添えてヘルシー度満点に。

えびと野菜の和風クリーム煮

●材料／2人分

えび（無頭・殻つき）	160g（8尾）
おろししょうが	少々
ごぼう	80g（½本）
パプリカ（赤）	60g（½個）
長ねぎ	40g（½本）
ブロッコリー	60g（小⅓個）
豆乳	⅔カップ
昆布茶	小さじ2
片栗粉	小さじ2
サラダ油	大さじ½
塩	少々

1. えびは殻と背ワタを取り、背に切り込みを入れ、おろししょうがをまぶす。
2. ごぼうは皮をこそげ、斜め薄切りにする。さっと洗って耐熱容器に入れ、ラップをして電子レンジで30～40秒加熱する、
3. パプリカは細切りにし、長ねぎは斜め切りにする。ブロッコリーは小房に分けて耐熱容器に入れ、ラップをして電子レンジで約1分加熱する。
4. 豆乳、昆布茶、片栗粉は混ぜておく。
5. 鍋にサラダ油を熱して①と長ねぎを炒め、えびの色が変わったらいったん取り出す。
6. ⑤の鍋に水⅔カップ、ごぼう、パプリカを入れ、煮立ったら④を加え、えびと長ねぎを戻し入れ、とろみがつくまで混ぜながら煮る。
7. 最後にブロッコリーを加えて一煮し、塩で味を調える。

この献立の1人分データ

エネルギー	494kcal
糖質	66.6g
食物繊維	10.2g
塩分	2.3g

（発芽玄米入りご飯130gを含む）

発芽玄米入りご飯

（p.23参照） 130g

1人分

エネルギー	216kcal
糖質	46.2g
食物繊維	1.1g
塩分	0g

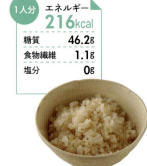

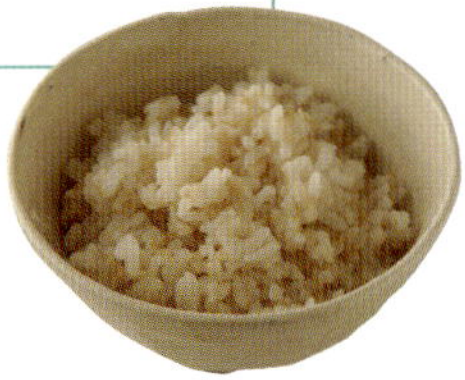

豆苗とひじきのごまあえ

●材料／2人分

豆苗	100g（1パック弱）
ひじき（乾燥）	4g
白すりごま	小さじ2
みそ	小さじ1
砂糖	小さじ1

1. ひじきはたっぷりの水に浸して戻し、水気をきる。
2. 豆苗は半分に切り、耐熱容器に入れてラップをし、電子レンジで40秒～1分加熱する。
3. ボウルにごま、みそ、砂糖を入れて混ぜ合わせ、①と②を加えてあえる。

トマトのじゃこサラダ

●材料／2人分

トマト	200g（2個）
長ねぎ	20g（¼本）
じゃこ	大さじ2
酢	小さじ2
しょうゆ	小さじ1

1. トマトは乱切りにする。
2. 長ねぎはみじん切りにしてボウルに入れ、じゃこ、酢、しょうゆを加えて混ぜ合わせる。
3. ②にトマトを加えてあえる。

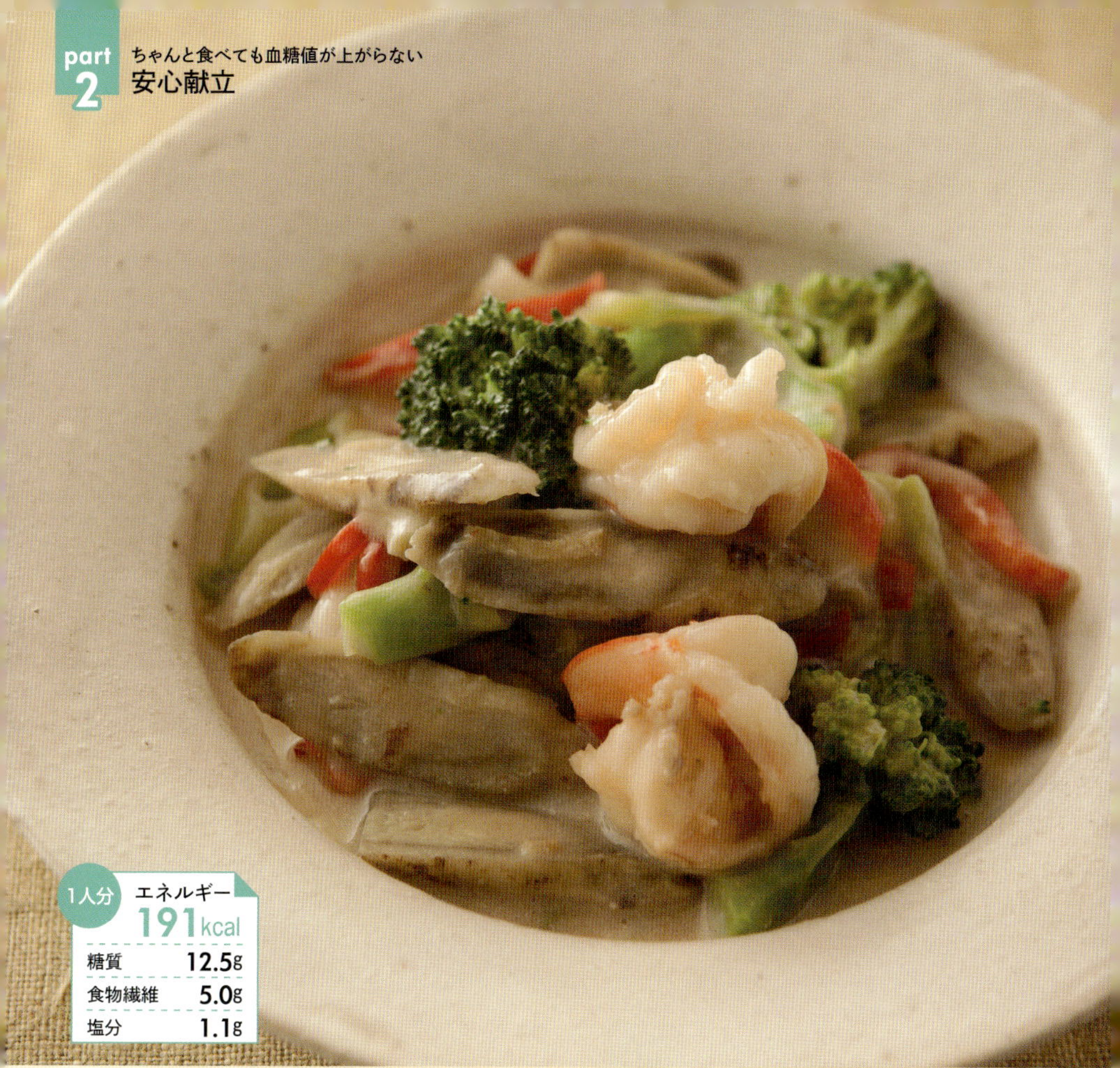

1人分	エネルギー 191kcal
糖質	12.5g
食物繊維	5.0g
塩分	1.1g

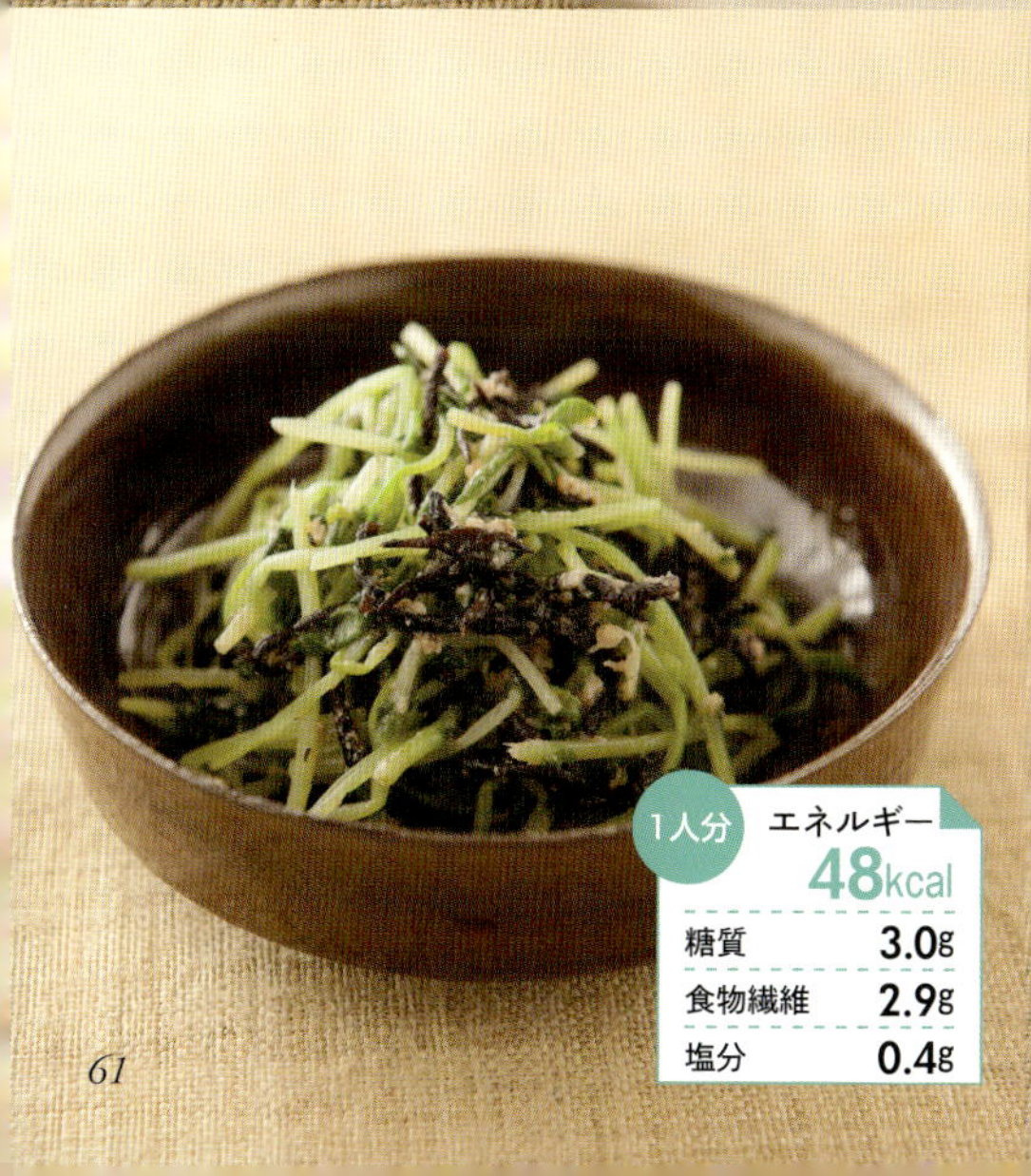

1人分	エネルギー 48kcal
糖質	3.0g
食物繊維	2.9g
塩分	0.4g

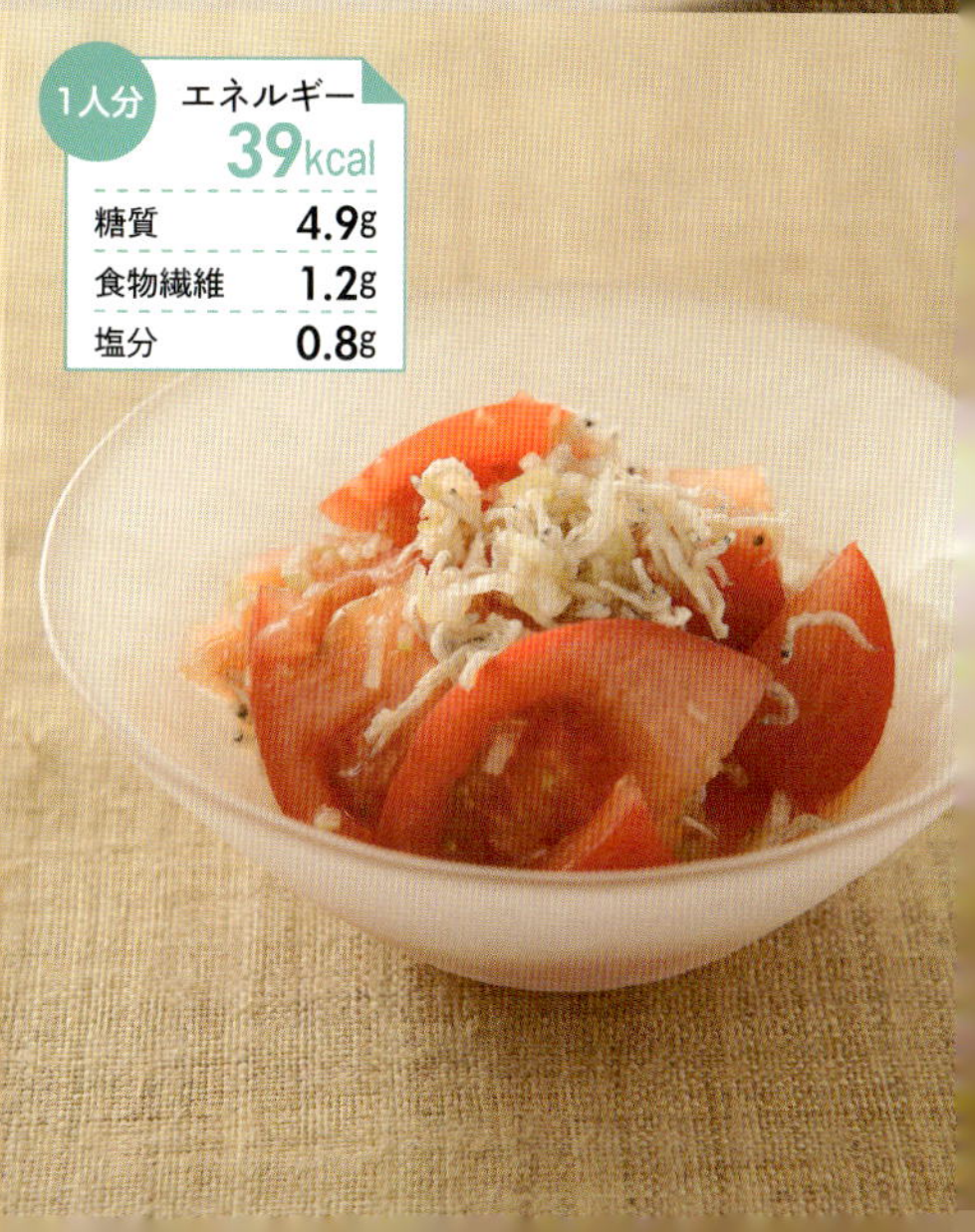

1人分	エネルギー 39kcal
糖質	4.9g
食物繊維	1.2g
塩分	0.8g

「帆立ての漬け丼」献立

しょうゆだれに漬け込んだ帆立て貝柱が美味。ご飯は、ほかの献立と同様、発芽玄米入りご飯を用い、焼きのこを混ぜてカサ増しするのがポイント。箸休めに野菜の小鉢を添えて、栄養のバランスをとります。

この献立の 1人分データ

エネルギー	475kcal
糖質	65.3g
食物繊維	9.0g
塩分	2.6g

帆立ての漬け丼

●材料／2人分

帆立て貝柱 …… 200g
漬け汁
- しょうゆ …… 小さじ2
- みりん …… 小さじ2
- 白すりごま …… 小さじ4
- ゆずこしょう（好みで） …… 小さじ½

しいたけ …… 60g（3枚）
しめじ …… 60g（½袋）
しょうゆ …… 小さじ1
発芽玄米入りご飯（p.23参照） …… 260g
焼きのりのせん切り …… 少々
青じそのせん切り …… 少々

1. ボウルに漬け汁の材料を入れて混ぜ合わせ、帆立て貝柱を入れて10～15分漬ける。
2. しいたけは石づきを取り、しめじは小房に分ける。魚焼きグリルに並べ、しんなりとするまで焼き、しいたけは細切りにし、しめじはほぐす。ボウルに入れ、しょうゆをまぶす。
3. 発芽玄米入りご飯に②を加えて混ぜる。
4. 器に③を入れ、のりを散らして①を盛り、青じそをのせる。

オクラともずくの酢のもの

●材料／2人分

オクラ …… 80g（8本）
もずく（味つき） …… 1パック
長芋 …… 80g（7㎝）

1. オクラはヘタを切り落とし、まわりのかたいガクをそぎ取る。塩少々（分量外）をこすりつけて表面の産毛を取り、洗う。耐熱容器に入れてラップをし、電子レンジで約40秒加熱し、小口切りにする。
2. 長芋は皮をむき、ポリ袋に入れ、袋の上からすりこ木や麺棒でたたく。
3. ボウルに①と②を入れ、もずくの汁気を軽くきって加え、混ぜ合わせる。

レンジなすのピーナツだれ

●材料／2人分

なす …… 160g（2本）
ピーナツだれ
- ピーナツバター …… 小さじ2
- めんつゆ（ストレート） …… 小さじ2
- おろししょうが …… 少々

1. なすはヘタを取り、1本ずつラップで包み、電子レンジで1分30秒～2分加熱してやわらかくする。長さを半分に切り、縦4つ割りにする。
2. ピーナツだれの材料は混ぜ合わせる。
3. 器に①を盛り、②をかける。

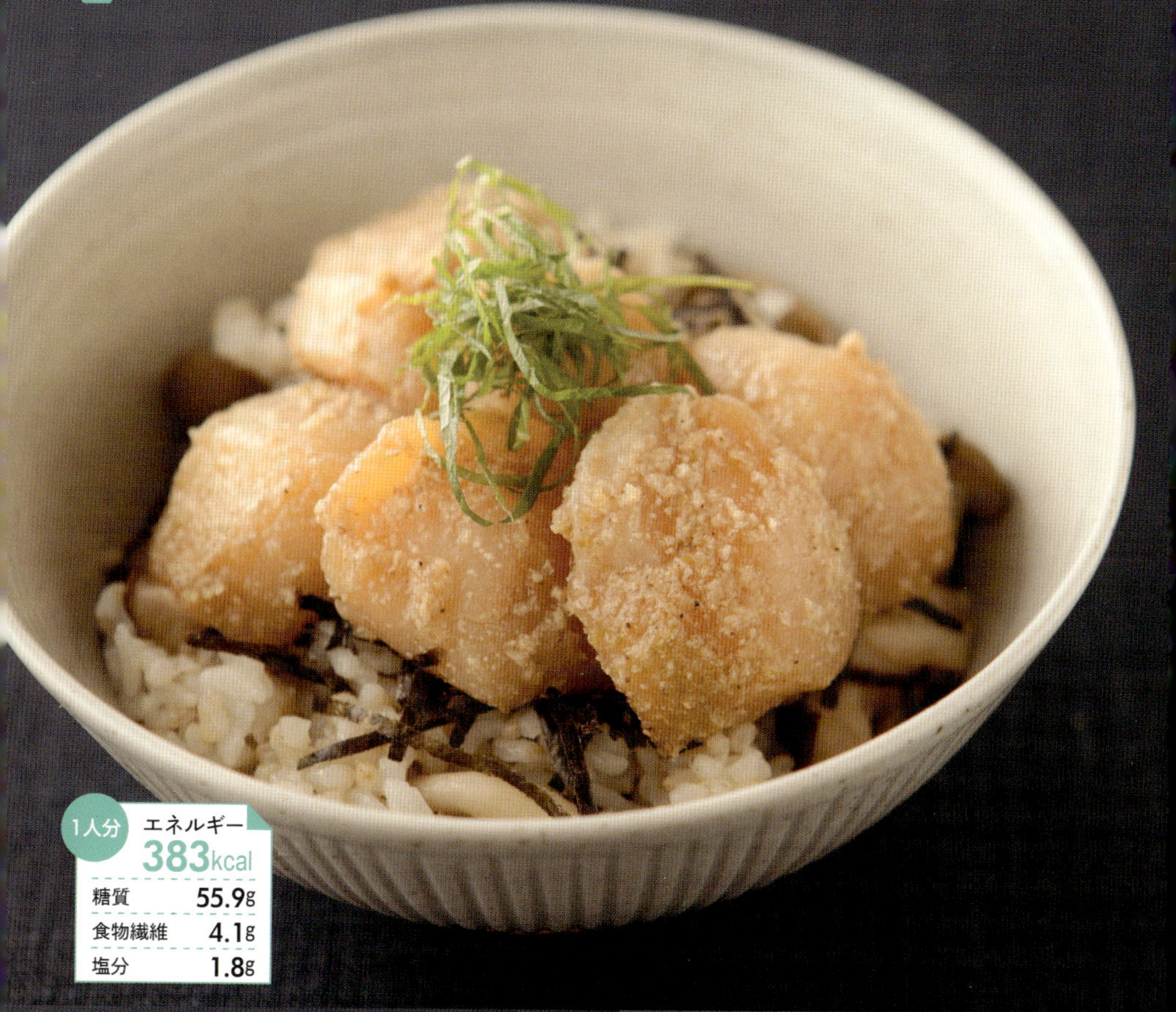

1人分	
エネルギー	383kcal
糖質	55.9g
食物繊維	4.1g
塩分	1.8g

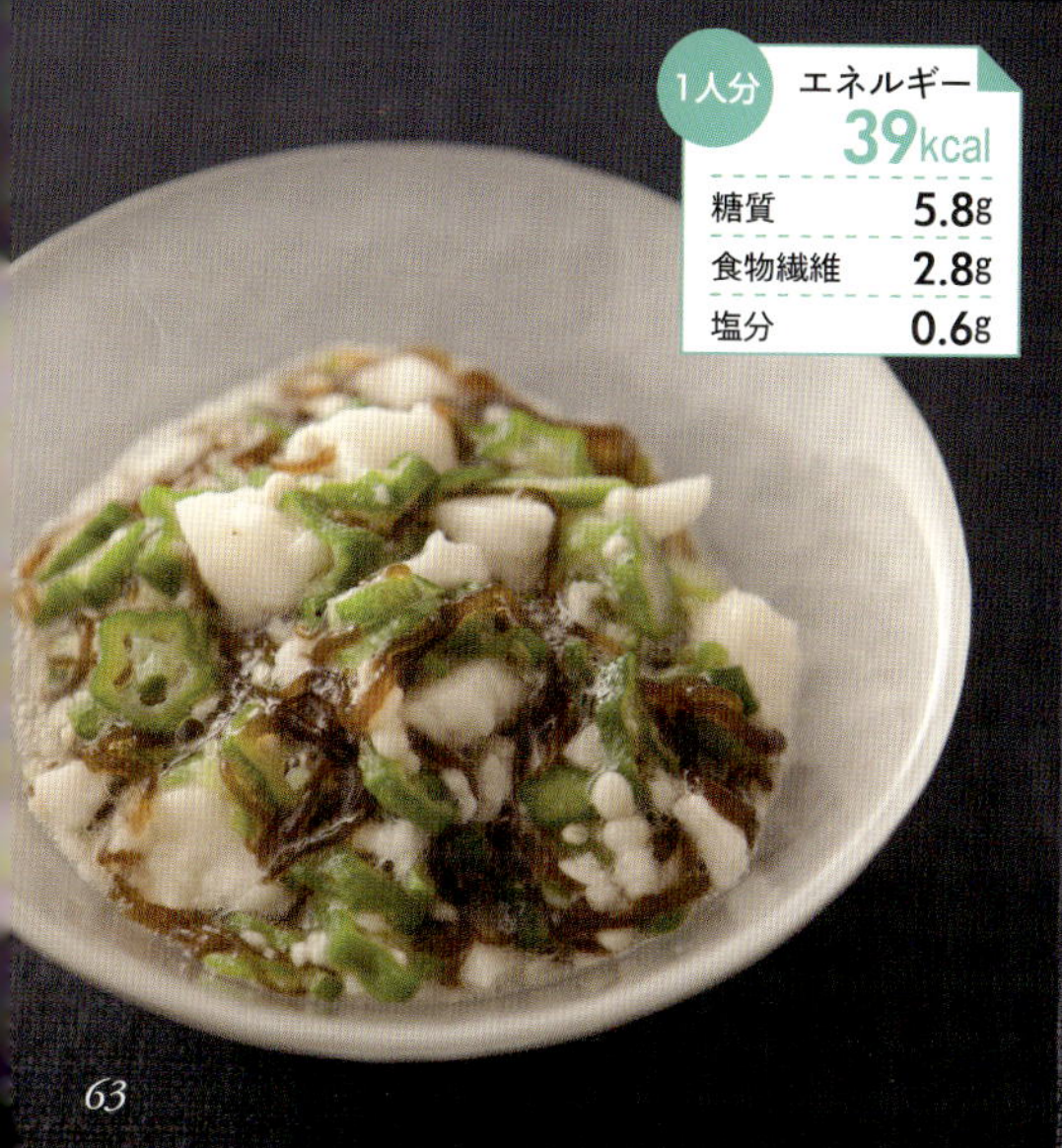

1人分	
エネルギー	39kcal
糖質	5.8g
食物繊維	2.8g
塩分	0.6g

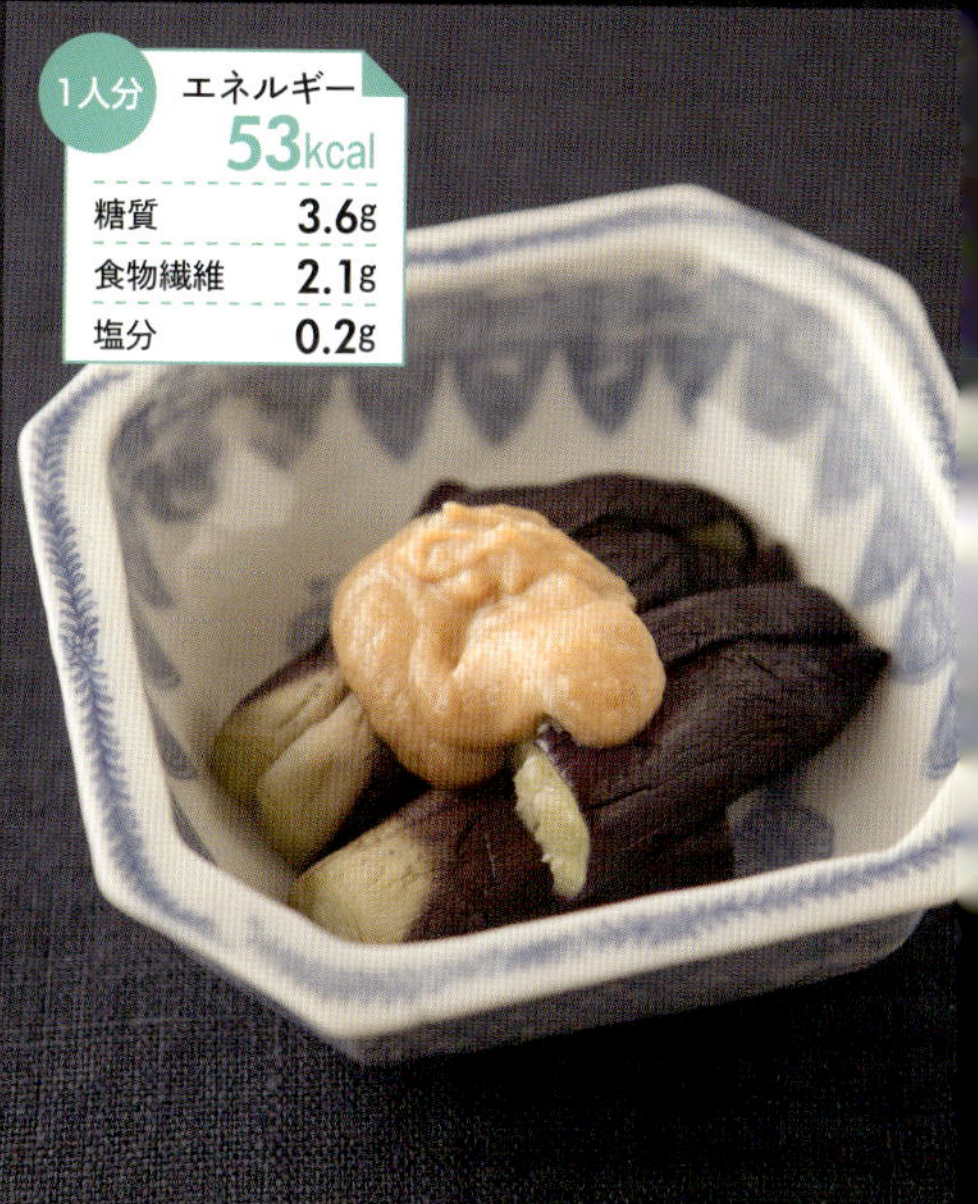

1人分	
エネルギー	53kcal
糖質	3.6g
食物繊維	2.1g
塩分	0.2g

「ゴーヤチャンプルー」献立

卵とゴーヤと玉ねぎで作った炒めものが主役。桜えびを加えてうまみをプラスすると、豚肉やスパムを入れなくても十分おいしい。おつまみ小鉢、すり流しみそ汁を添えて献立に。

ゴーヤチャンプルー

●材料／2人分

豆腐（木綿または絹ごし）	160g（½丁）
玉ねぎ	100g（½個）
ゴーヤ	100g（½本）
卵	1個
ごま油	大さじ½
桜えび	大さじ4
しょうゆ	小さじ1
塩	小さじ⅕
こしょう	少々
削り節	3g（1袋）

❶ 豆腐はペーパータオルで包んで10〜15分おき、水気をきる。玉ねぎは薄切りにする。
❷ ゴーヤは縦半分に切って種とワタを取り、薄切りにする。塩少々（分量外）をふって軽くもんでさっと洗い、耐熱容器に入れてラップをし、約30秒加熱する。
❸ 卵は割りほぐす。
❹ フライパンに半量のごま油を熱し、③を入れて手早く炒め、半熟状になったら、いったん取り出す。
❺ ④のフライパンに残りのごま油を加え、玉ねぎを炒め、しんなりしたら②のゴーヤ、①の豆腐を加えて炒め合わせる。桜えびを加え、しょうゆ、塩、こしょうで調味する。
❻ 卵を戻し入れ、削り節をふり入れ、炒め合わせる。

なめこ入りかぶのすり流しみそ汁

●材料／2人分

なめこ	100g（1袋）
かぶ	100g（大1個）
だし汁	1½カップ
みそ	大さじ1

❶ なめこはザルに入れてさっと洗う。かぶは皮ごとすりおろし、さっと水気をきる。
❷ 鍋にだし汁を入れて火にかけ、なめこを入れ、かぶのすりおろしを流し入れる。煮立ったらみそを溶き入れて火を止める。

この献立の 1人分データ

エネルギー	484kcal
糖質	58.7g
食物繊維	8.9g
塩分	3.0g

（発芽玄米入りご飯130gを含む）

発芽玄米入りご飯

（p.23参照） 130g

1人分

エネルギー	216kcal
糖質	46.2g
食物繊維	1.1g
塩分	0g

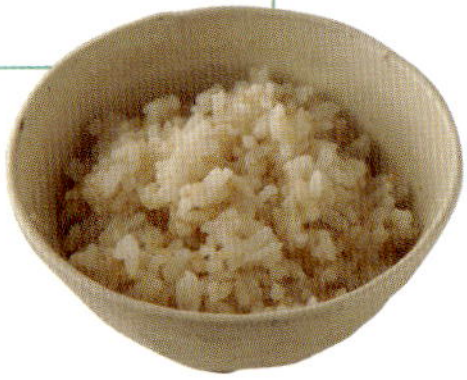

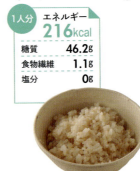

枝豆ときゅうりのあえもの

●材料／2人分

枝豆（冷凍。さやから出したもの）	60g
きゅうり	80g（1本）
長ねぎ	20g
しょうゆ	小さじ1
ラー油	少々

❶ 枝豆は薄皮を除く。きゅうりは小さめの乱切りにし、塩少々（分量外）をふって手でもみ、少しおく。
❷ 長ねぎをみじん切りにしてボウルに入れ、しょうゆ、ラー油を加えて混ぜ、①を加えてあえる。

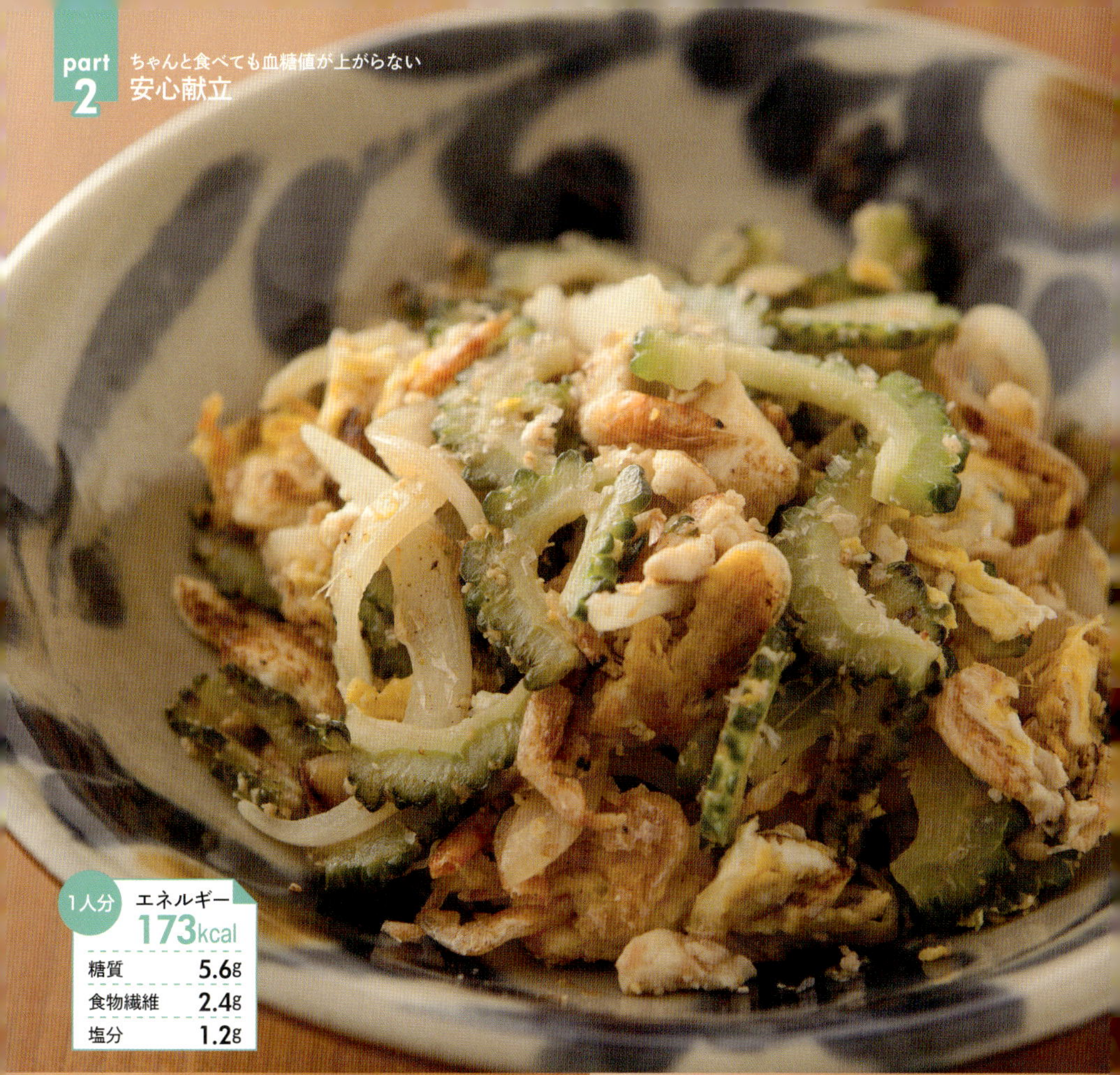

1人分	エネルギー 173kcal
糖質	5.6g
食物繊維	2.4g
塩分	1.2g

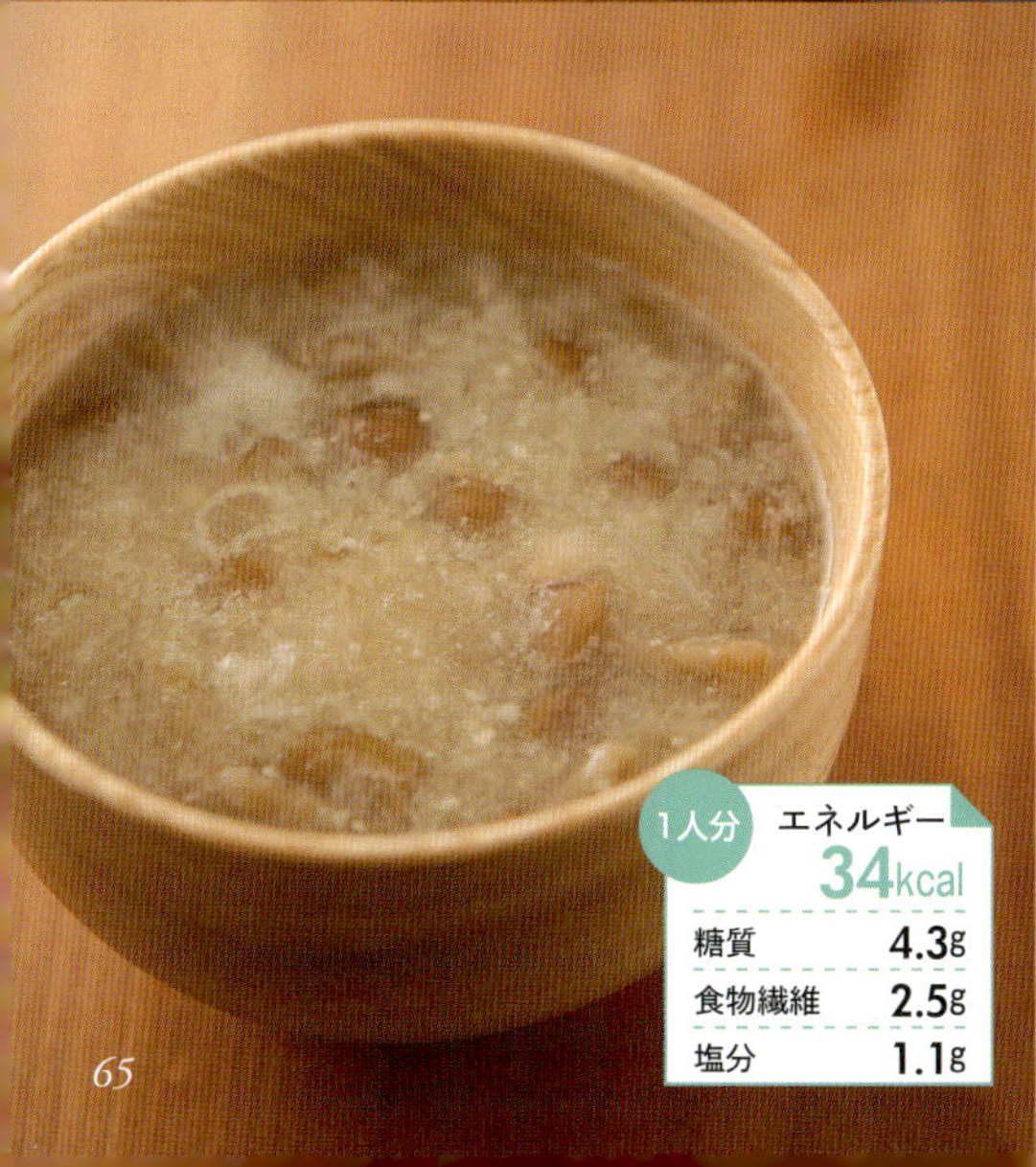

1人分	エネルギー 34kcal
糖質	4.3g
食物繊維	2.5g
塩分	1.1g

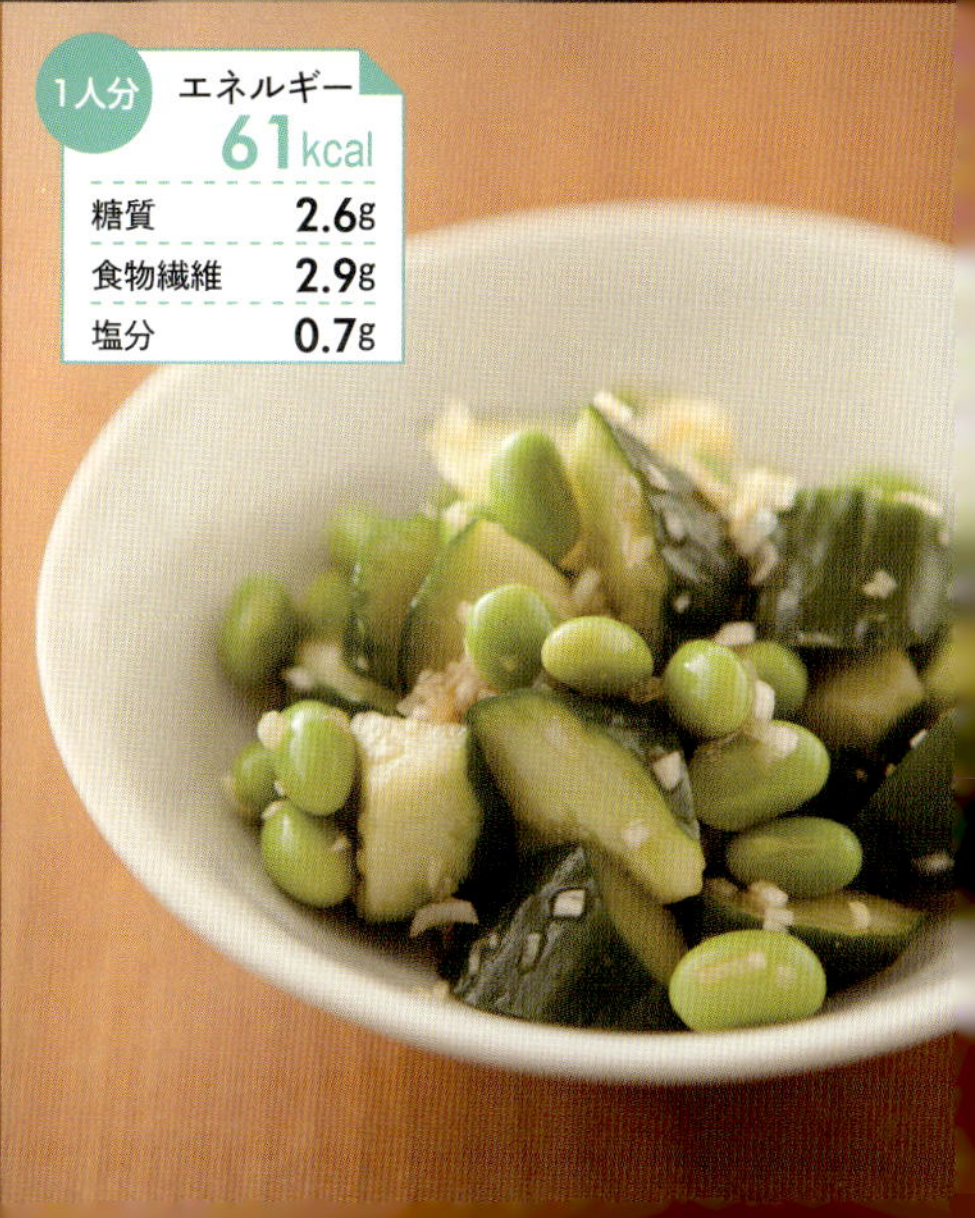

1人分	エネルギー 61kcal
糖質	2.6g
食物繊維	2.9g
塩分	0.7g

「ひじききゅうり納豆のせご飯」献立

「ひじききゅうり納豆」を作り、発芽玄米入りご飯にのせて食べる、朝食献立です。小松菜のあえもの、キャベツのみそ汁を添えれば、栄養的にも完璧。もちろん、昼食や夕食にしても。

この献立の1人分データ

エネルギー	462kcal
糖質	55.9g
食物繊維	8.6g
塩分	2.5g

ひじききゅうり納豆のせご飯

●材料／2人分

ひじき(乾燥) …… 4g
納豆 …… 100g(2パック)
きゅうり …… 60g(⅔本)
ポン酢じょうゆ …… 小さじ2
発芽玄米入りご飯(p.23) …… 260g

1. ひじきはたっぷりの水に浸して戻し、ザルに上げて水気をきる。
2. きゅうりは、5㎜角に切る。
3. ボウルに納豆を入れてよく混ぜ合わせ、①と②、ポン酢じょうゆを加えてさらによく混ぜ合わせる。
4. 器に発芽玄米入りご飯を盛り、③をかける。

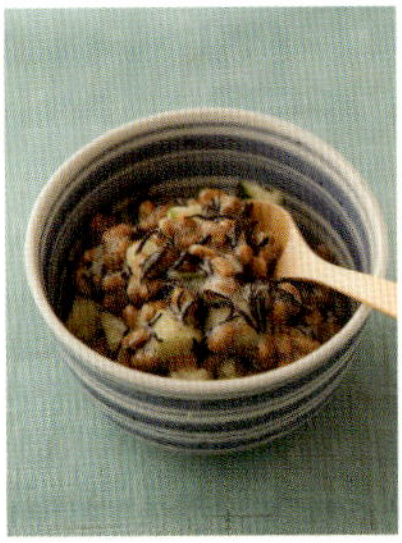

「ひじききゅうり納豆」は、ご飯にかけず、このまま食べてもおいしい。好みで。

キャベツと油揚げのみそ汁

●材料／2人分

キャベツ …… 80g(大1枚)
油揚げ …… 1枚
だし汁 …… 1½カップ
みそ …… 大さじ1

1. キャベツは一口大のざく切りにする。油揚げは熱湯にさっとくぐらせて湯通しし、一口大に切る。
2. 鍋にだし汁を入れて火にかけ、①を加えて煮る。キャベツがやわらかくなったら、みそを溶き入れて火を止める。

小松菜のクルミあえ

●材料／2人分

小松菜 …… 140g(½束)
クルミ …… 10g
しょうゆ …… 大さじ½
砂糖 …… 小さじ1

1. 小松菜はゆで、ザルに上げて水気をきり、3～4㎝長さに切って水気をギュッと絞る。
2. クルミは粗く刻む。
3. ボウルに②、しょうゆ、砂糖を入れて混ぜ合わせ、①を加えてあえる。

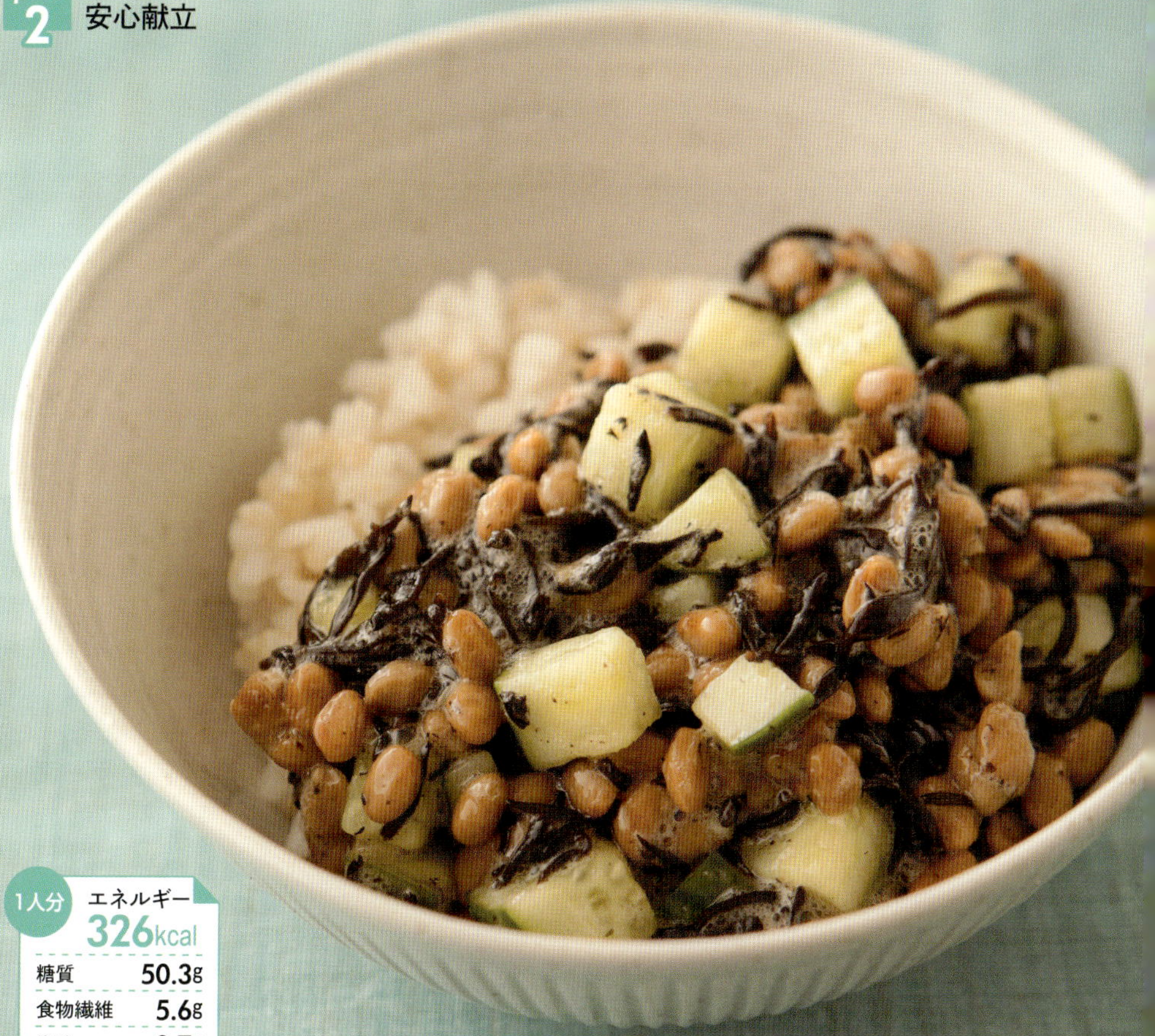

1人分 エネルギー 326kcal

糖質	50.3g
食物繊維	5.6g
塩分	0.7g

1人分 エネルギー 84kcal

糖質	3.1g
食物繊維	1.3g
塩分	1.1g

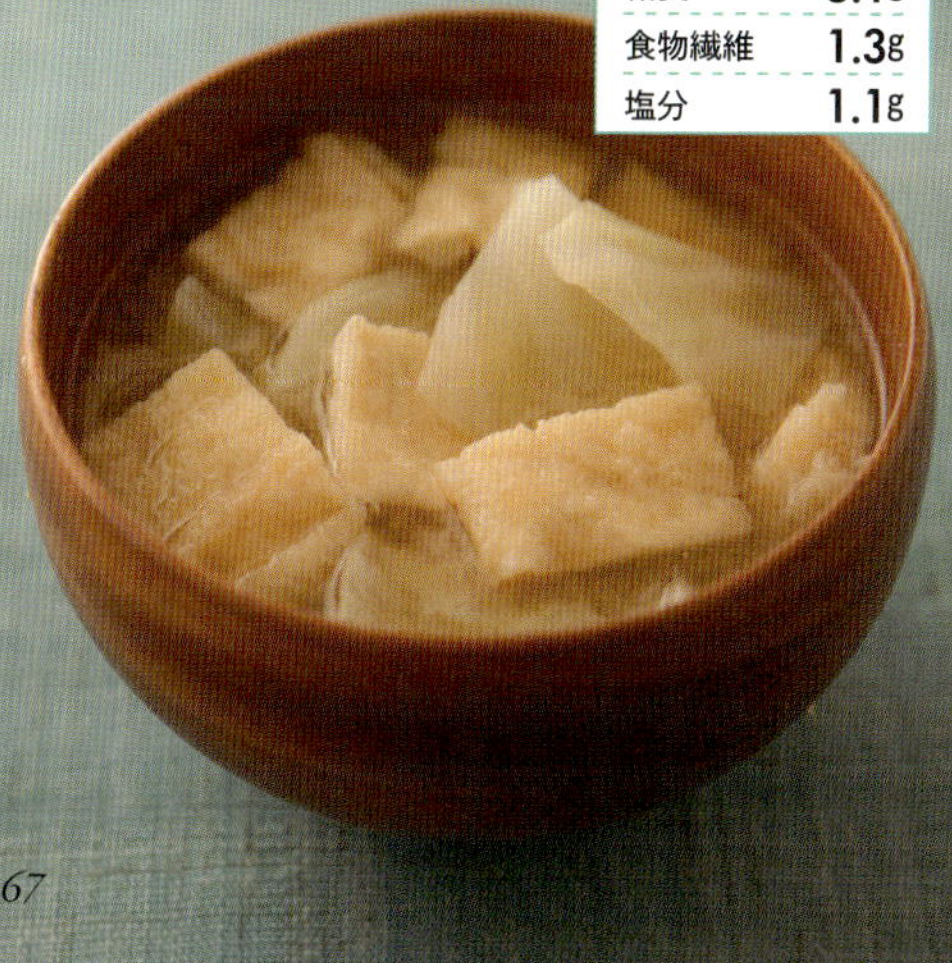

1人分 エネルギー 52kcal

糖質	2.5g
食物繊維	1.7g
塩分	0.7g

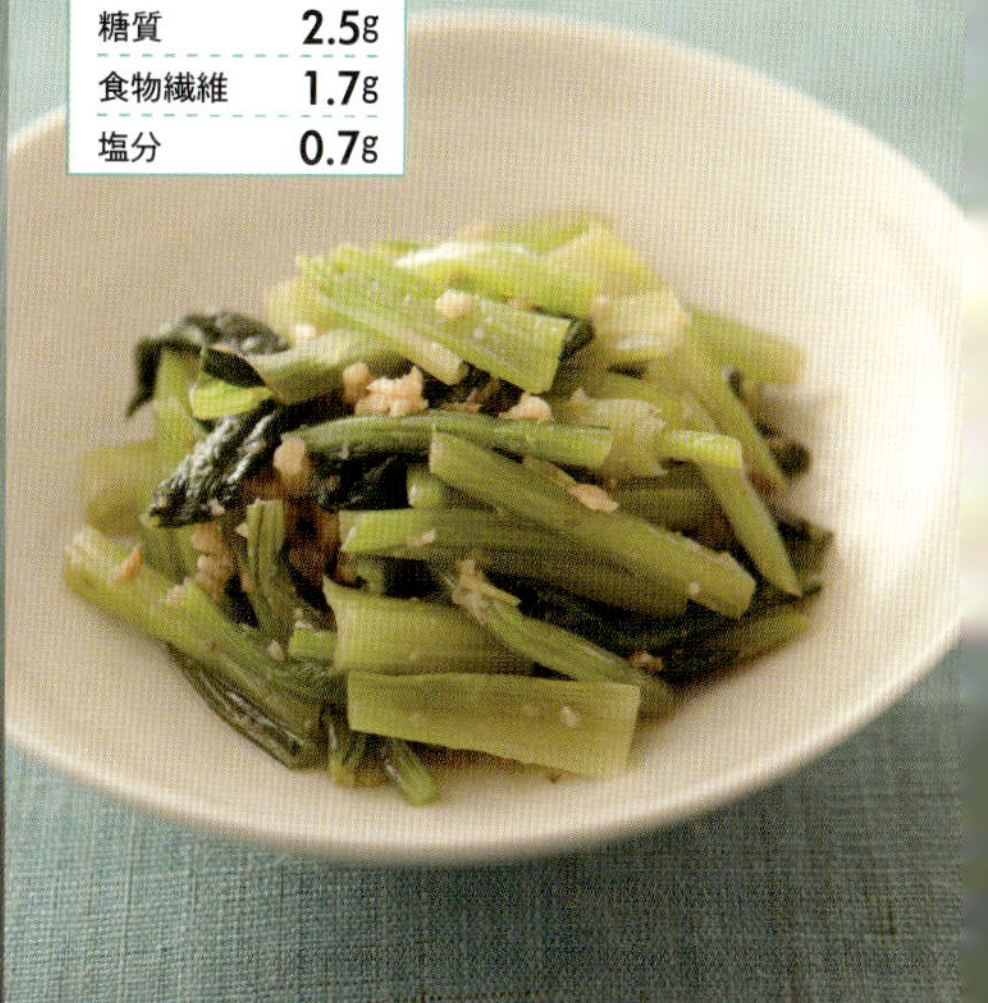

「巣ごもり卵」献立

卵と野菜を組み合わせた、朝食向きの献立です。
キャベツはレンジ加熱するとカサが減って
たくさん食べられるのが魅力。簡単に作れる
野菜のチーズスープ、フルーツヨーグルトとセットにします。

巣ごもり卵

●材料／2人分

卵 …… 2個
キャベツ …… 200g（4枚）
コーン（冷凍または缶詰） …… 60g
サラダ油 …… 大さじ½
塩 …… 小さじ⅕
こしょう …… 少々

1. キャベツはせん切りにする。
2. フライパンにサラダ油を熱してキャベツ、コーンを炒め、キャベツがしんなりしたら塩、こしょうをふる。
3. 1人分ずつ作る。耐熱容器に②の半量を入れ、中央にくぼみをつけて卵を割り落とし、卵黄に竹串を数ヶ所刺して穴をあける。ラップをし、電子レンジで約1分加熱する。もう一つも同様に作る。

この献立の1人分データ

エネルギー	466kcal
糖質	50.2g
食物繊維	8.6g
塩分	2.4g

（ライ麦入り食パン1枚を含む）

ライ麦入り食パン

…… 60g（6枚切り1枚）

1人分

エネルギー	158kcal
糖質	29.6g
食物繊維	2.1g
塩分	0.7g

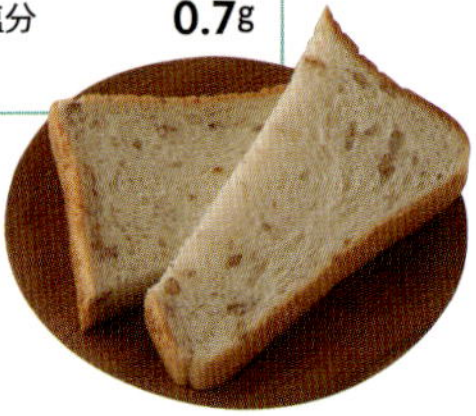

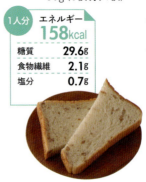

フルーツヨーグルト

●材料／2人分

キウイフルーツ …… 100g（1個）
プレーンヨーグルト …… 160g

1. キウイフルーツは皮をむき、1㎝厚さに切る。
2. 器にヨーグルトと①を盛る。

ブロッコリーのチーズスープ

●材料／2人分

ブロッコリー …… 100g（小½個）
ミニトマト …… 60g（小6個）
顆粒スープの素 …… 小さじ1
こしょう …… 少々
ピザ用チーズ …… 20g

1. ブロッコリーは小房に分け、耐熱容器に入れてラップをし、電子レンジで約1分加熱する。ミニトマトはヘタを取る。
2. 鍋に水1½カップ、ミニトマト、顆粒スープの素を入れて火にかけ、煮立ったら、ブロッコリーを加え、こしょうをふる。
3. ピザ用チーズを加え、溶けてきたら火を止める。

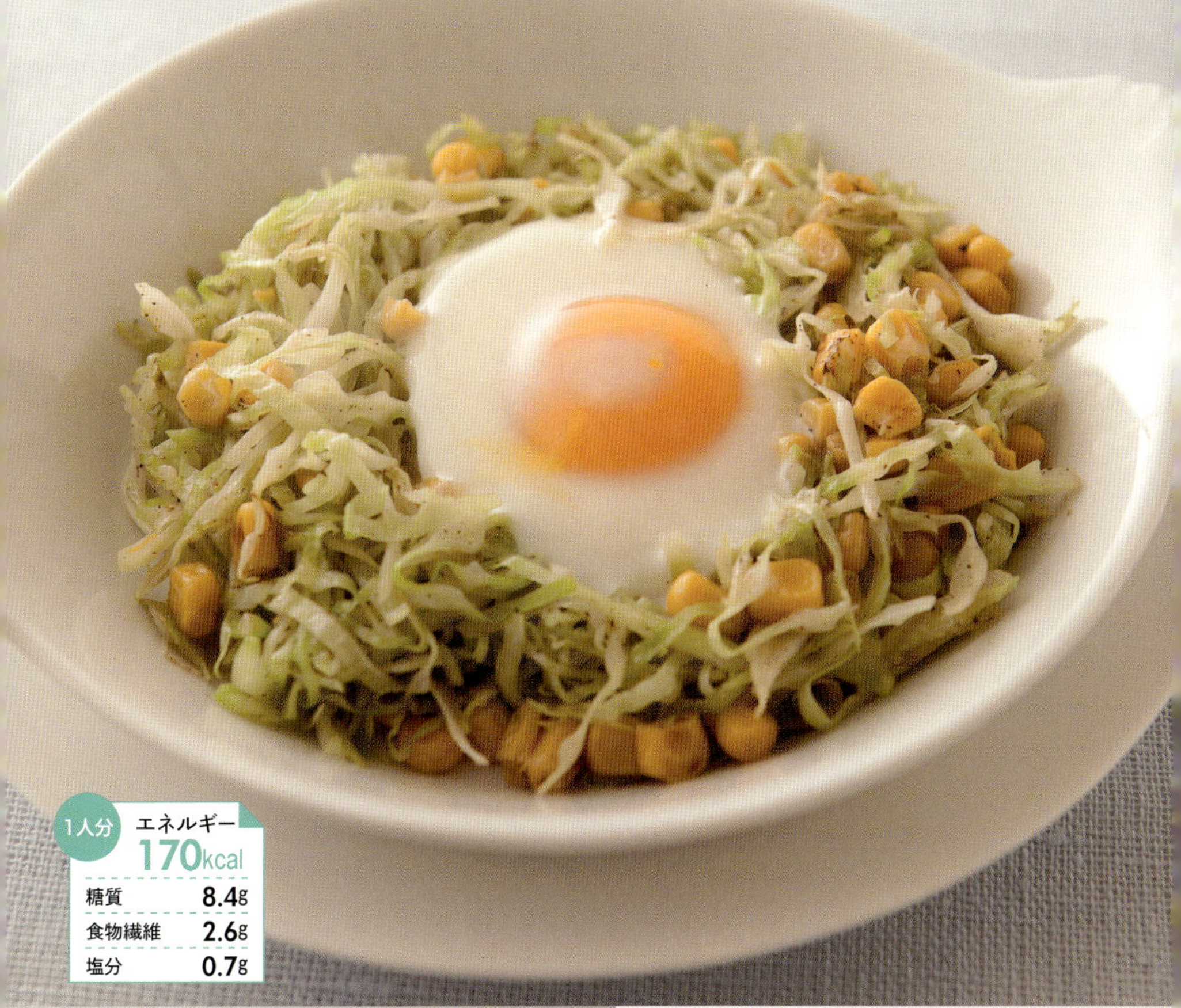

1人分	エネルギー 170kcal
糖質	8.4g
食物繊維	2.6g
塩分	0.7g

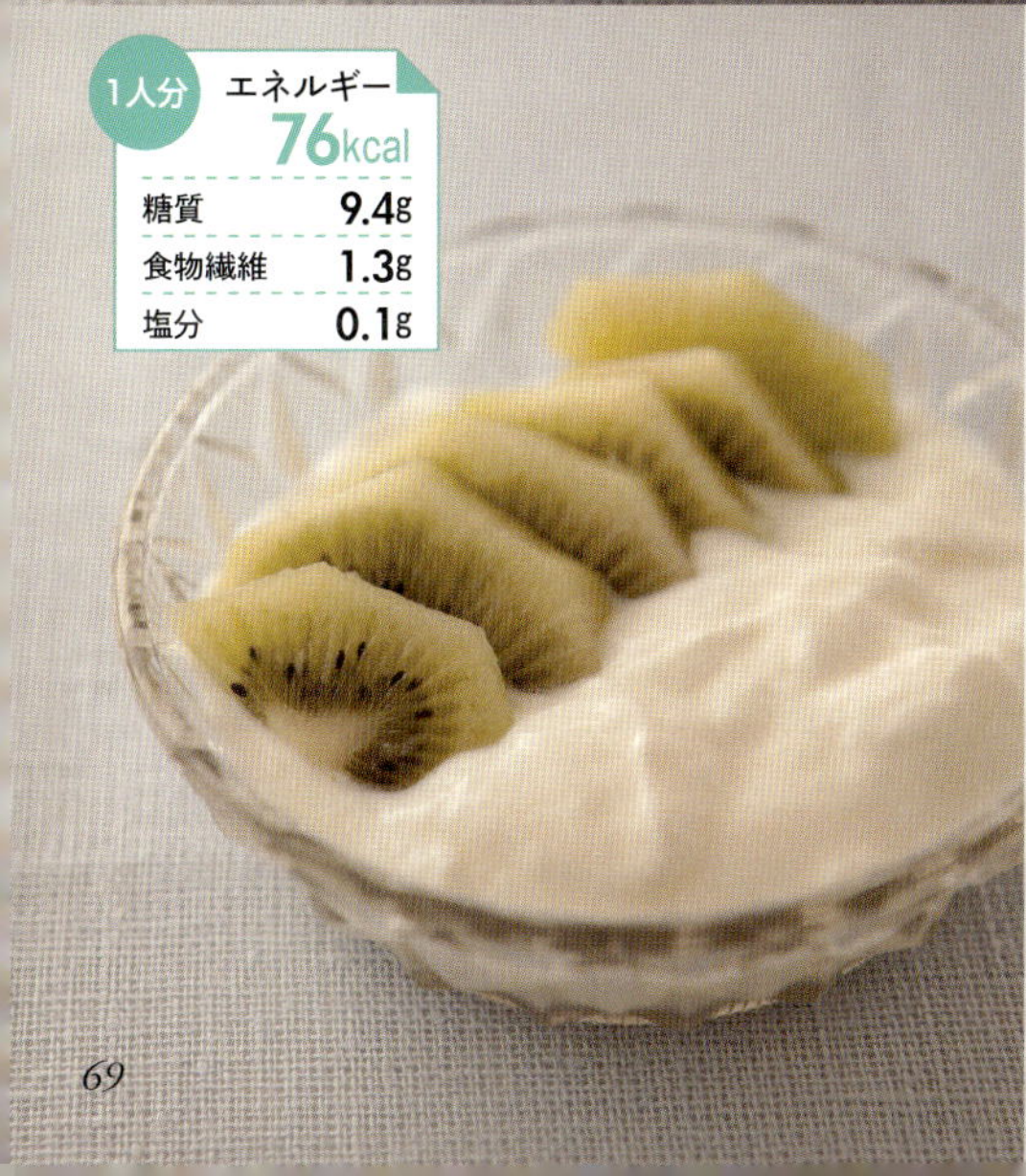

1人分	エネルギー 76kcal
糖質	9.4g
食物繊維	1.3g
塩分	0.1g

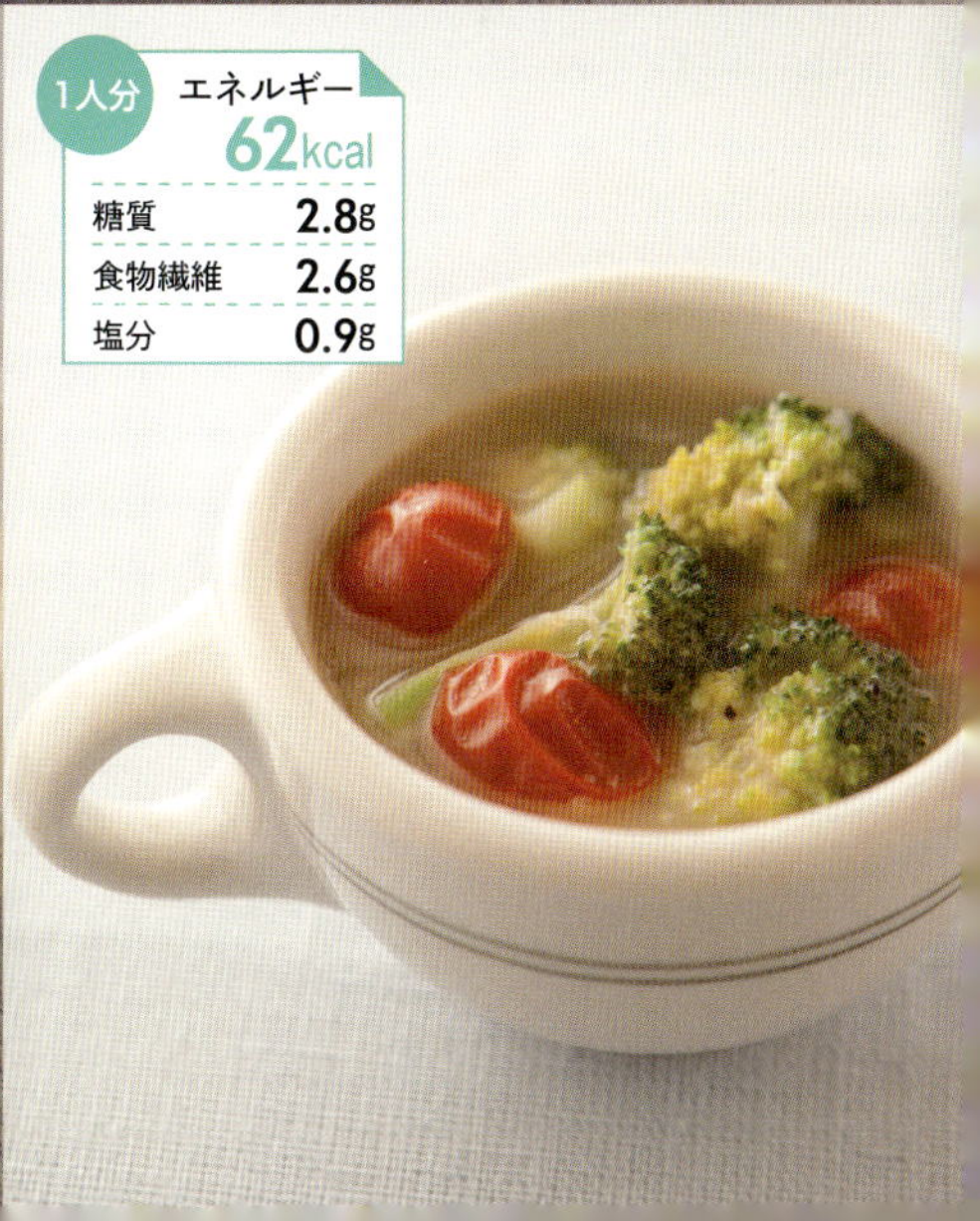

1人分	エネルギー 62kcal
糖質	2.8g
食物繊維	2.6g
塩分	0.9g

お酒は飲んじゃいけないの？

適量のお酒は健康増進作用も

最近は、糖質を含まない焼酎やウイスキー、糖質フリーをうたったビールを飲む人が増えています。たしかに、飲むなら糖質ゼロのアルコール飲料が安心と思われるでしょう。ただし、注意したいのは、糖質量よりもアルコールそのものの作用やアルコール代謝による血糖値への影響です。いかに糖質が少ないお酒でも、飲みすぎると高血糖を招き、糖尿病発症のリスクを高めてしまいます。甘いお酒はもちろん、アルコール度数の高いお酒は避けましょう。また、お酒には食欲増進効果があるので、ついつい食べすぎてしまうことも要注意です。

一方で、適量のアルコールにはブドウ糖のインスリン分泌刺激作用を高める働きがあり、血糖値を下げ、インスリンの効きをよくするともいわれます。脳梗塞や心筋梗塞の原因になる血栓を溶かす作用も知られています。

お酒の適量は人によって異なりますが、厚生労働省がすすめる「健康日本21」では、節度ある適度な飲酒量は、純アルコールで１日約20g程度（下図参照）としています。女性や高齢者、アルコールに弱い人は、もう少し控えめが推奨されています。

ただし、「とりあえずビール」はＮＧ。お酒の前に野菜や海藻などのおかずを口に入れてから、食事と一緒にゆっくり適量を楽しむようにしましょう。

純アルコール20gのお酒の目安量

酒の種類（アルコール度数）	目 安	酒の量
ビール・缶チューハイ（5%）	ロング缶1本	500mℓ
日本酒（15%）	1合	180mℓ
焼酎（25%）	0.6合	約110mℓ
ウイスキー（43%）	ダブル1杯	60mℓ
ワイン（12%）	グラス2杯	約210mℓ

part

3

いつもの料理もこれでOK、
カサ増しアイディア

バランス
一皿ごはん

ヘルシー親子丼

鶏肉は低カロリーなのですすんで食べたい素材のひとつ。特に胸肉は、皮を除けば低脂肪。

ここでは卵でとじて、おなじみの親子丼を作ります。

野菜は、玉ねぎのほかにパプリカをプラス。

糸こんにゃくやわかめも入れて、ボリューム満点に仕上げます。

●材料／1人分

鶏胸肉（皮なし）……40g
おろししょうが……少々
玉ねぎ……50g（¼個）
パプリカ（赤）……50g（⅓個）
糸こんにゃく……70g（⅓袋）
カットわかめ（乾燥）……5g
だし汁……½カップ強
みりん……大さじ½
しょうゆ……小さじ2
溶き卵……1個分
発芽玄米入りご飯（p.23参照）……130g

❶ 鶏肉は一口大のそぎ切りにし、おろししょうがをまぶす。
❷ 玉ねぎは薄切りにし、パプリカは細切りにする。糸こんにゃくは湯通しして食べやすい長さに切る。わかめは水に浸して戻し、水気を絞る。
❸ 鍋にだし汁、みりん、しょうゆ、玉ねぎ、パプリカを入れて火にかけ、煮立ったら糸こんにゃく、わかめを加える（写真a）。再び煮立ったら①の鶏肉を加えて煮る（写真b）。
❹ 鶏肉に火が通ったら、溶き卵を回し入れ（写真c）、弱火にしてふたをし、卵が半熟になるまで少し煮て火を止める。
❺ 器に発芽玄米入りご飯を盛り、④をのせる。

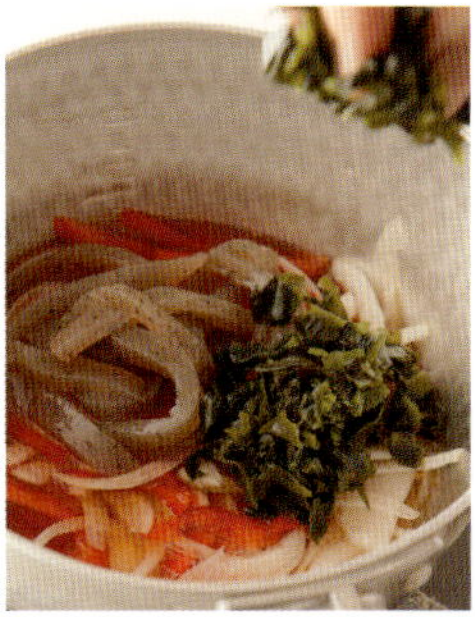

a 玉ねぎとパプリカを一煮したら、糸こんにゃくとわかめを加える。いつもの親子丼の具にヘルシー食材をプラス。

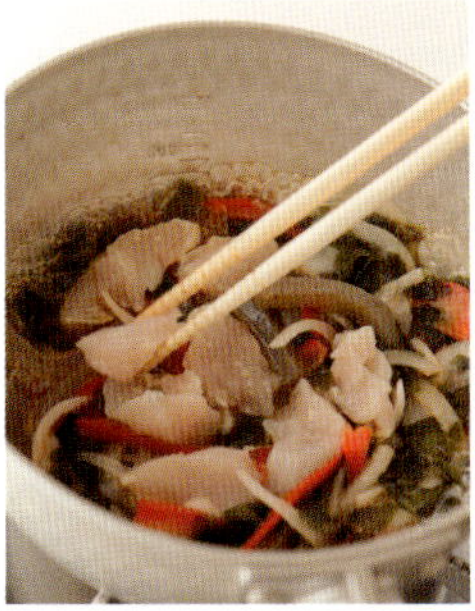

b 野菜や糸こんにゃくが煮えたら、鶏肉を加えて煮る。鶏肉はおろししょうがで下味をつけておくとよい。

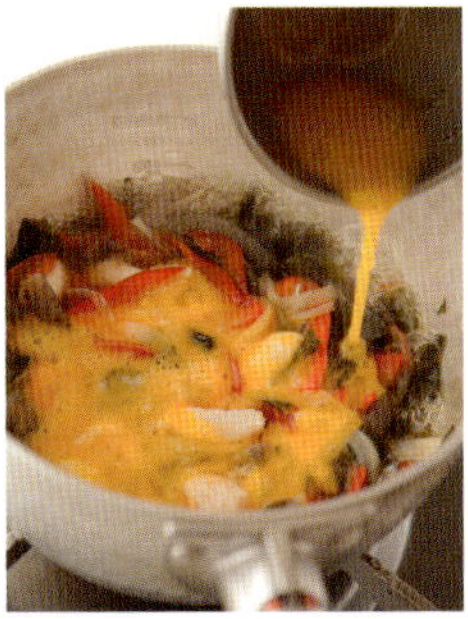

c 溶き卵を回し入れ、ふたをして弱火で少し煮る。半熟になったら火を止めて、火の通りすぎを防ぐ。

1人分

エネルギー	409kcal
糖質	58.2g
食物繊維	6.0g
塩分	2.1g

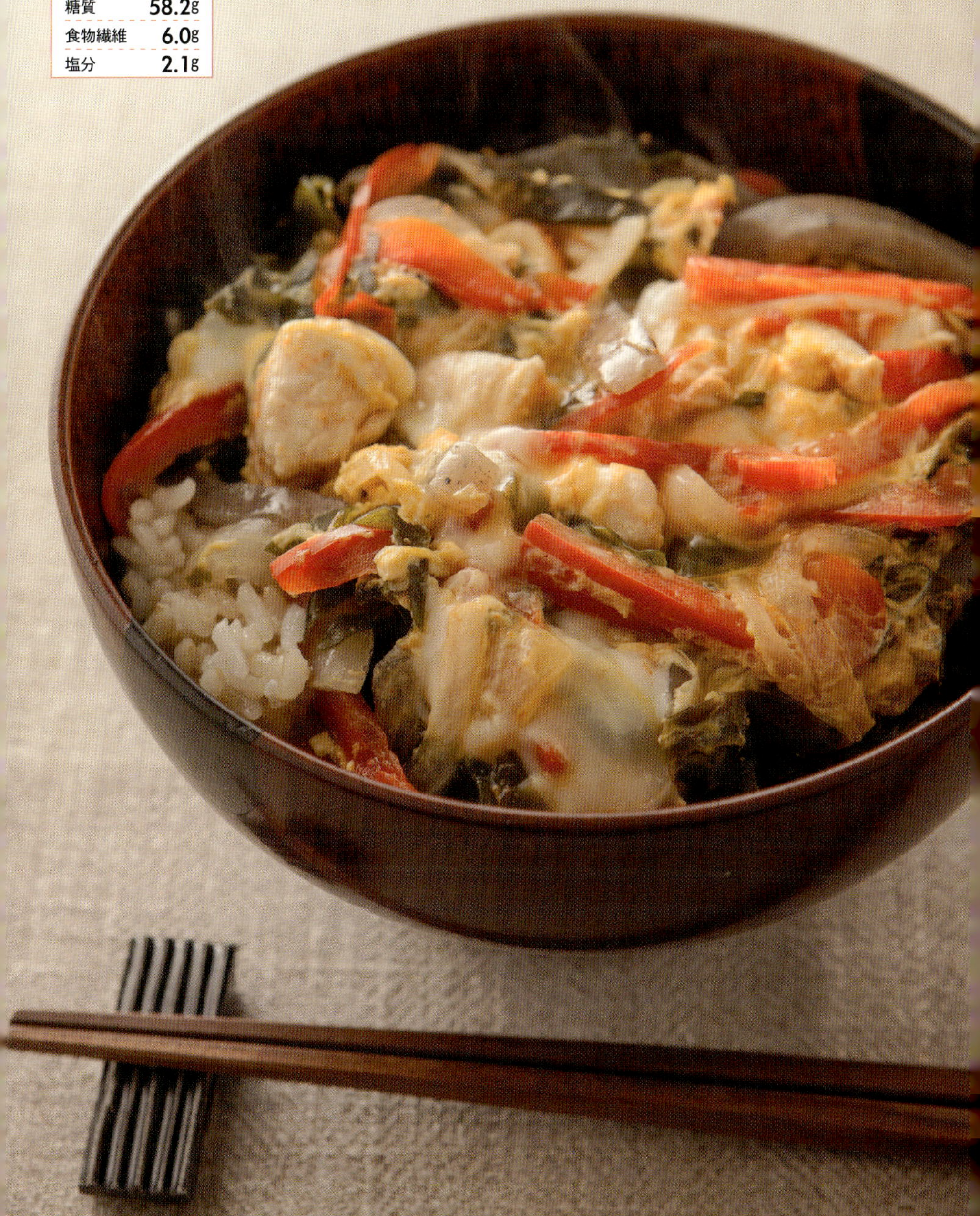

野菜ビビンバ

牛肉の甘辛煮にしいたけを加えてカサ増しし、
もやし、にんじん、アスパラガスの
ナムルもたっぷりと。
牛肉はたったの50gしか使っていないのに
うまみたっぷりで、発芽玄米入りご飯に
よく合います。いつものビビンバ同様、
ご飯と具をよく混ぜ合わせていただきます。

●材料／1人分

牛もも薄切り肉……50g
しいたけ…50g（大2個）
コチュジャン……大さじ½
みりん……小さじ1
おろししょうが……少々
大豆もやし……50g
にんじん……30g（⅙本）
アスパラガス
……30g（太1本）

ナムルだれ
- 白すりごま……大さじ½
- しょうゆ……大さじ½
- ごま油……小さじ½
- おろしにんにく……少々

発芽玄米入りご飯
（p.23参照）……130g
焼きのりのせん切り…適量

① 牛肉は一口大に切り、しいたけは石づきを取って薄切りにする。
② 鍋にコチュジャン、みりん、おろししょうが、水¼カップを入れて火にかけ、煮立ってきたら、牛肉を入れて混ぜながら煮る。肉の色が変わったらしいたけを加え（写真a）、汁気がなくなるまで混ぜる（写真b）。
③ 大豆もやしは耐熱容器に入れてラップをし、電子レンジで約20秒加熱する。
④ にんじんは3～4㎝長さの棒状に切り、耐熱容器に入れてラップをし、電子レンジで30～40秒加熱する。
⑤ アスパラガスは根元に近い部分の皮をピーラーでむき、ラップをして電子レンジで約20秒加熱し、3～4等分に切る。
⑥ ナムルだれの材料を混ぜ合わせ、③、④、⑤に等分にかけ（写真c）、あえる。
⑦ 器に発芽玄米入りご飯を入れて⑥を盛り、上に②をのせ、のりをふる。

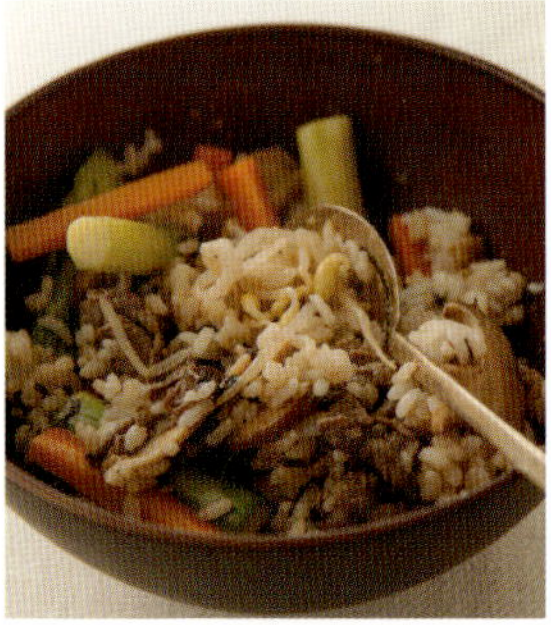

ご飯と具をよく混ぜ合わせて食べるのがおいしい。本場韓国式。

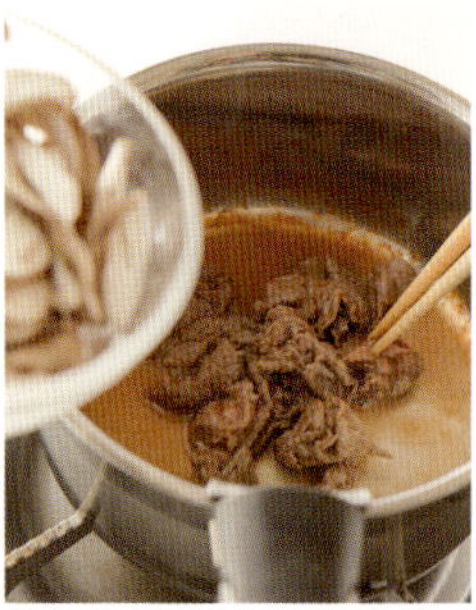

a 牛肉はコチュジャン、みりん、おろししょうが、水で煮て、そのあと、しいたけを加える。牛肉のうまみがしいたけにも移る。

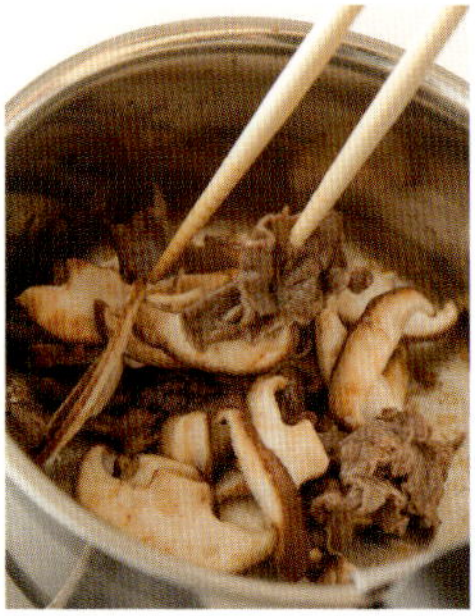

b 調味料をからめるようにしながら、しいたけがやわらかくなるまで混ぜていく。焦げないように注意。

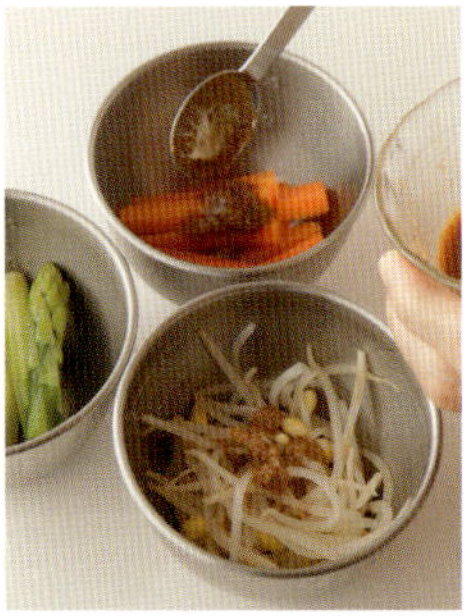

c 大豆もやし、にんじん、アスパラガスは、それぞれナムルだれを加えてあえる。ご飯の上に盛りつけるときも別々に。

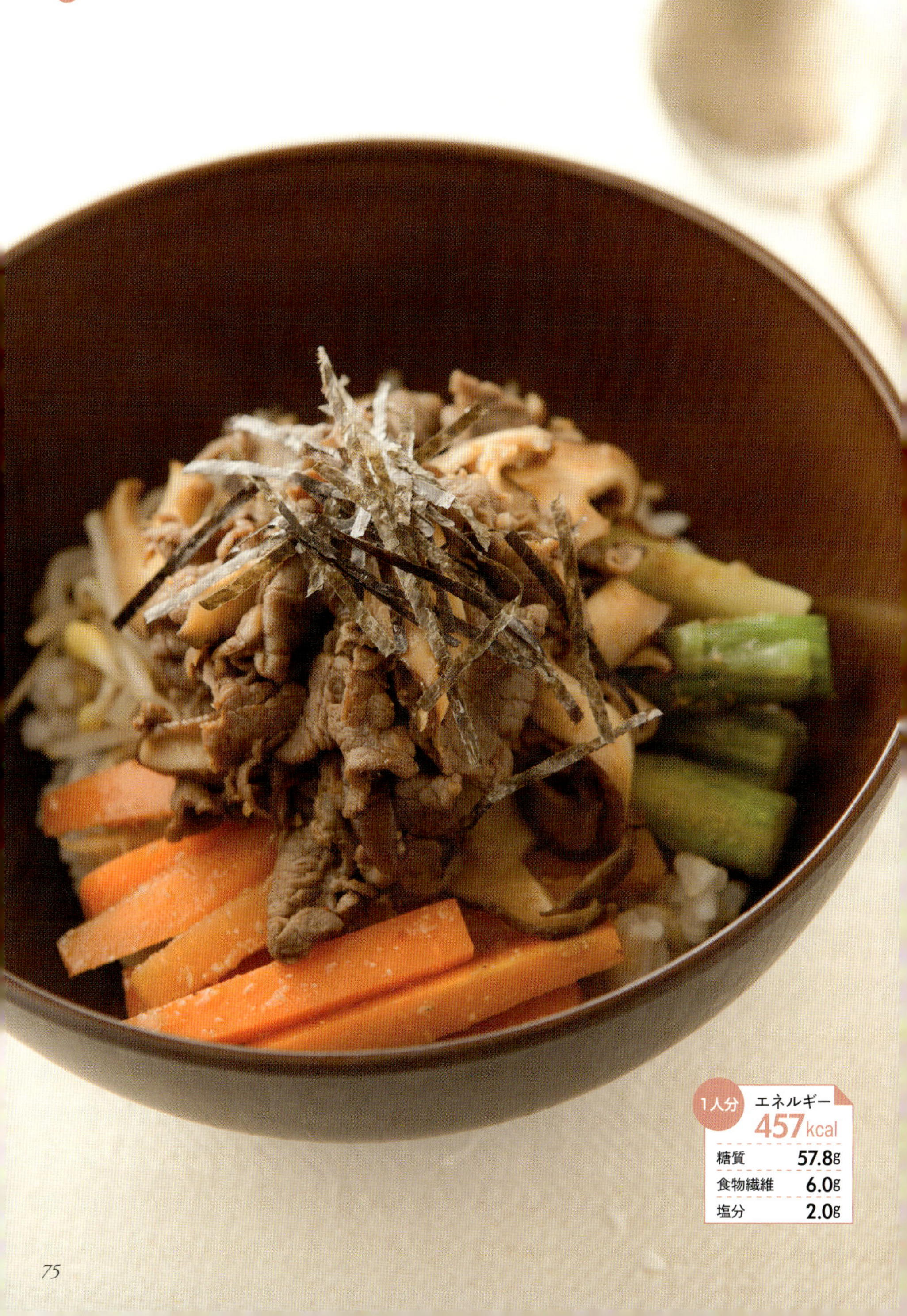

1人分

エネルギー **457kcal**

糖質	57.8g
食物繊維	6.0g
塩分	2.0g

キーマカレー・焼き野菜添え

赤身のひき肉と豆を使った、
長時間煮込まないカレーです。
ここでは数種類のスパイスを使っていますが、
なければカレー粉だけでも構いません。
焼き野菜をトッピングして
食べるのもポイント。
無理なく野菜が食べられるメニューです。

●材料／1人分

キーマカレー（2回分）
- 合いびき肉（赤身）…… 100g
- 玉ねぎ………… 100g（½個）
- しょうが………………………… 少々
- レッドキドニービーンズ（缶詰またはパウチ）… 50g
- オリーブオイル……… 大さじ½
- 小麦粉…………………… 小さじ2
- カレー粉…………… 小さじ1弱
- スパイス
  - クミンパウダー………… 少々
  - ガラムマサラ…………… 少々
  - オールスパイス……… 少々
- トマトピューレ………… 大さじ4
- 顆粒スープの素…… 小さじ1
- 塩………………………… 小さじ⅖
- こしょう………………………… 少々

パプリカ（赤）…… 30g（¼個）
パプリカ（黄）…… 30g（¼個）
アスパラガス…………………… 30g（太1本）
オリーブオイル……… 大さじ½
おろしにんにく……………… 少々
塩、こしょう………………… 各少々
発芽玄米入りご飯（p.23参照）…………… 130g

❶ キーマカレーを作る。玉ねぎ、しょうがはみじん切りにする。

❷ 鍋にオリーブオイルを熱してしょうがを炒め、香りが出たら玉ねぎを入れてさらに炒め、玉ねぎが透き通ってきたら、ひき肉を加えて炒め合わせる。小麦粉、カレー粉、スパイスを加え、なじませようにしてさらに炒める。

❸ トマトピューレ、顆粒スープの素、水1カップを加え、鍋底をこそげるようにしてよく混ぜ合わせ、レッドキドニービーンズを入れる（写真a）。ときどき混ぜながら、とろみがついてくるまで弱火で煮る。塩、こしょうで味を調える（写真b）。

❹ パプリカは縦に細く切る。アスパラガスは根元に近い部分の皮をピーラーでむき、半分に切る。

❺ ④の野菜にオリーブオイルとおろしにんにくをからめて塩、こしょうをふり、アルミホイルを敷いた天板に並べる（写真c）。オーブントースターで5～6分焼く。

❻ 器に発芽玄米入りご飯を盛り、③のカレーの半量をかけ、⑤の野菜をのせる。

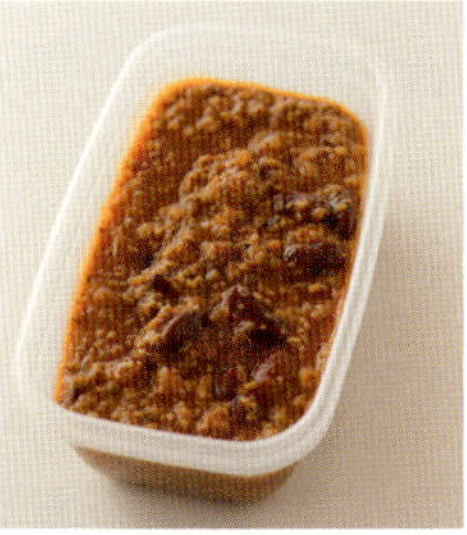

2回分をまとめて作り、保存容器に入れて冷蔵庫へ。冷蔵庫で2～3日、冷凍庫で2～3週間もつ。

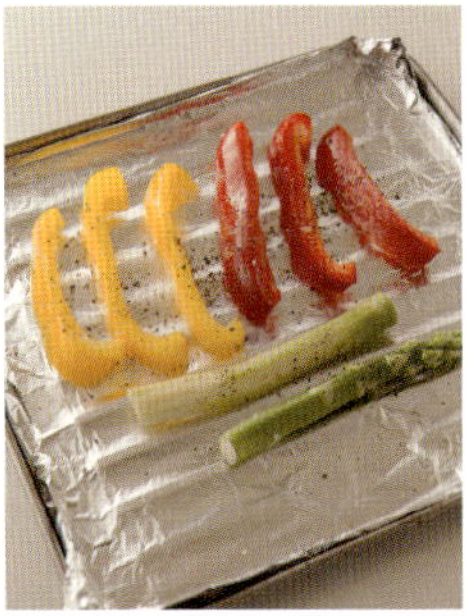

c 野菜は、オリーブオイルとおろしにんにくをからめ、塩、こしょうをふり、オーブントースターで焼く。

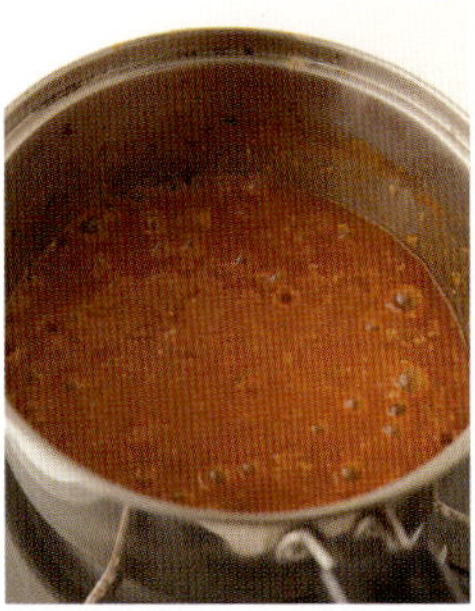

b とろみがついてクツクツとしてくるまで煮る。これでキーマカレーのでき上がり。

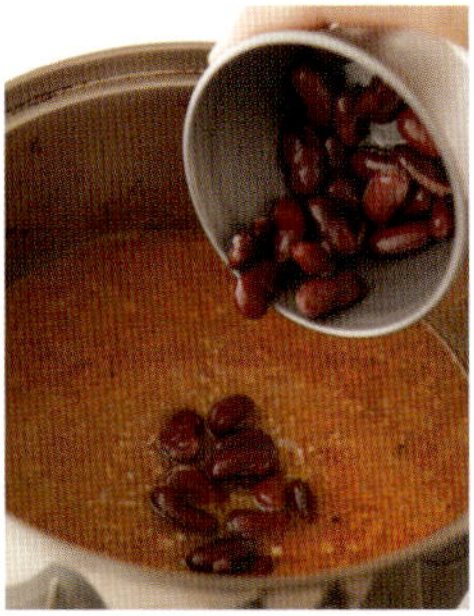

a ひき肉とスパイスを炒め、トマトピューレ、顆粒スープの素、水1カップを入れたら、レッドキドニービーンズを加えて煮る。

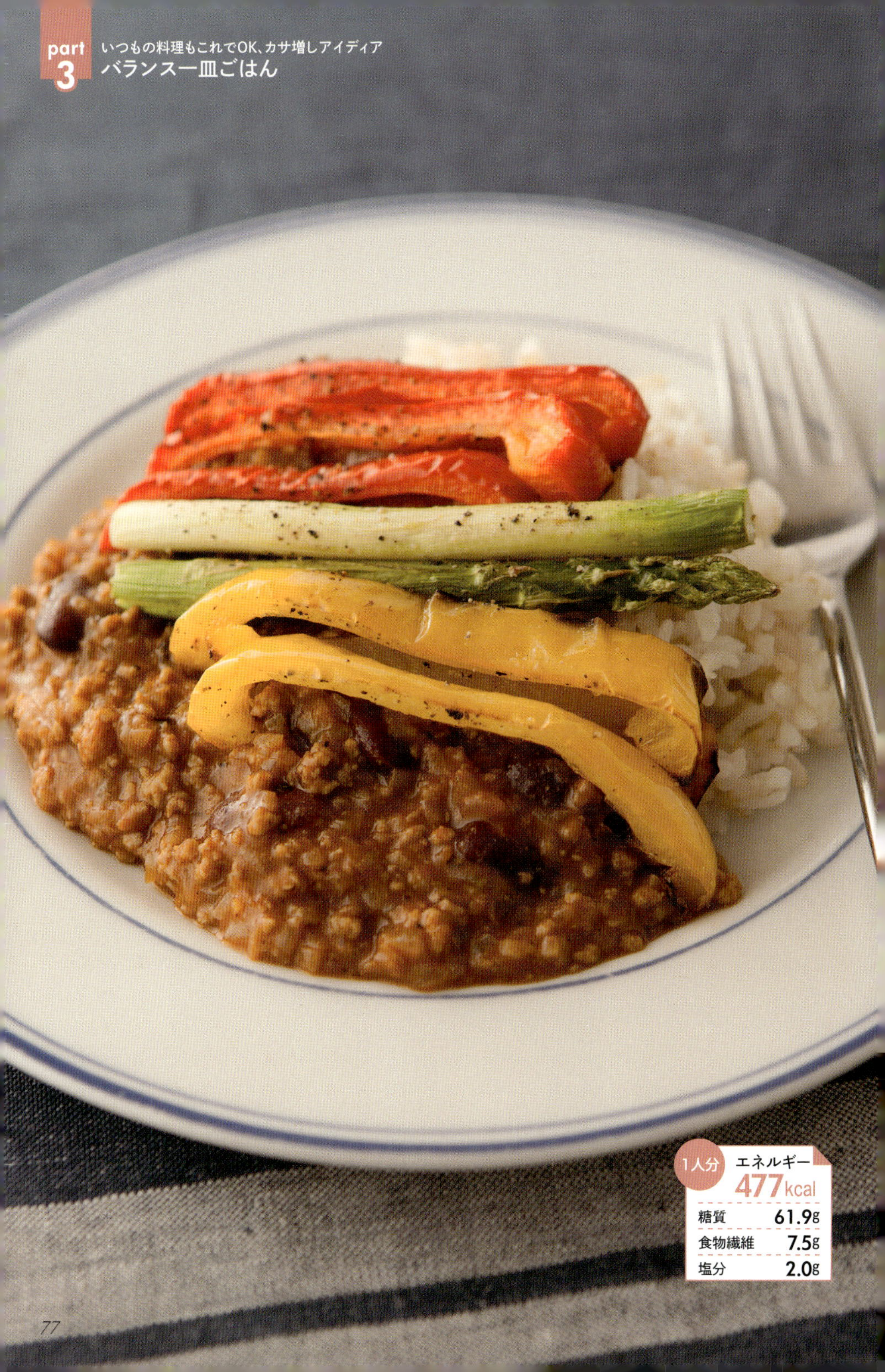

1人分	エネルギー 477kcal
糖質	61.9g
食物繊維	7.5g
塩分	2.0g

鮭とレタスのチャーハン

鮭、ひじき、桜えび、それからちぎったレタスをたっぷりと
入れるのがポイント。レタスは火が通るとカサが減るので、
これでもか、というくらい入れても大丈夫。
長ねぎとしょうがを香りが出るまでよく炒めるのが
おいしさの秘密。発芽玄米入りご飯のおいしい食べ方です。

●材料／1人分

甘塩鮭	50g
ひじき（乾燥）	5g
長ねぎ	30g（⅓本）
しょうが	少々
レタス	150g（大2～3枚）
桜えび	大さじ2
サラダ油	大さじ½
塩	小さじ⅙
こしょう	少々
発芽玄米入りご飯（p.23参照）	130g

1. 鮭は魚焼きグリルなどで焼いてほぐす。ひじきはたっぷりの水に浸して戻し、水気を絞る。長ねぎは斜め薄切りにし、しょうがはせん切りにする。レタスは大きめに手でちぎる（写真a）。
2. フライパンにサラダ油を熱してしょうがを炒め、香りが出たら、長ねぎを加えてさらに炒めて香りを出す。
3. ②に鮭、ひじきを加えてさらに炒め、発芽玄米入りご飯を加えて炒め合わせる（写真b）。
4. レタスを加え（写真c）、レタスがしんなりするまで炒める。
5. 桜えびを加えて混ぜ、塩、こしょうで味を調える。

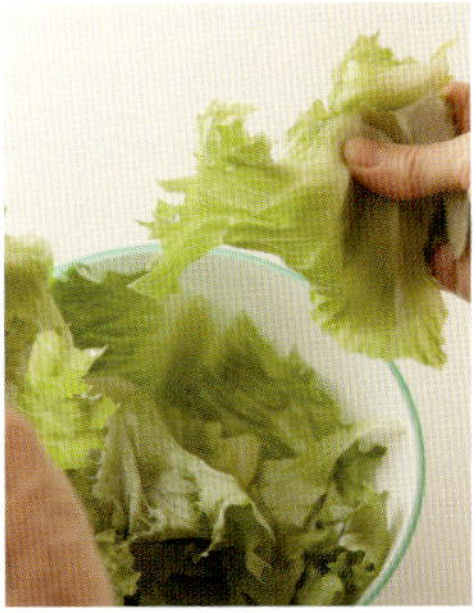

a レタスは大きめに手でちぎる。炒めるとカサが減るので、ざっくりとちぎるとよい。

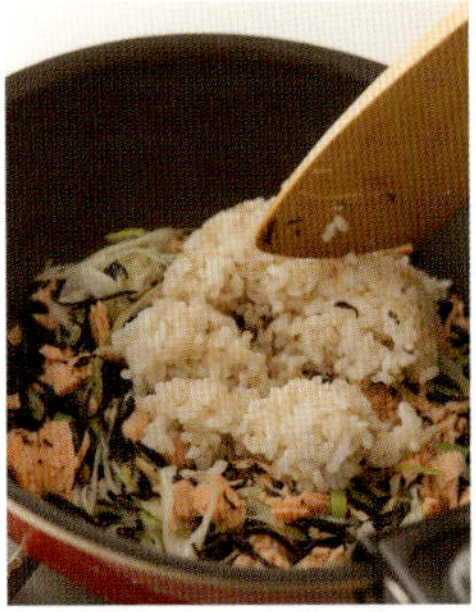

b 具を炒めたら発芽米入りご飯を加え、ほぐすように炒める。ご飯は温かいものを使った方が具となじむ。

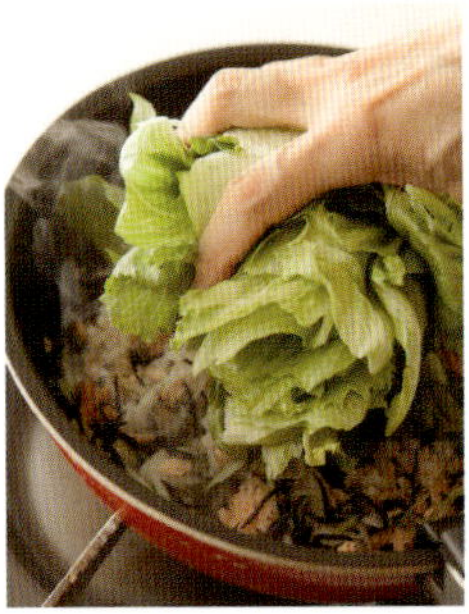

c 発芽玄米入りご飯を加えて炒め合わせたら、レタスを加える。一度に入らなかったら、2回に分けて加えても。

1人分	
エネルギー	427kcal
糖質	51.1g
食物繊維	5.8g
塩分	2.0g

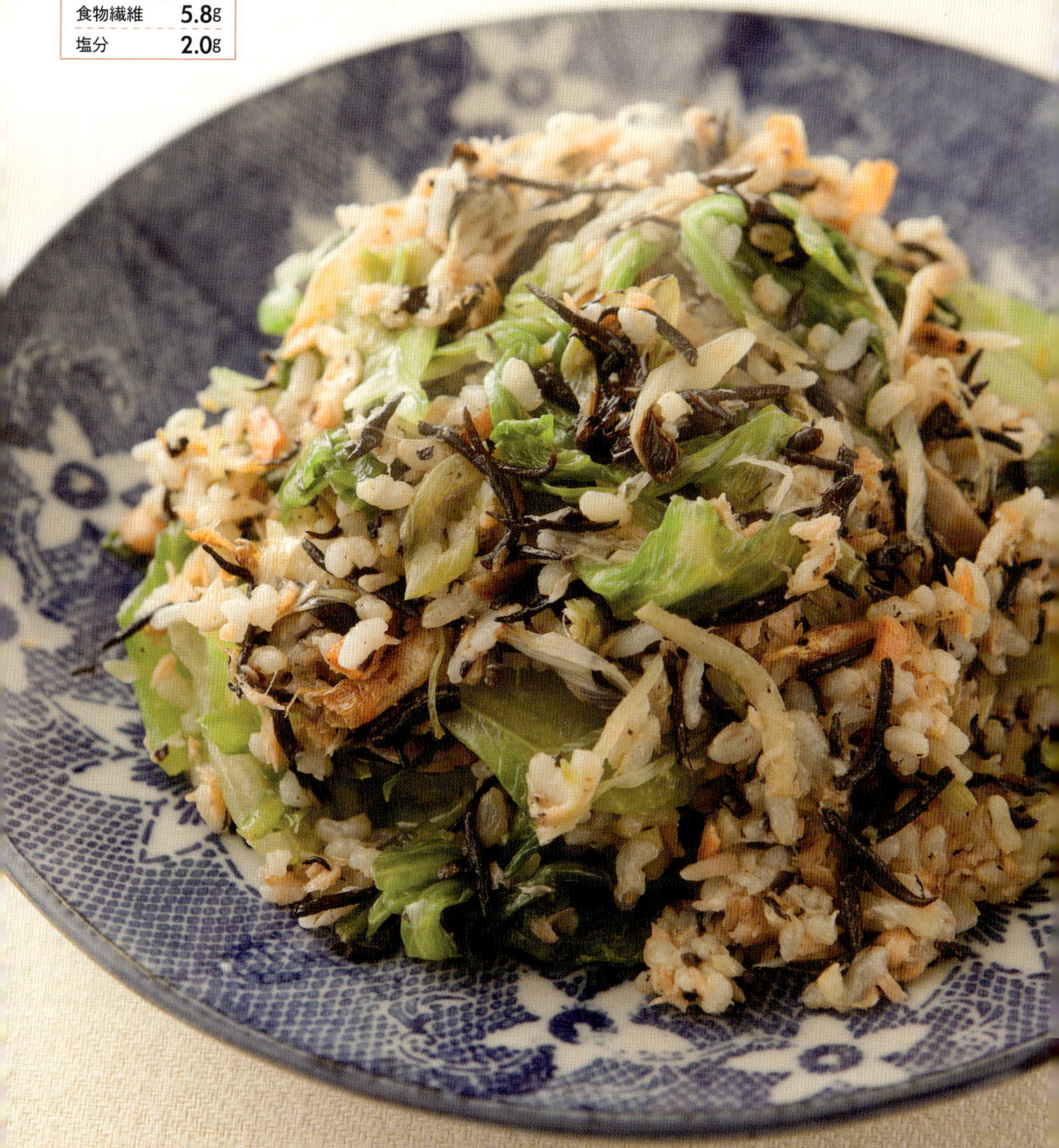

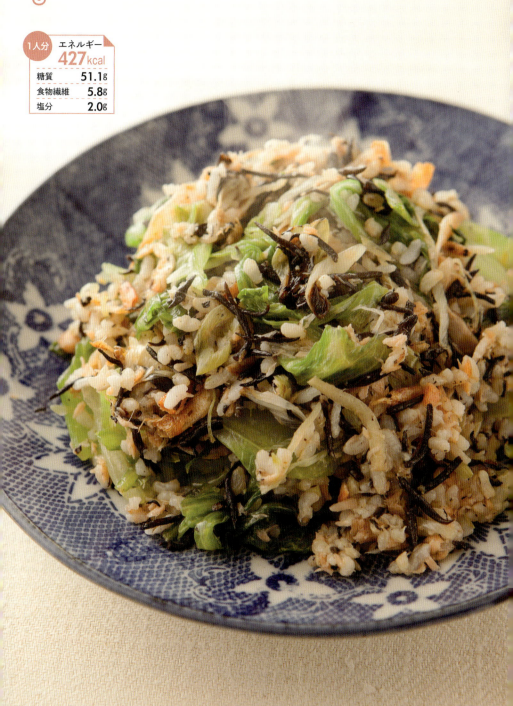

あんかけご飯

豚肉は脂の少ないもも肉を使い、ビタミンを多く含むピーマンとパプリカは、彩りを考えて緑と赤の2種類。ゆるめのとろみをつけて、やさしい味に仕上げます。発芽玄米入りご飯にわかめを加えて食物繊維量をアップするのがポイント。

●材料／1人分

豚もも肉 …… 60g
ピーマン …… 30g（1個）
パプリカ（赤） …… 50g（⅓個）
玉ねぎ …… 50g（¼個）
しょうが …… 少々
ごま油 …… 小さじ1
あん
- 中華スープの素 …… 小さじ½
- しょうゆ …… 大さじ½
- みりん …… 小さじ1
- 片栗粉 …… 小さじ1
- 水 …… ½カップ

カットわかめ（乾燥） …… 5g
発芽玄米入りご飯（p.23参照） …… 130g
粉山椒 …… 少々

---

1. 豚肉は一口大に切る。ピーマン、パプリカは種を取って細切りにする。玉ねぎは薄切りにし、しょうがはせん切りにする。
2. あんの材料は混ぜておく。
3. カットわかめは水に浸して戻し、水気を絞り、発芽玄米入りご飯に混ぜる（写真a）。
4. フライパンにごま油を熱してしょうがを炒め、香りが出たら豚肉を加えて炒める。肉の色が変わったらピーマン、パプリカ、玉ねぎを加えてさらに炒める（写真b）。
5. 野菜がしんなりしたら②を回し入れ、とろみがつくまで混ぜながら煮る（写真c）。
6. 器に③を盛り、⑤をかけ、粉山椒をふる。

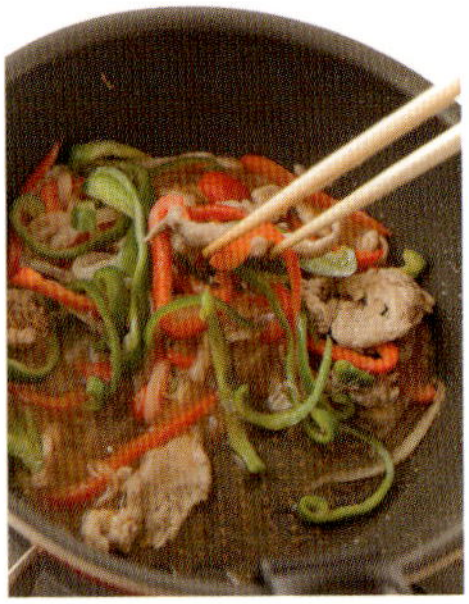

c あんの材料を混ぜ合わせて加え、ゆるいとろみをつける。これでうまみのあるあんになる。

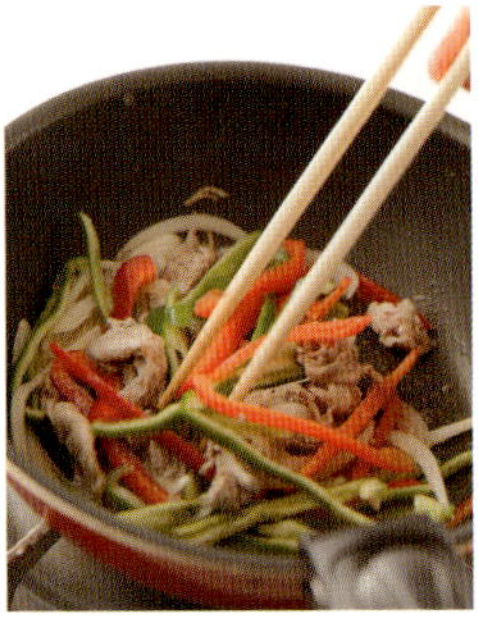

b 豚肉を炒めたら、ピーマンとパプリカ、玉ねぎを加えてさら炒める。色の違うものを組み合わせるとおいしそう。

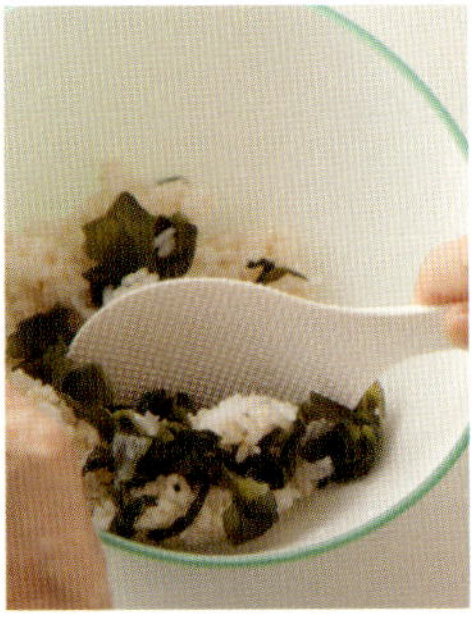

a 発芽玄米入りご飯にわかめを加え、カサ増し&食物繊維の摂取量を増やす。

1人分	エネルギー 444kcal
糖質	59.9g
食物繊維	5.2g
塩分	2.2g

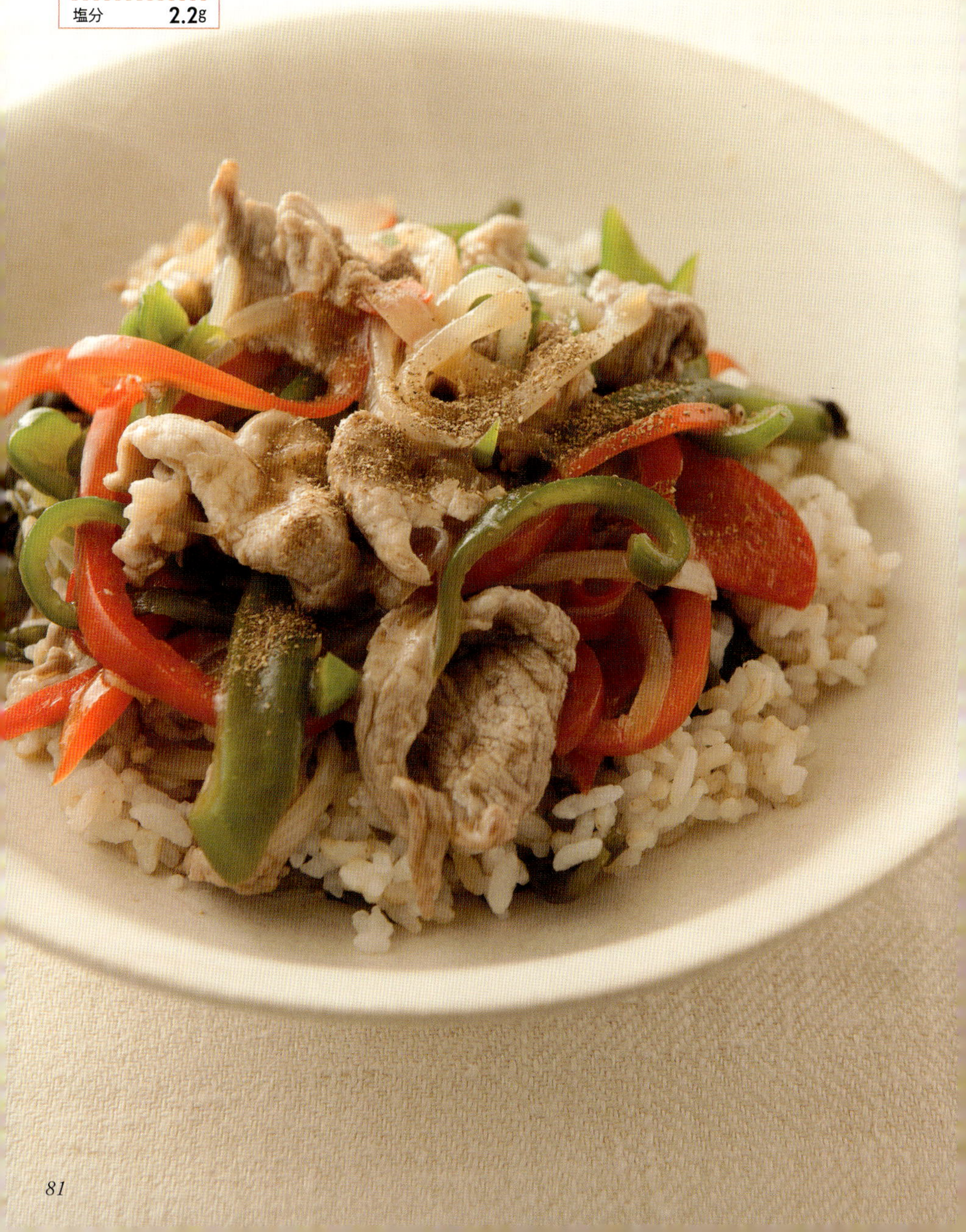

きのこのリゾット

きのこと大豆を入れた、体にやさしい洋風味のご飯。
トマトとトマトケチャップでうまみを出し、
ピザ用チーズでコクを出します。
きのこは2～3種類使うと味に奥行きが出て
ぐっとおいしくなります。

●材料／1人分

しめじ	30g（⅓袋）
舞たけ	30g（⅓パック）
ブロッコリー	30g（⅙個）
トマト	50g（½個）
ゆで大豆（缶詰またはパウチ）	30g
顆粒スープの素	小さじ½
トマトケチャップ	大さじ1
発芽玄米入りご飯（p.23参照）	130g
ピザ用チーズ	30g
塩、こしょう	各少々

❶ しめじ、舞たけは石づきを取って小房に分ける。

❷ ブロッコリーは小房に分け、耐熱容器に入れてラップをし、電子レンジで約40秒加熱し、冷ます。トマトはざく切りにする。

❸ 鍋に水⅔カップ、顆粒スープの素、トマトケチャップを入れ、①、トマト、大豆を加えて火にかけ、煮立ったら中火にし、きのこがしんなりするまで煮る（写真a）。

❹ ③に発芽玄米入りご飯を加えてさらに煮る（写真b）。

❺ ご飯に味が十分になじんだら、ブロッコリーとピザ用チーズを加えて混ぜ（写真c）、チーズが溶けるまで混ぜながら煮る。塩、こしょうで味を調える。

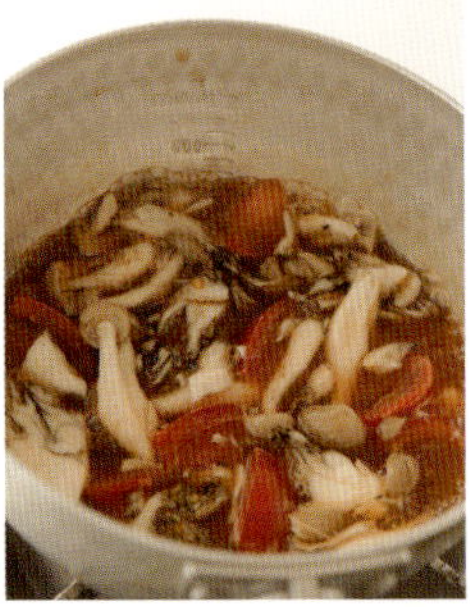

a 水、顆粒スープの素、トマトケチャップでトマト味のスープを作り、きのことトマト、大豆を煮る。

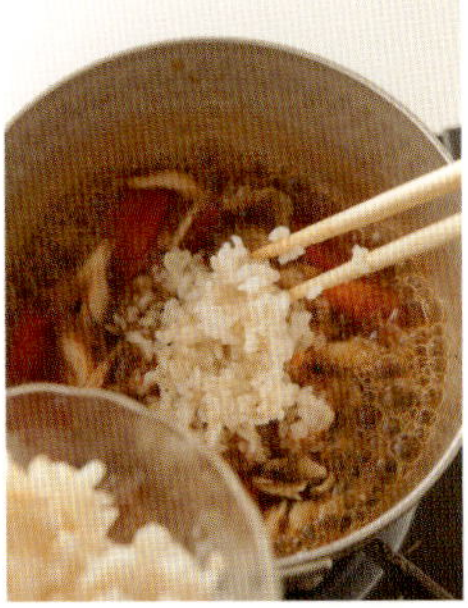

b 発芽玄米入りご飯を加え、ご飯が少しやわらかくなって全体に味がなじむまで煮る。

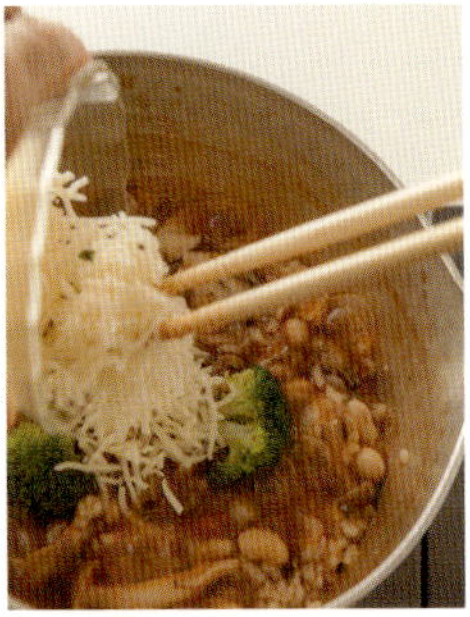

c ピザ用チーズを加え、チーズが溶けるまでさらに煮る。チーズは、溶けるタイプのものを好みで使えばよい。

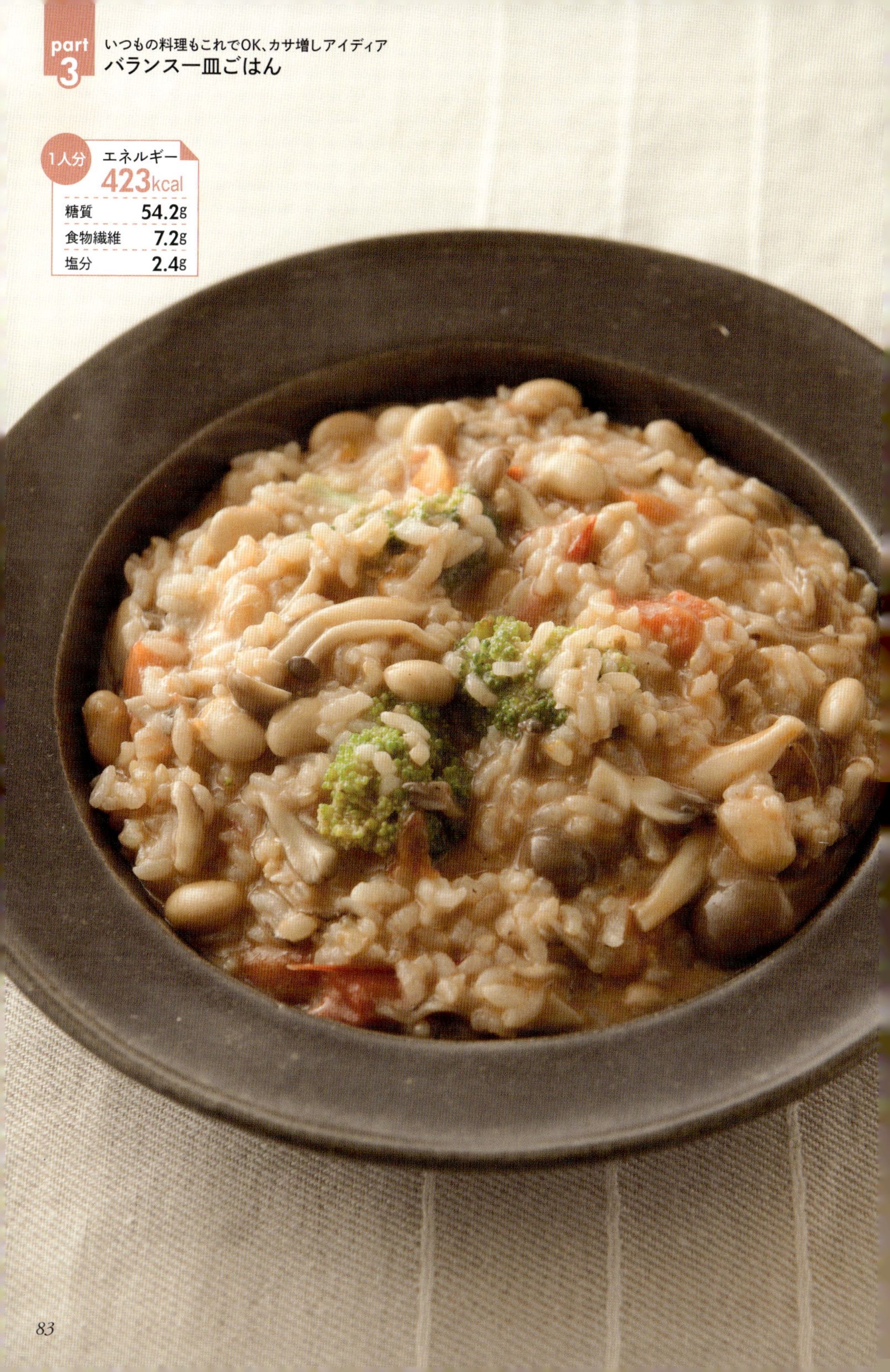

1人分	エネルギー 423kcal
糖質	54.2g
食物繊維	7.2g
塩分	2.4g

ささ身とブロッコリーの バゲットサンド

低糖質食材の鶏ささ身とブロッコリーを取り合わせた、ヘルシーサンドイッチ。味つけは、ヨーグルトとカレー粉で下味をつけた、タンドリーチキン風。

バゲットはよくかんで食べるので、早食い防止になり、規定の量でも満足感が得られます。

●材料／1人分

鶏ささ身 …… 80g（小2枚）
ブロッコリー …… 60g（¼個）
下味
- プレーンヨーグルト …… 大さじ2
- カレー粉 …… 小さじ¼強
- おろしにんにく …… 少々
- 塩、こしょう …… 各少々

レタス …… 20g
玉ねぎ …… 20g
トマト …… 20g
バゲット …… 60g

1. 鶏ささ身は6等分のそぎ切りにする。ブロッコリーは3等分に分け、耐熱容器に入れてラップをし、電子レンジで約30秒加熱して火を通す。
2. 下味の材料を容器などに入れて混ぜ合わせ、①を入れて10～15分おく（写真a）。
3. レタスはせん切りにし、玉ねぎは薄切りにし、トマトは5㎜角に切る。ボウルに合わせておく。
4. バゲットは3等分に切り、それぞれ中央に切り込みを入れる。
5. 天板にアルミホイルを敷き、②を並べ、オーブントースターで6～8分焼く（写真b）。途中ブロッコリーが焦げそうになったら取り出し、鶏ささ身に火が通るまで焼く。
6. バゲットに③と⑤をはさむ（写真c）。

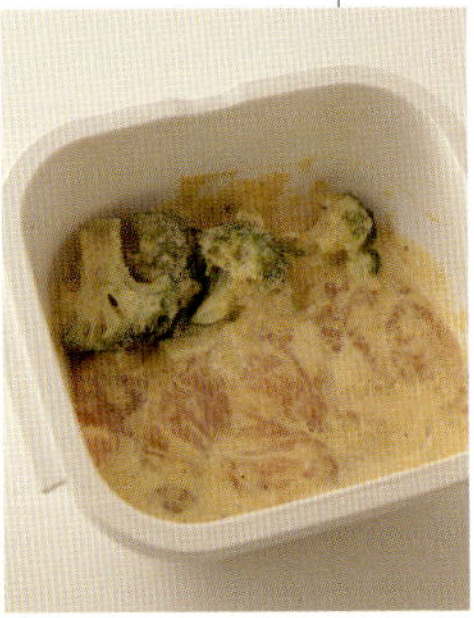

a 鶏肉とブロッコリーは、ヨーグルト、カレー粉、おろしにんにく、塩、こしょうを合わせたたれにつける。

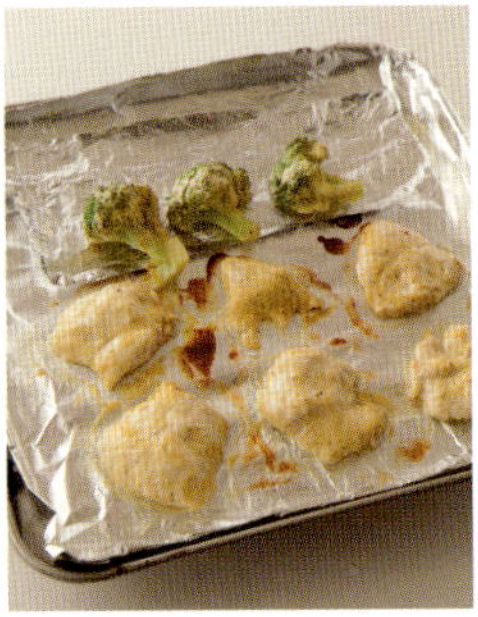

b 下味をつけた鶏ささ身とブロッコリーを、オーブントースターで焼く。魚焼きグリルを使っても。

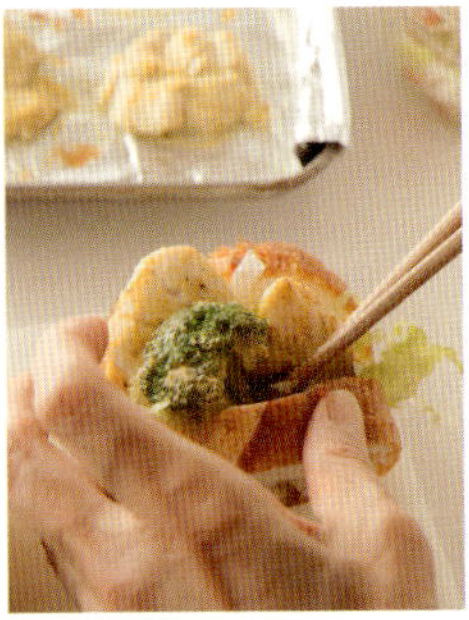

c まず生野菜をはさみ、次に鶏ささ身とブロッコリーをはさむとよい。パンは好みでトーストしても。

1人分

エネルギー	402kcal
糖質	38.1g
食物繊維	5.4g
塩分	2.0g

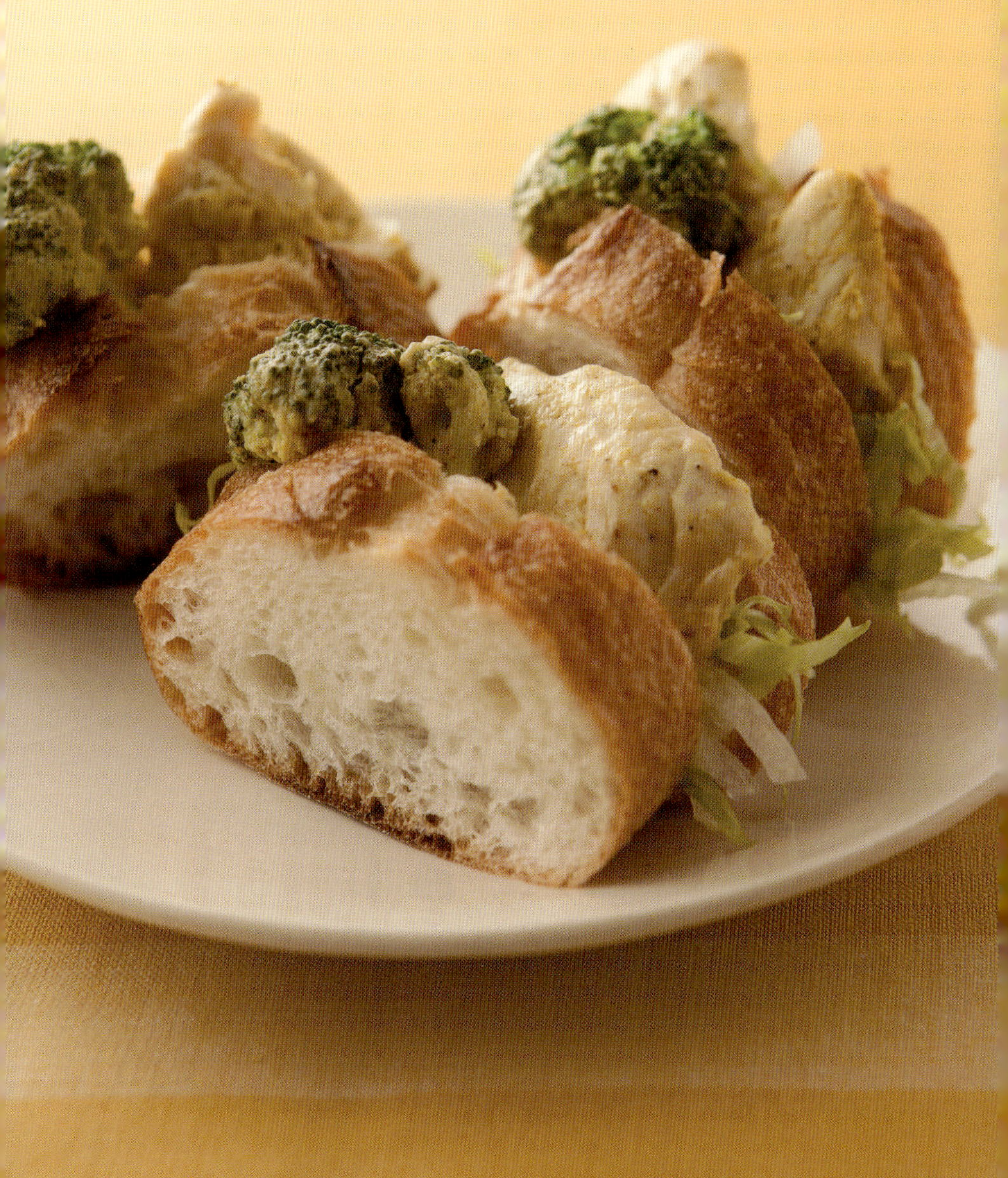

ツナと大豆のピザトースト

いつものツナトーストに大豆をプラス。
コーン、ミニトマト、ピーマンと色の違う野菜を組み合わせて
カラフルなピザトーストを作ります。朝食や昼食におすすめ。
パンは、食物繊維の多いライ麦入り食パンを使うのがポイント。
チーズのうまみが加わって、ぐっと食べやすくなります。

●材料／1人分

ツナ缶（オイル漬け）	30g
大豆（缶詰またはパウチ）	20g
コーン缶	40g
ミニトマト	30g（2個）
ピーマン	30g（1個）
ピザ用チーズ	30g
ライ麦入り食パン	60g（6枚切り1枚）

1. ツナはほぐし、大豆とコーンは汁気をきる。ミニトマトはヘタを取って4等分に切り、ピーマンは種を取って5㎜～1㎝角に切る（写真a）。
2. ①の材料をボウルに入れて混ぜ合わせる。
3. ライ麦入り食パンの上に②をのせ（写真b）、ピザ用チーズをのせる。
4. 天板にのせ（写真c）、オーブントースターでチーズが溶けるまで5～6分焼く。

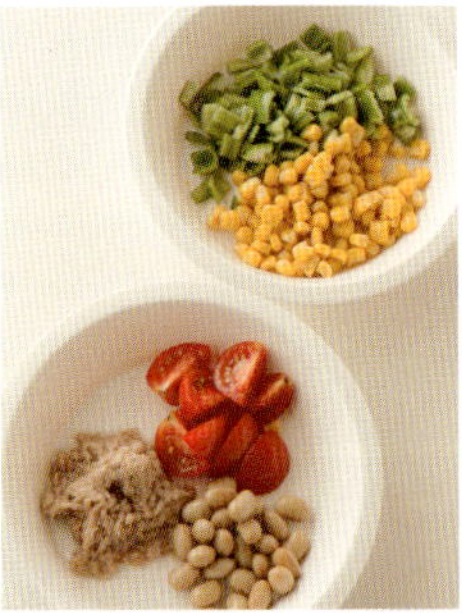

a ピザトーストの具は、ツナ、大豆、コーン、ミニトマト、ピーマン。カラフルにする。

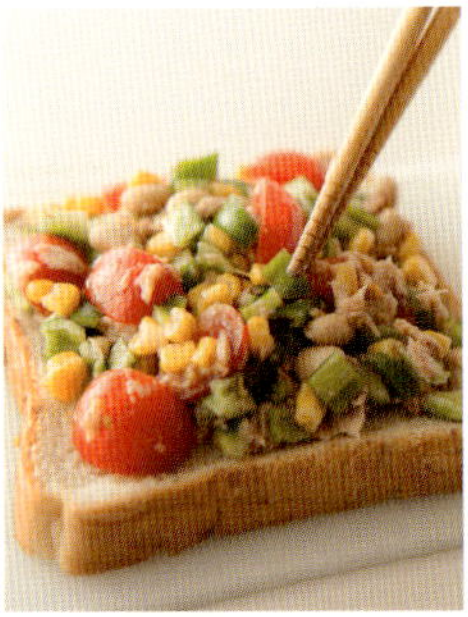

b ライ麦入り食パンの上に混ぜた具をのせる。なるべく平らに、端までのせる。

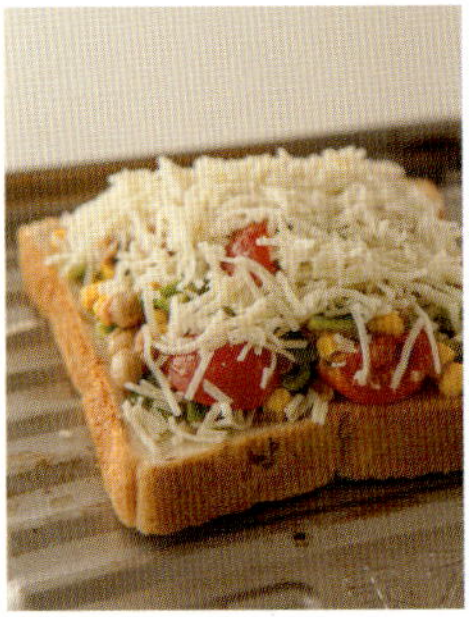

c ピザ用チーズをのせてオーブントースターへ。ピザ用チーズは好みのものでよい。

1人分	
エネルギー	450kcal
糖質	39.2g
食物繊維	6.6g
塩分	2.0g

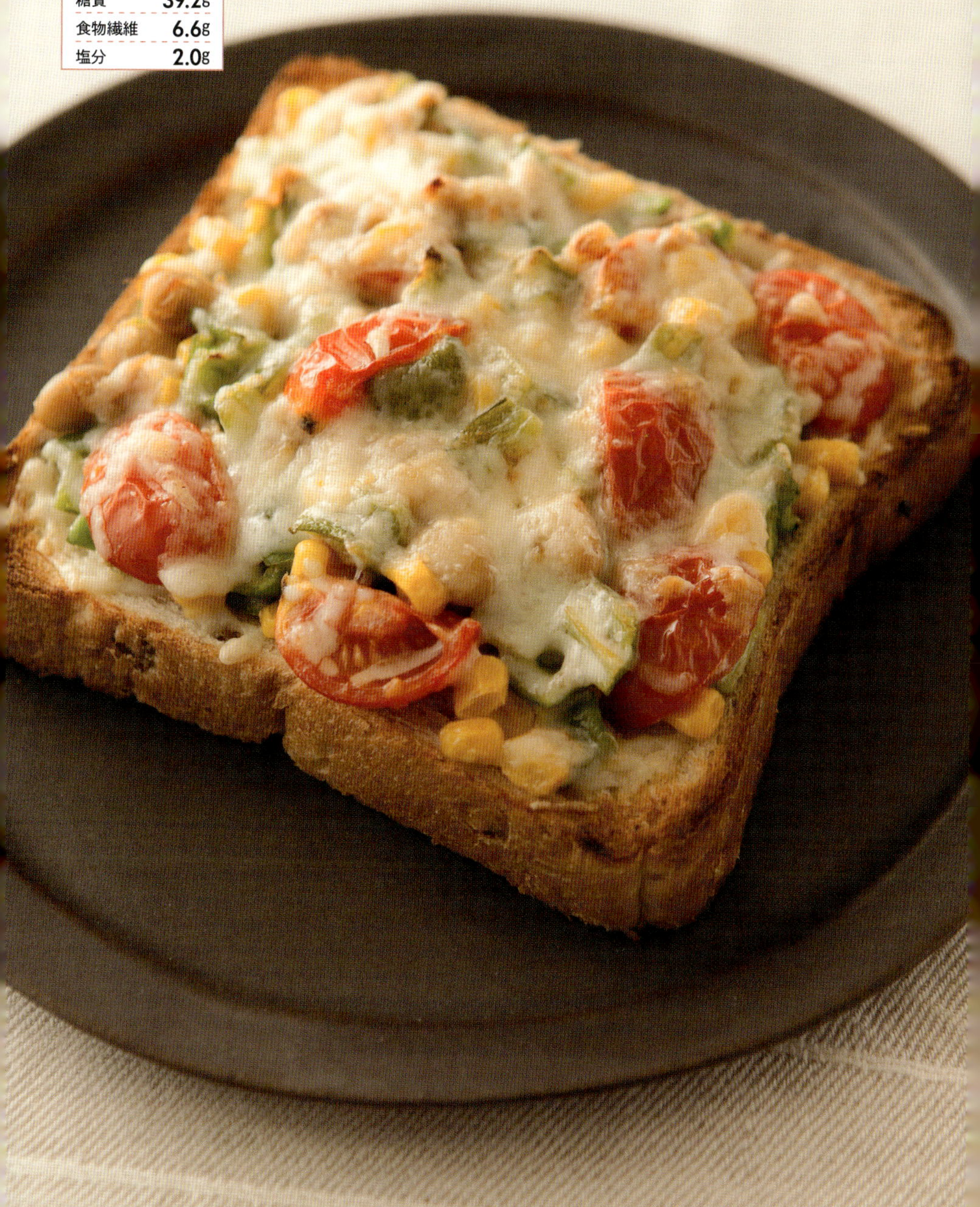

えびとしめじのペペロンチーノパスタ

ペペロンチーノはにんにく、赤唐辛子、オリーブオイルを使った料理につけられる名称。ここでは、えび、しめじ、小松菜、長ねぎを入れて、具だくさんに仕上げます。パスタは少し少なめ、でも具が多いから、満足感が得られます。ここではスパゲッティを使いましたが、p.90で使ったペンネで作っても。

●材料／1人分

えび（無頭、殻つき）	100g（5尾）
しめじ	50g（½袋）
長ねぎ	50g（½本）
小松菜	50g（⅙束）
にんにく	少々
赤唐辛子	½～1本
オリーブオイル	小さじ2
顆粒スープの素	小さじ½
塩	小さじ⅙
粗びき黒こしょう	適量
スパゲッティ	60g

1. えびは殻と背ワタを取り、背に切り込みを入れ、半分の長さに切る。しめじは石づきをとって小房に分け、長ねぎは斜め薄切りにする。小松菜はさっとゆでて水気を絞り、3～4㎝長さに切る。
2. にんにくは薄切りにし、赤唐辛子は小口切りにする。
3. スパゲッティは塩少々（分量外）を入れた熱湯でゆではじめる。
4. フライパンに②とオリーブオイルを入れて火にかけ、香りが出てきたら、えび、長ねぎ、しめじの順に加え、長ねぎとしめじがしんなりするまで炒める（写真a）。
5. ③のスパゲッティがゆで上がったらゆで汁をきり、④に加え、炒め合わせる。
6. 小松菜を加えてさっと炒め（写真b）、最後に塩、こしょうで味を調える（写真c）。

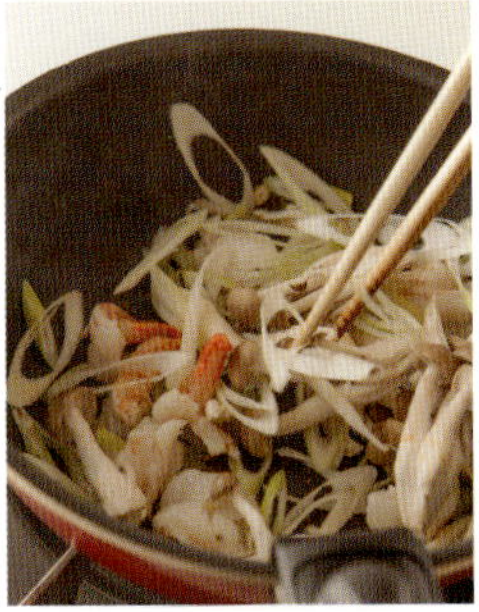

a にんにくと赤唐辛子を炒めたら、えび、長ねぎ、しめじを加えて炒め合わせる。

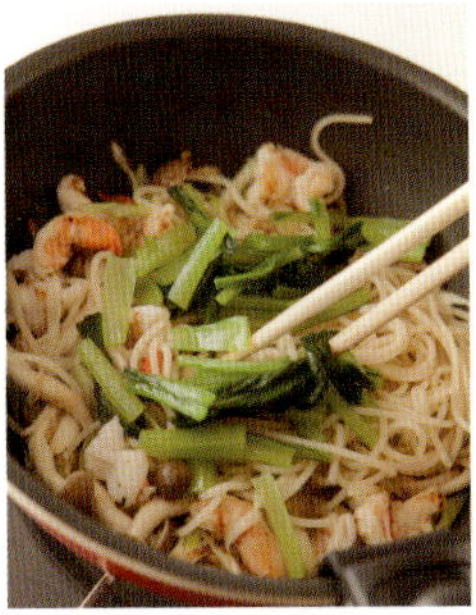

b 最後に小松菜を入れてさっと炒める。あらかじめゆでておくとよい。

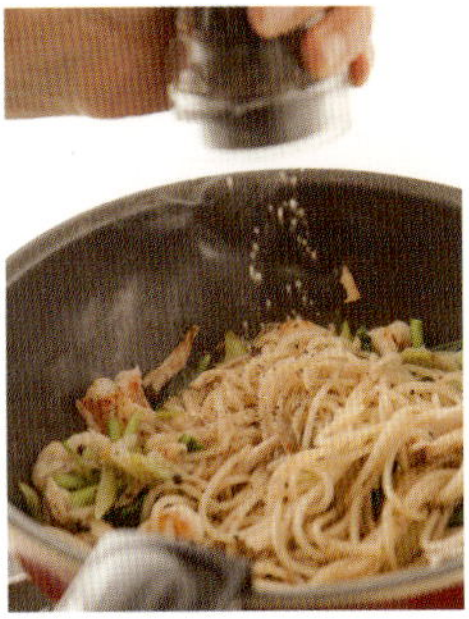

c 塩、粗びき黒こしょうで味を調える。こしょうはその場でひくと香りがたち、減塩にもつながる。

1人分

エネルギー	420kcal
糖質	46.6g
食物繊維	5.7g
塩分	1.8g

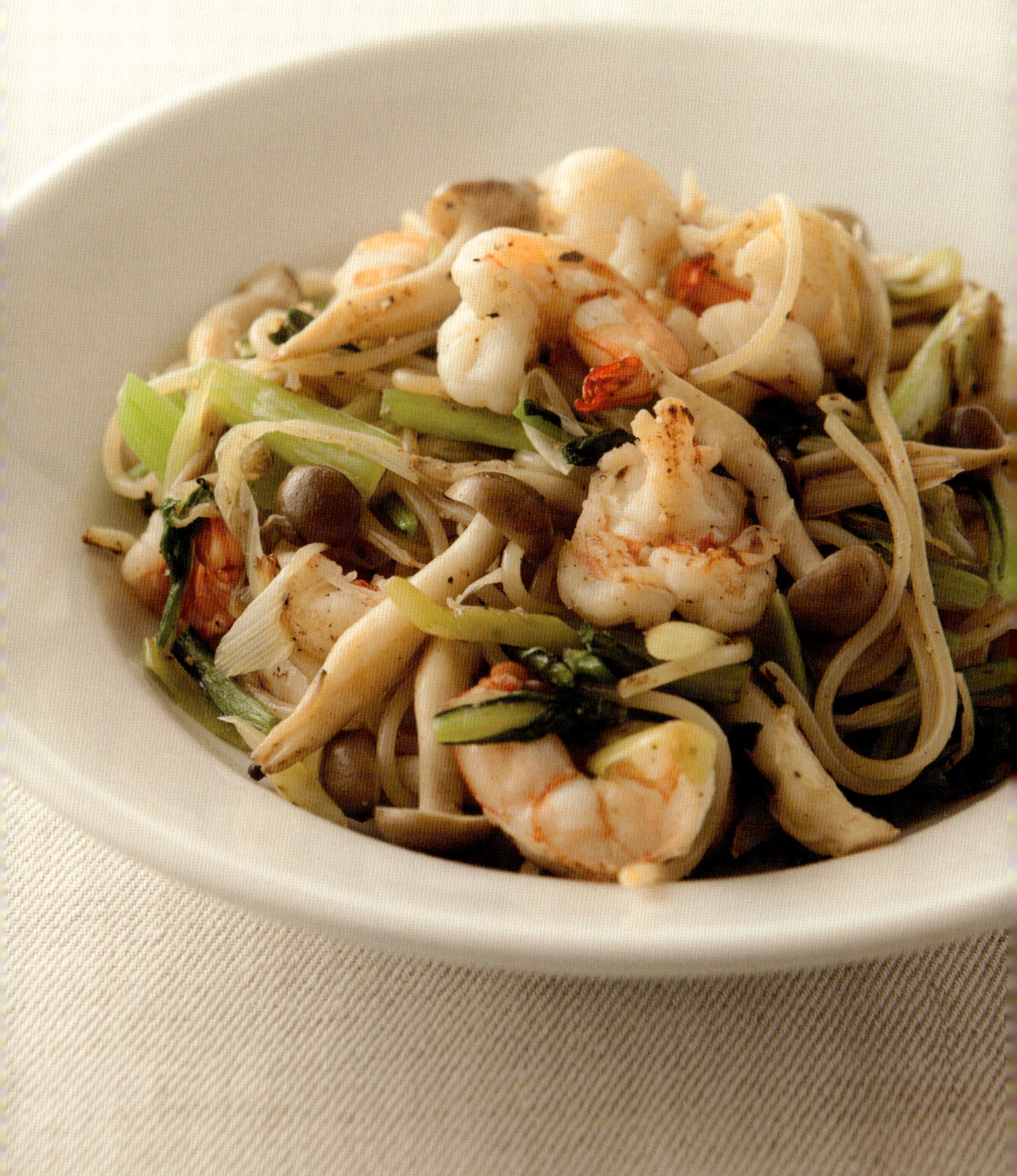

豆入りミートソースのパスタ

ミートソースに使うひき肉は脂の少ない赤身を用い、ミックスビーンズを加えて仕上げます。カサ増しになるだけでなく、食物繊維の摂取量が増えるのがポイント。パスタは、ショートパスタのペンネを使用。スパゲッティより食べごたえがあるので、ダイエット向きです。

●材料／1人分

豆入りミートソース（2回分）

- 合いびき肉（赤身）…… 80g
- ミックスビーンズ（缶詰またはパウチ）…… 60g
- 玉ねぎ …… 100g（½個）
- にんにく …… 少々
- 顆粒スープの素 …… 小さじ1
- トマトケチャップ …… 大さじ2
- 片栗粉 …… 小さじ2
- オリーブオイル …… 小さじ2
- カットトマト缶 …… 200g（½缶）
- 塩 …… 小さじ⅓
- こしょう …… 少々

ペンネ …… 60g

❶ 豆入りミートソースを作る。玉ねぎ、にんにくはみじん切りにする。
❷ 顆粒スープの素、トマトケチャップ、片栗粉、水½カップは混ぜておく。
❸ 鍋にオリーブオイル、にんにくを入れて火にかけ、香りが出たらひき肉を入れてポロポロになるまで炒める（写真a）。
❹ ③に玉ねぎを加えてさらに炒め、カットトマト缶を加えてなじませ（写真b）、ミックスビーンズを入れる（写真c）。
❺ ④に②を加え、ときどきかき混ぜながら、とろみがつくまで煮る。塩、こしょうで味を調える。
❻ ペンネは塩少々（分量外）を入れた熱湯でゆで、ザルに上げてゆで汁をきる。
❼ 器にペンネを盛り、⑤の半量をかける。

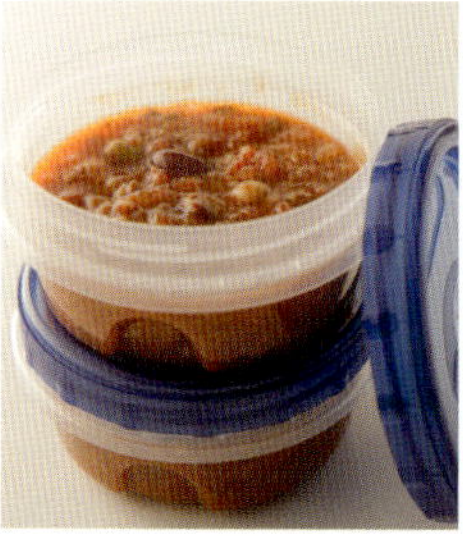

2回分をまとめて作り、保存容器に入れて冷蔵庫へ。冷蔵庫で2～3日、冷凍庫で2～3週間もつ。

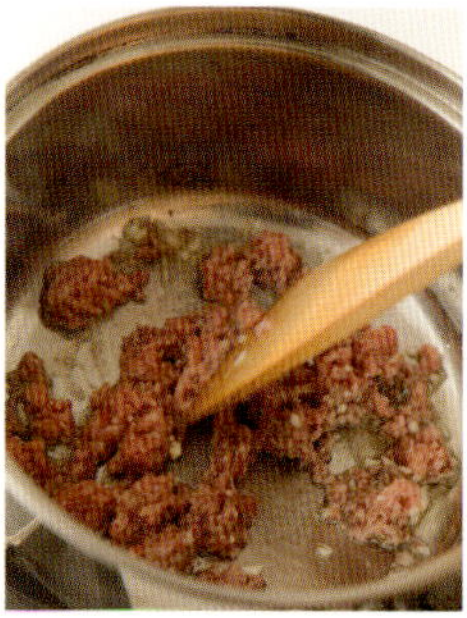

a オリーブオイルでにんにくを炒めてにんにくの香りを出し、そこにひき肉入れて炒める。

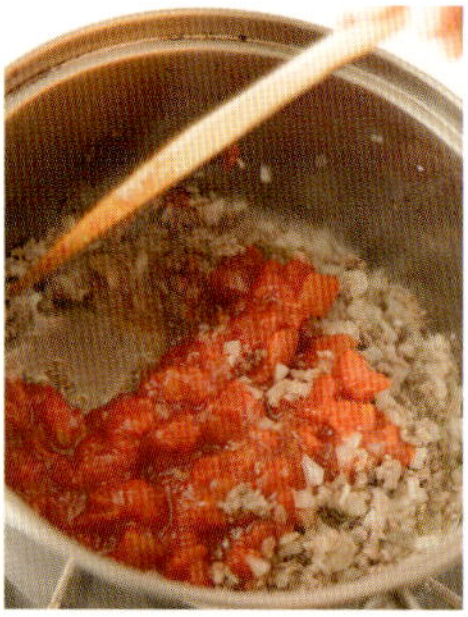

b ひき肉と玉ねぎを炒めたらカットトマト缶を入れる。ホールトマト缶を手でつぶして入れてもよい。

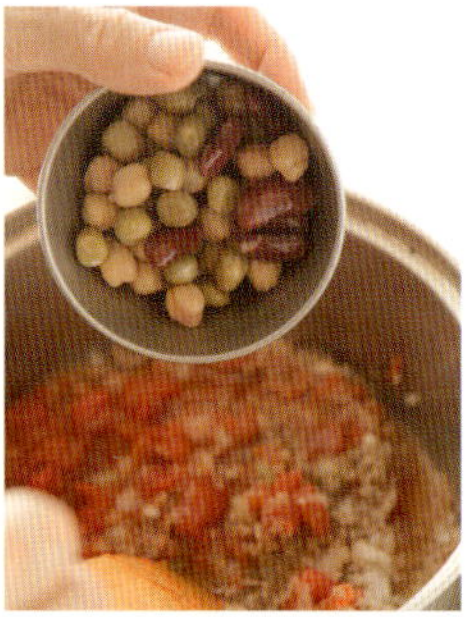

c ミックスビーンズを加える。これで食物繊維量が増えてヘルシー度がアップ。

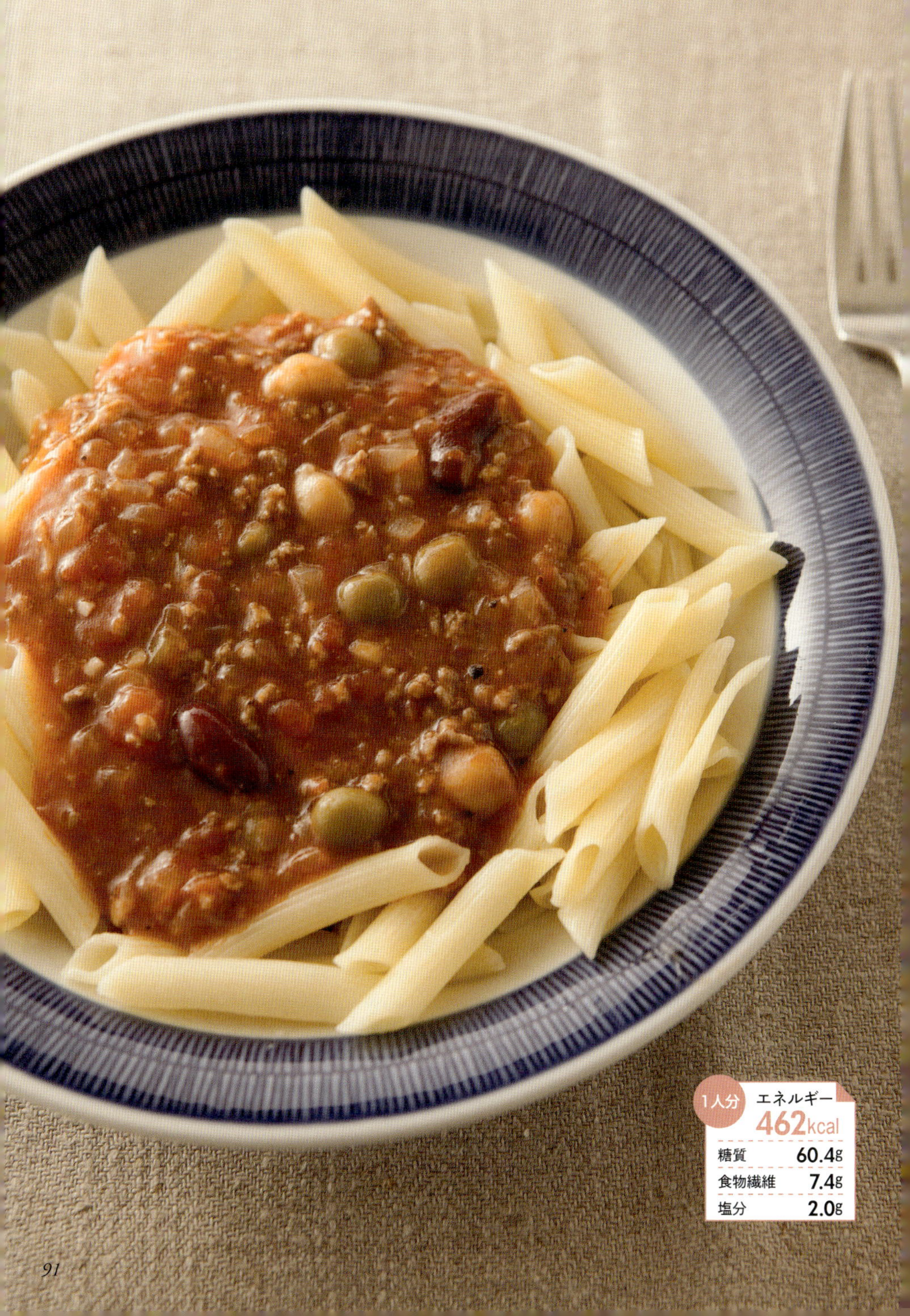

1人分	エネルギー 462kcal
糖質	60.4g
食物繊維	7.4g
塩分	2.0g

野菜焼きそば

焼きそばの量を減らし、その分、野菜をたっぷり。
見た目のカサは同じでも、カロリーや糖分はぐっと減ります。
ここではウスターソースや焼きそばソースは使わず、
オイスターソースとしょうゆで味つけ。
うまみはあるけれど、あっさりとした食べ心地です。

●材料／1人分

小松菜……70g（1/5袋）
にんじん……30g（1/6本）
えのきだけ……50g（1/2袋）
しょうが……少々
豚もも薄切り肉……70g
オイスターソース……小さじ2
しょうゆ……小さじ1/2
サラダ油……小さじ1
中華蒸し麺……100g（2/3袋）
削り節……3g（1袋）

1. 小松菜はゆでて水気を絞り、3～4㎝に切る。にんじんは短冊切りにする。えのきだけは根元を切り落として半分に切り、ほぐす。しょうがは薄切りにする。豚肉は一口大に切る。
2. オイスターソースとしょうゆは混ぜておく。
3. フライパンにサラダ油としょうがを入れて火にかけ、香りが出たら豚肉を加えてほぐしながら炒める（写真a）。
4. 豚肉に火が通ったら、小松菜、にんじん、えのきだけを加えて炒め合わせる（写真b）。
5. 中華蒸し麺を加えてほぐしながら炒め合わせ、②を入れて味をからめるようにして炒める（写真c）。
6. 器に盛り、削り節をふる。

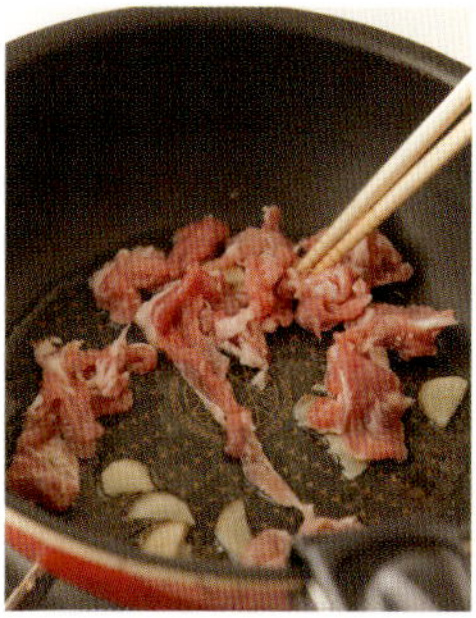

a 油にしょうがの香りが移ったら、豚肉を加えて炒める。豚肉は脂少なめのもも肉を。

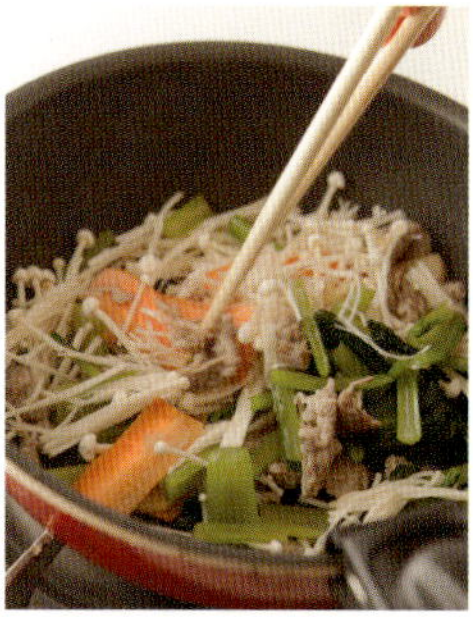

b 小松菜、にんじん、えのきだけを炒める。火が通る前は多く感じるが、火が通るとカサが減る。

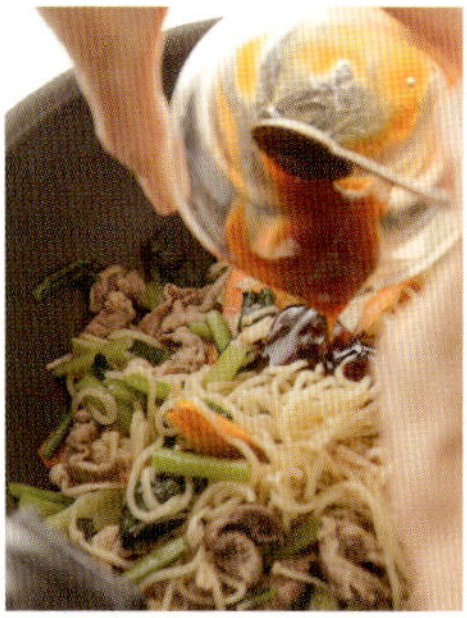

c 混ぜておいたオイスターソースとしょうゆを加え、よく炒めて味をからめる。

1人分

エネルギー	421kcal
糖質	43.4g
食物繊維	6.0g
塩分	2.3g

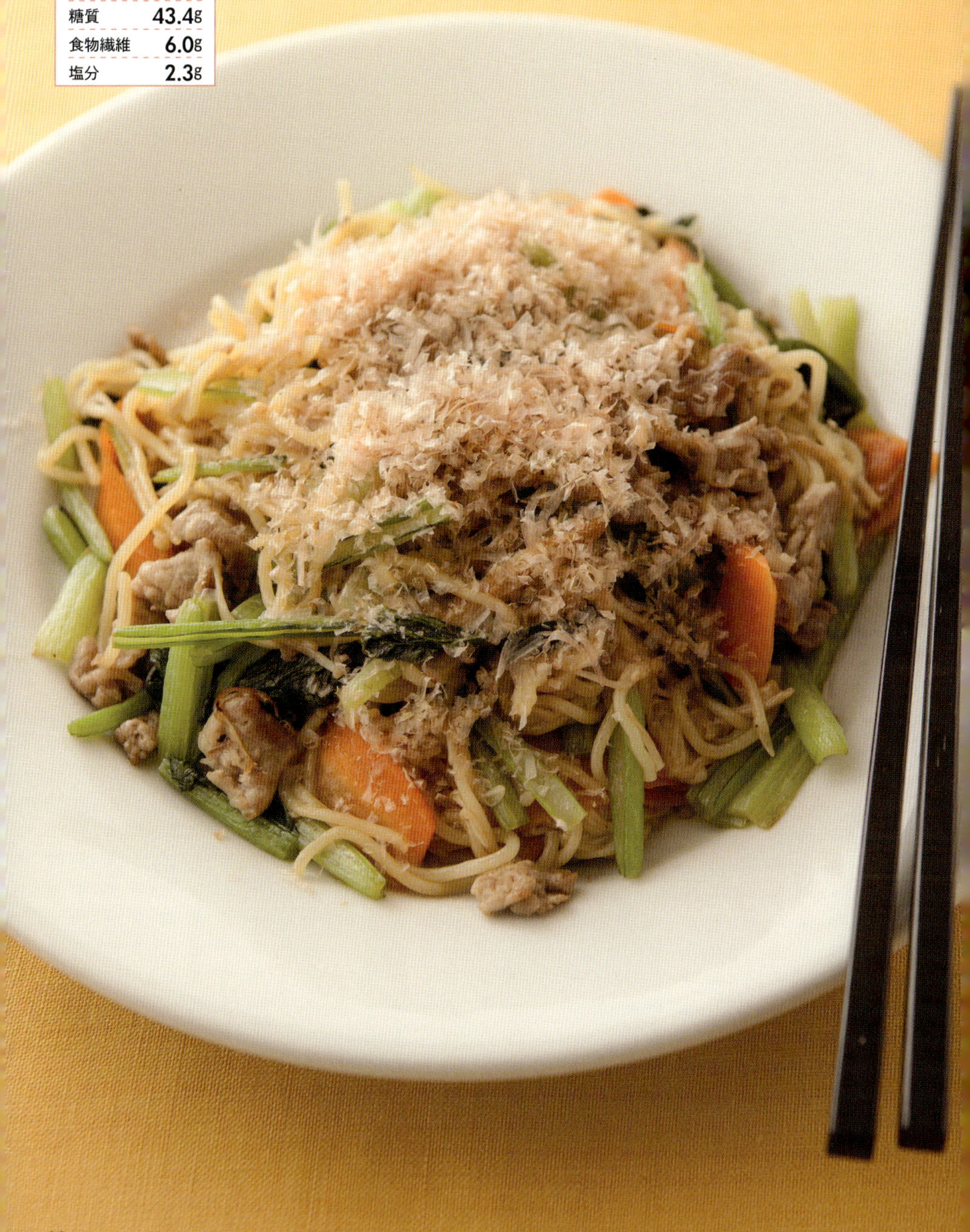

肉みそうどん

鶏ひき肉、にんじん、しいたけで作った肉みそは、ひき肉だけで作る肉みそより軽い食感。豆板醤、ごま、みそで味つけして、しっかり味に仕上げます。しっかり味にすることで、うどんとあえても味がぼけません。うどんはゆでうどんや乾麺でもOK。

●材料／1人分

肉みそ（2回分）

- 鶏ひき肉 …… 140g
- にんじん …… 40g（1/5本）
- しいたけ …… 80g（4枚）
- おろししょうが …… 少々
- 白すりごま …… 大さじ1
- 豆板醤 …… 小さじ1/2弱（好みで）
- みそ …… 小さじ4
- みりん …… 小さじ2
- 酒 …… 大さじ1
- 片栗粉 …… 小さじ1

オクラ …… 40g（4本）
冷凍うどん …… 200g

1. 肉みそを作る。にんじんはみじん切りにし、しいたけも石づきを取ってみじん切りにする。
2. ボウルにごま、豆板醤、みそ、みりん、酒、片栗粉を入れて混ぜ合わせる。
3. 鍋にひき肉とおろししょうがを入れて火にかけ、箸で混ぜながら炒りつける。ひき肉の色が変わったら、にんじん、しいたけを加え、箸で混ぜながらさらに炒りつける（写真a）。
4. 野菜がしんなりして鶏肉にも十分火が通ったら、②を加え（写真b）、箸で混ぜながら汁気がなくなるまで煮る。
5. オクラはヘタを切り落とし、まわりのかたいガクをそぎ取る。塩少々（分量外）をこすりつけて表面の産毛を取り、洗う。耐熱容器に入れてラップをし、電子レンジで30～40秒加熱し、斜め薄切りにする。
6. 冷凍うどんは、袋の表示通りにレンジ加熱する。ボウルに移し、⑤を加えて混ぜる（写真c）。
7. 器に⑥を盛り、④の肉みその半量をかける。

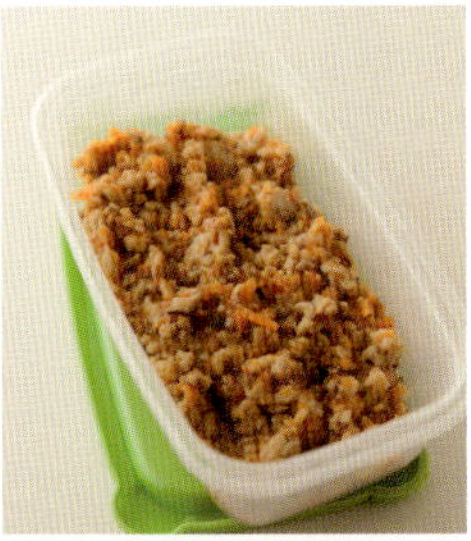

2回分をまとめて作り、保存容器に入れて冷蔵庫へ。冷蔵庫で2～3日、冷凍庫で2～3週間もつ。

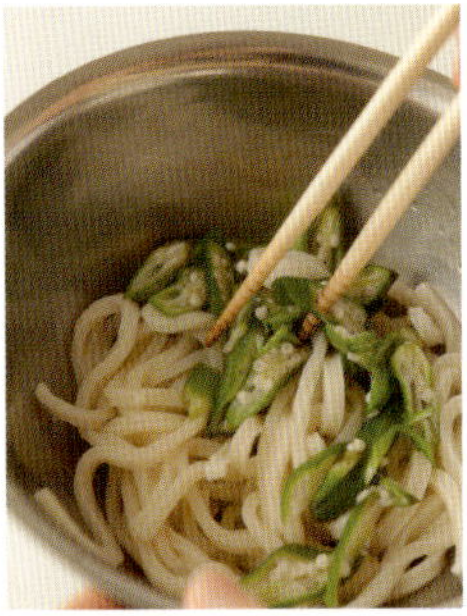

c うどんはオクラを混ぜてカサ増しする。このオクラと肉みそがよく合う。

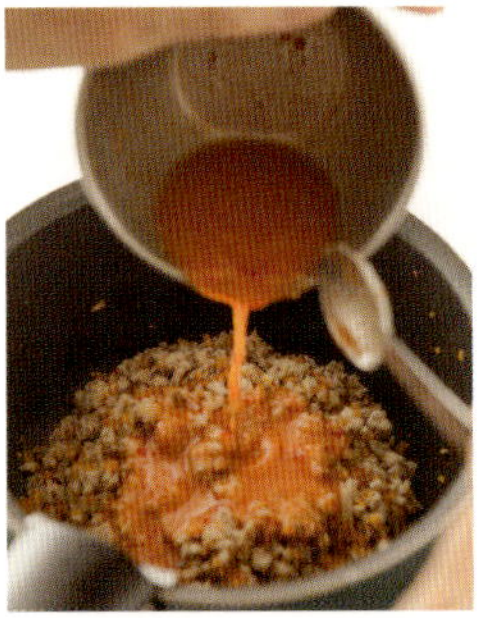

b 豆板醤、みそ、みりん、酒、片栗粉を混ぜ合わせたものを加え、肉みそを仕上げる。

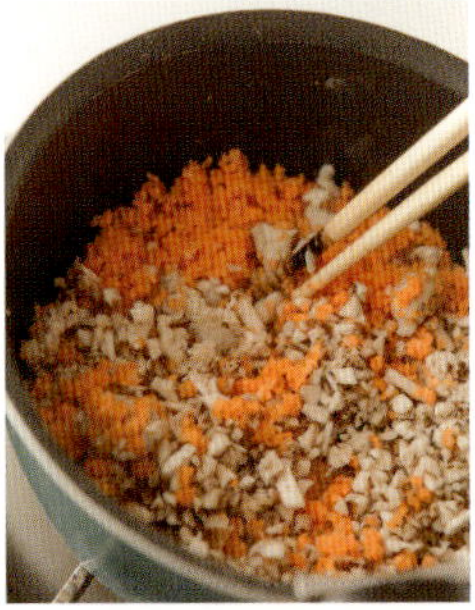

a 箸で絶えずかき混ぜながら炒り、ひき肉と野菜に火を通していく。

1人分	エネルギー 432kcal
糖質	20.8g
食物繊維	6.8g
塩分	2.5g

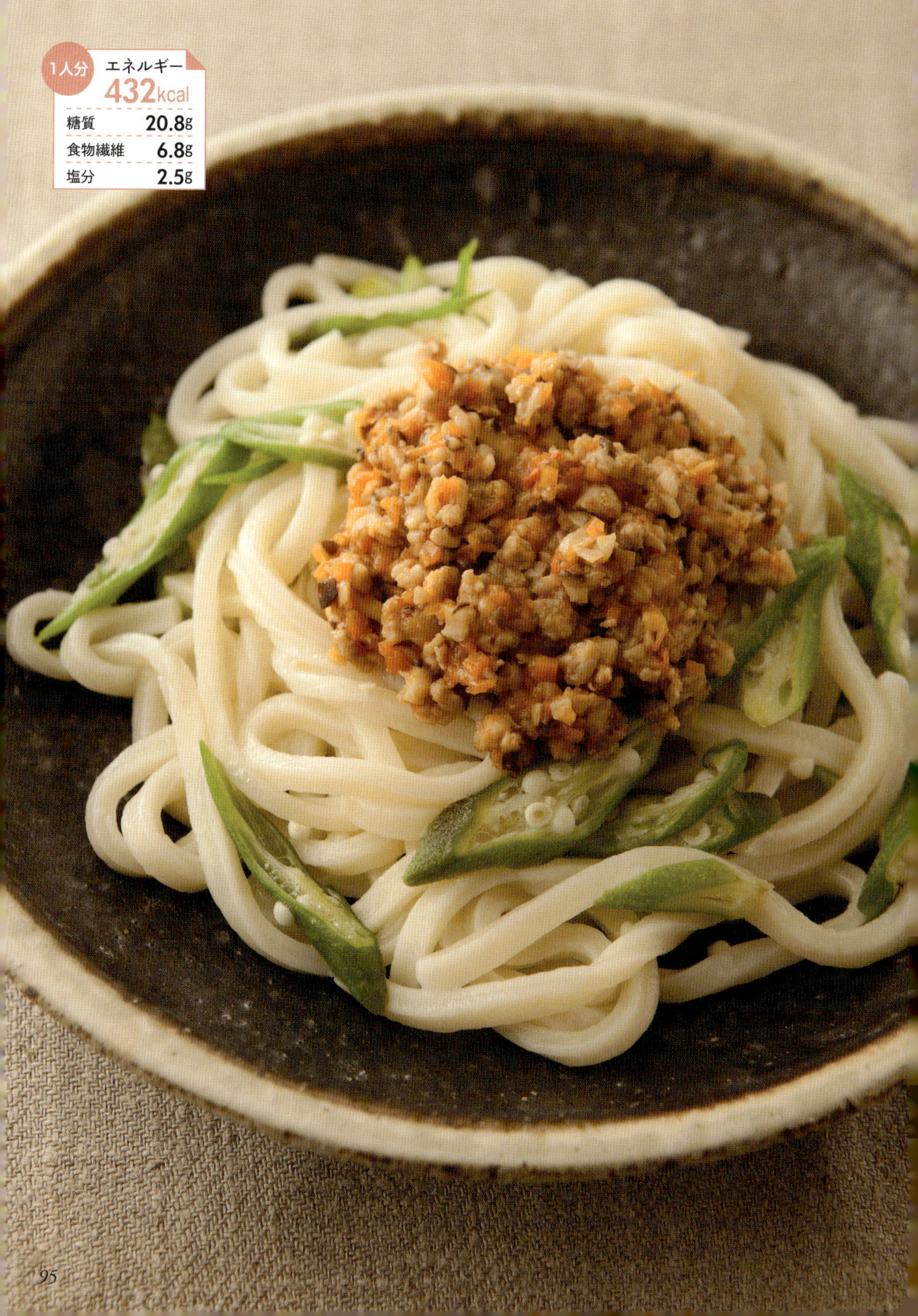

納豆そば

納豆、青菜、海藻、卵……と、体にいいことずくめの一皿。
どれも身近な素材ばかりなので、
食べたいときにすぐに作れるのが魅力です。
上にのせる具に気を遣うだけでなく、そばにも小松菜を
混ぜてカサ増しするのがポイント。

●材料／1人分

納豆	50g（1パック）
カットわかめ（乾燥）	2g
万能ねぎ	少々
小松菜	70g（⅓袋）
温泉卵	1個
めんつゆ（ストレート）	⅓カップ
そば（乾麺）	70g

❶ カットわかめは水に浸して戻し、水気をきる。万能ねぎは小口切りにする。
❷ ボウルに納豆を入れて混ぜ、①を加えてよく混ぜる（写真a）。
❸ 小松菜はたっぷりの熱湯でゆで、ザルに上げて水気をきり、3～4㎝長さに切って水気をギュッと絞る。
❹ そばはたっぷりの熱湯でゆで、流水でよく洗って水にさらし（写真b）、ザルに上げて水気をしっかりときる。③を加えて混ぜる（写真c）。
❺ めんつゆは水¼カップ強を加えて薄める。
❻ 器に④のそばを盛って②の納豆をのせる。温泉卵をのせ、めんつゆをかける。

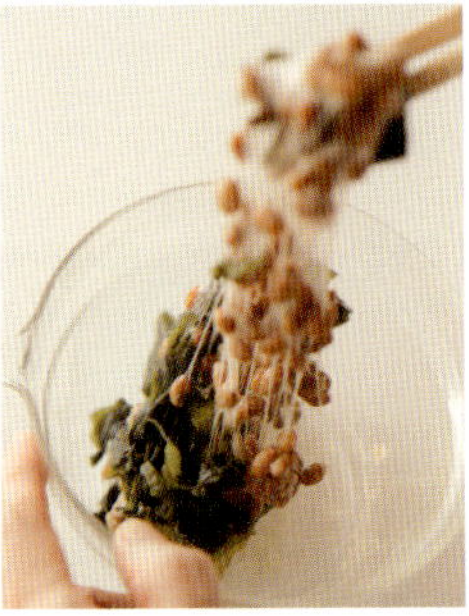

a 納豆はわかめと万能ねぎを加えてよく混ぜる。わかめを入れるだけで食物繊維量がアップする。

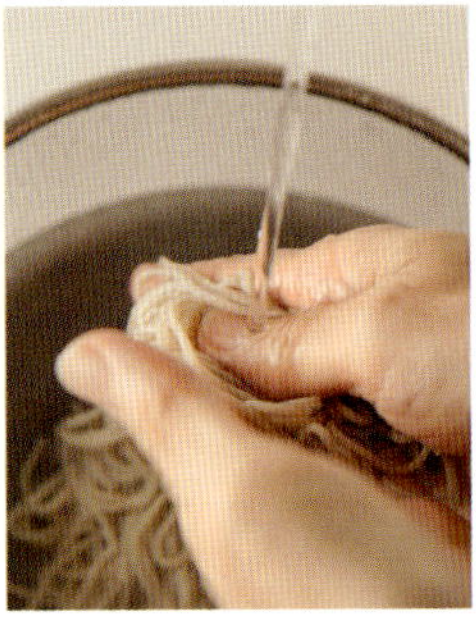

b そばをゆでたらよく洗ってぬめりを取り、水気をしっかりときる。そばをおいしく食べる基本。

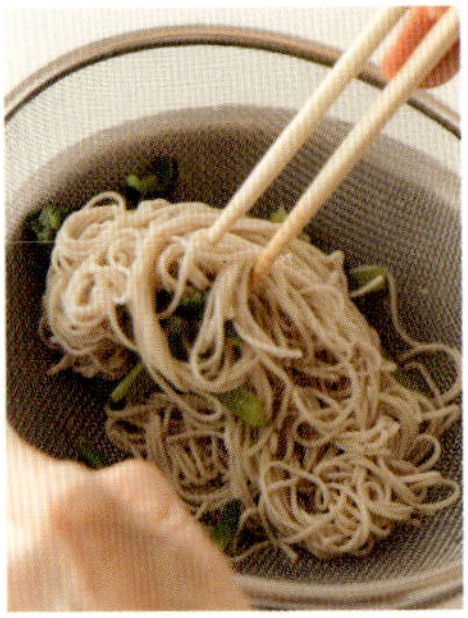

c ゆでたそばに小松菜を混ぜて増量する。小松菜の代わりにほうれん草などほかの青菜でも。

1人分

エネルギー	462kcal
糖質	53.7g
食物繊維	8.2g
塩分	2.8g

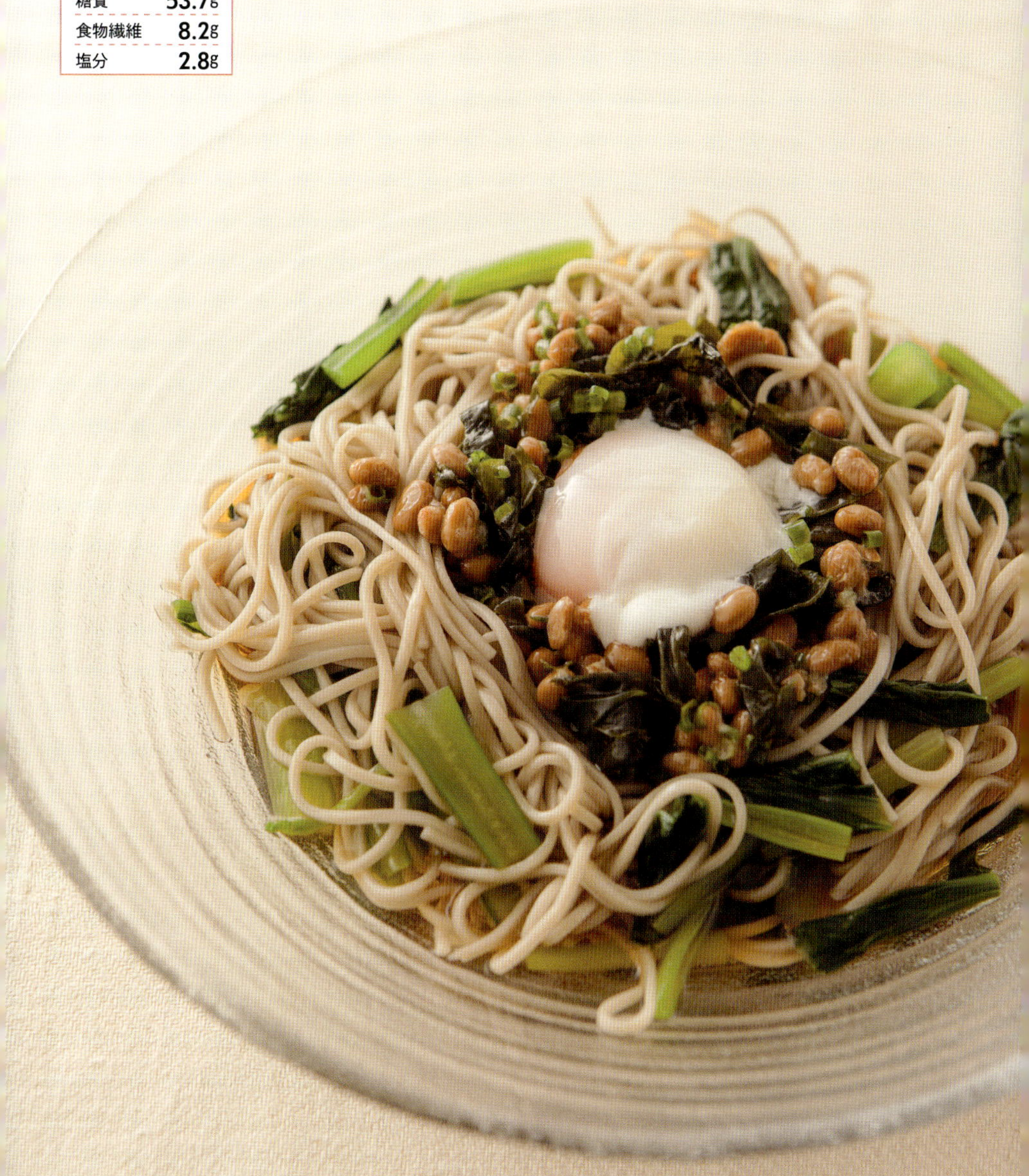

かき玉そうめん

かに缶、えのきだけ入りのつゆにとろみをつけた、やさしい口当たりのあんが美味。
そうめんには豆苗を混ぜてカサ増しし、野菜の摂取量を増やします。
かき卵仕立てにして、満足感のある仕上がりにするのがポイント。
そうめんのほか、細うどん、稲庭うどんなどで作っても。

●材料／1人分

そうめん(乾麺)	50g(1束)
豆苗	60g(½パック)
かに缶	50g
えのきだけ	50g(½パック)
春菊	50g(¼袋)
ごま油	小さじ1
めんつゆ(ストレート)	¼カップ
水溶き片栗粉	
片栗粉、水	各小さじ1
卵	1個
おろししょうが	少々

1. そうめんはたっぷりの熱湯でゆで、流水でしっかりと洗って水にさらし、ザルに上げて水気をきる。
2. 豆苗は半分の長さに切り、耐熱容器に入れてラップをし、電子レンジで30～40秒加熱する。①に加えて混ぜる(写真a)。
3. かに缶はほぐし、えのきだけは根元を切り落として半分の長さに切り、ほぐす。春菊は3～4等分の長さに切る。
4. 鍋にごま油を熱してえのきだけを炒め、めんつゆ、水1カップ、かに缶を加える。煮立ったら水溶き片栗粉を入れてとろみをつけ(写真b)、春菊、おろししょうがを加えて混ぜる。
5. 卵を割りほぐし、④に流し入れ(写真c)、ゆっくりとかき混ぜて半熟状に火を通す。
6. ⑤に②のそうめんを加えて一煮して火を止める。

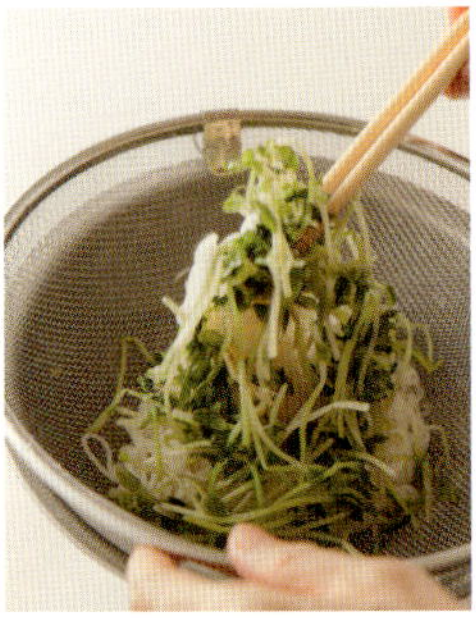

a そうめんは、レンジ加熱した豆苗を混ぜる。豆苗を混ぜることによってカサが増し、ビタミン量もアップ。

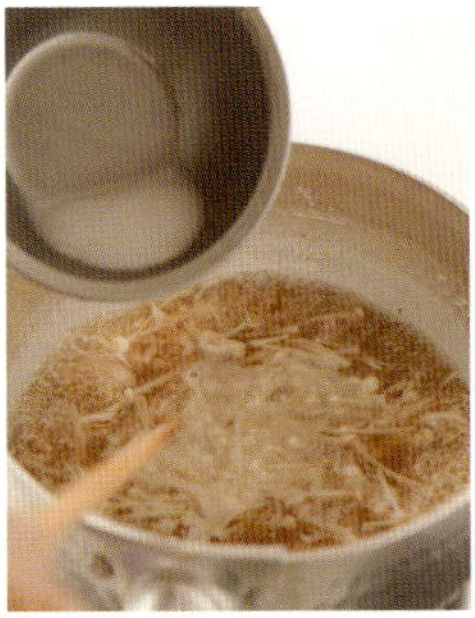

b かに缶とえのきだけ入りのつゆに水溶き片栗粉を加えて混ぜ、とろみをつける。水溶き片栗粉は片栗粉と水を1：1の割合で混ぜる。

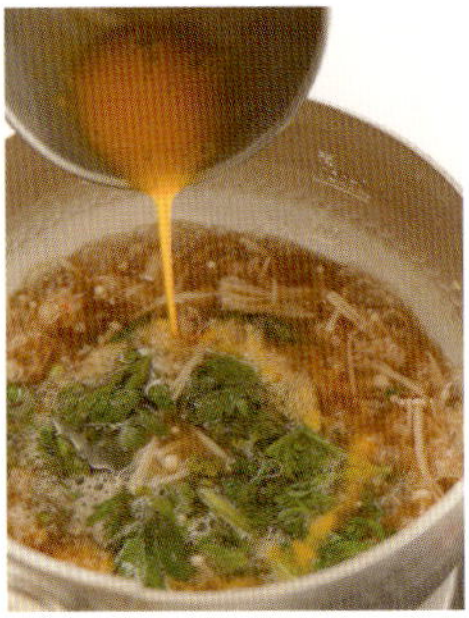

c 溶き卵を回し入れ、ゆっくりと混ぜて半熟状にふわっと火を通す。これが、かき玉あん。

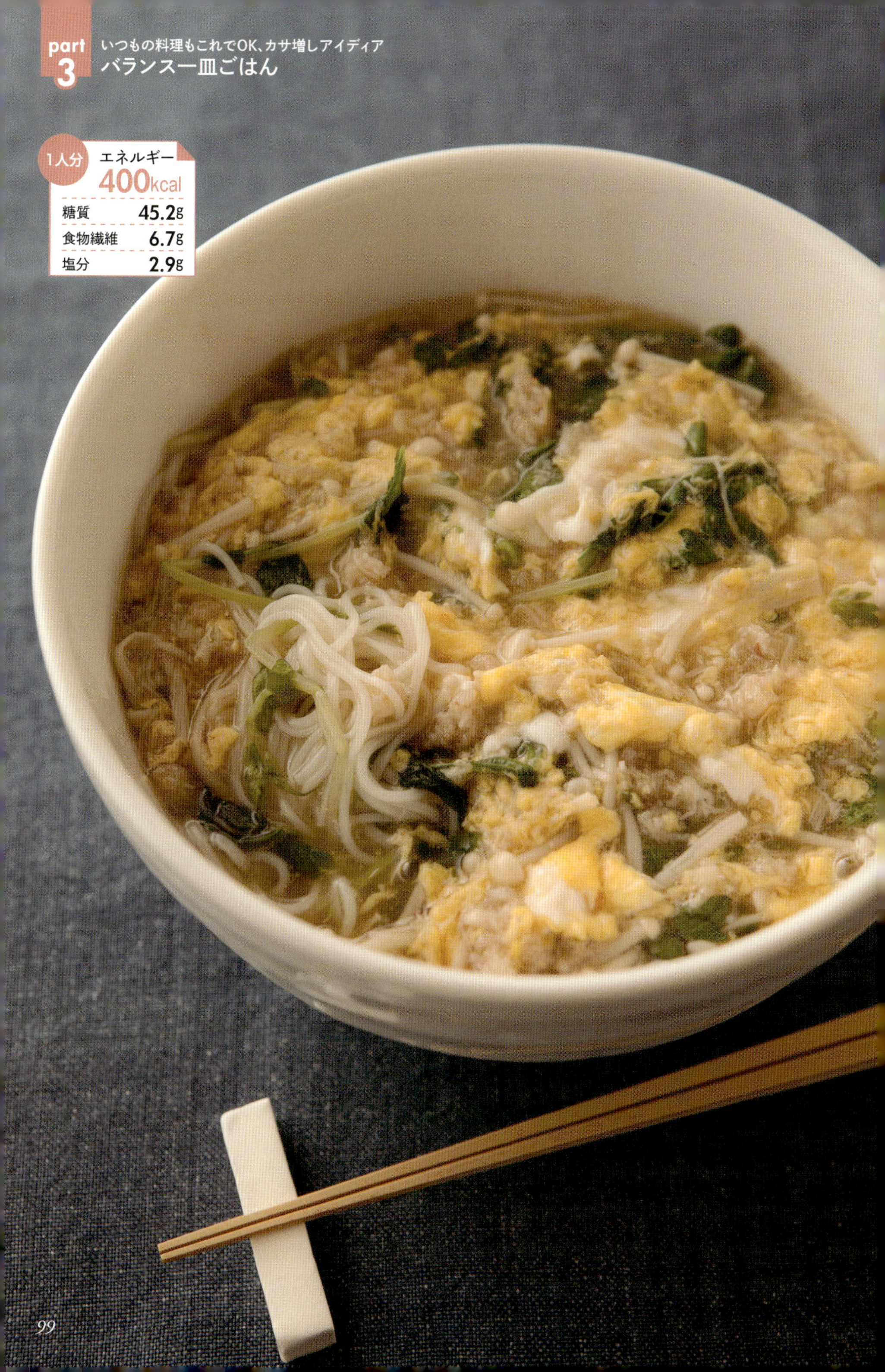

1人分

エネルギー	400kcal
糖質	45.2g
食物繊維	6.7g
塩分	2.9g

Column 3

糖質ゼロや糖類ゼロって本当に0g？

■ ゼロは0gにあらず――表示のルールを知っておこう

糖質ゼロや糖類ゼロをうたった飲料や加工食品が出回っていますが、実際にまったく含まれていないわけではありません。食品の栄養表示は健康増進法の栄養表示基準制度によって基準値が決められています。糖質や糖類の場合、含まないことを意味する「ゼロ」「ノン」「無」は、食品100g当たり（飲料は100mℓ当たり）含まれる量が0.5g未満であれば「糖質ゼロ」「糖類ゼロ」と表示できるというわけです。

ちなみに、低いことを意味する「オフ」「低」「控えめ」「少」「ライト」「ダイエット」などは、食品100ｇ当たり５ｇ(飲料は100mℓ当たり2.5g)以下であれば表示できます。たとえば100mℓあたり糖質を2.5g含む飲料の場合、基準値以下なので、「糖質オフ」などと表示できます。しかし、一度に飲む量が多い場合は、あまり「糖質オフ」とはいえないので注意が必要です。

ところで、糖質ゼロと糖類ゼロ、なんとなく似ていますが、実は大違いです。下図にあるように、糖質ゼロと表示されたものは、糖類も含めてゼロ（基準値内）ですが、糖類ゼロと表示されたものは、糖類はゼロでも糖質はゼロではないということを覚えておいてください。

糖質と糖類の違い

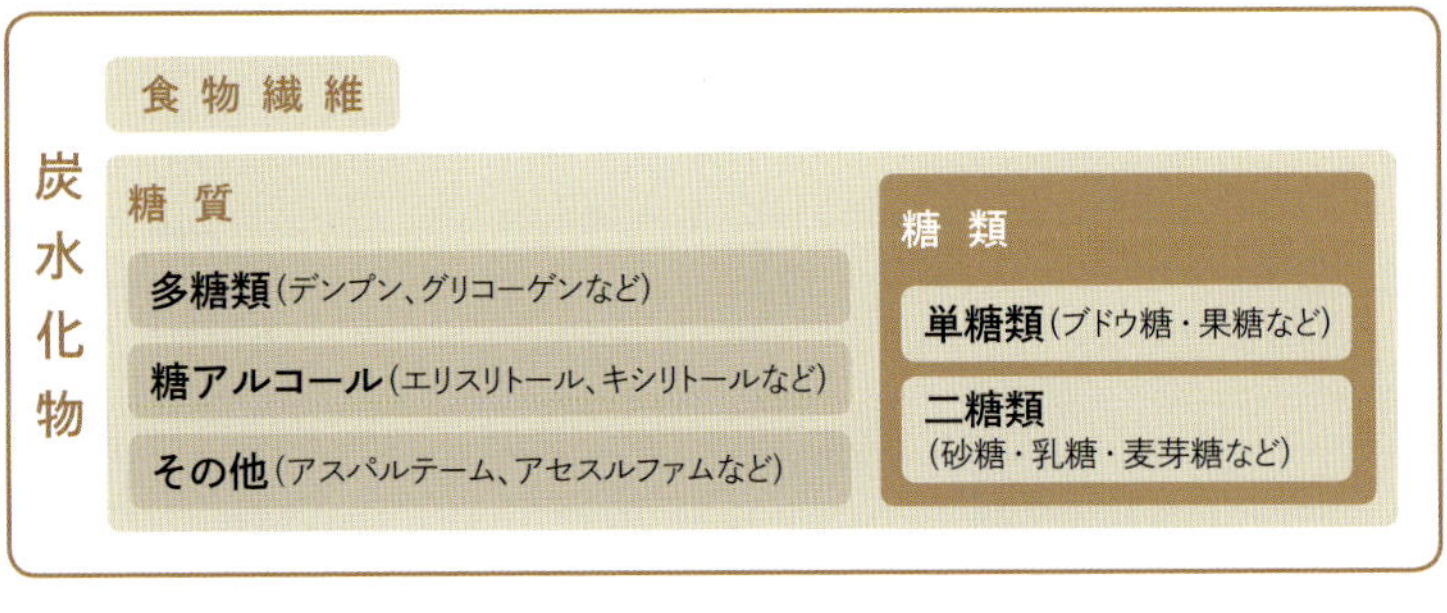

part

4

毎日続けたいから、
簡単シンプルレシピ

おすすめ
食材別おかず

おすすめ食材

青菜

小松菜、ほうれん草、春菊、青梗菜、菜の花、クレソンなどに代表される青菜は、エネルギーが低く、ビタミン類やカルシウム、鉄、食物繊維などを含む、栄養価の高い野菜。

ここでは、食べたいときにさっと作れる、あえものを紹介。

おいしさ、栄養面からも、ゆですぎないようにするのがポイント。

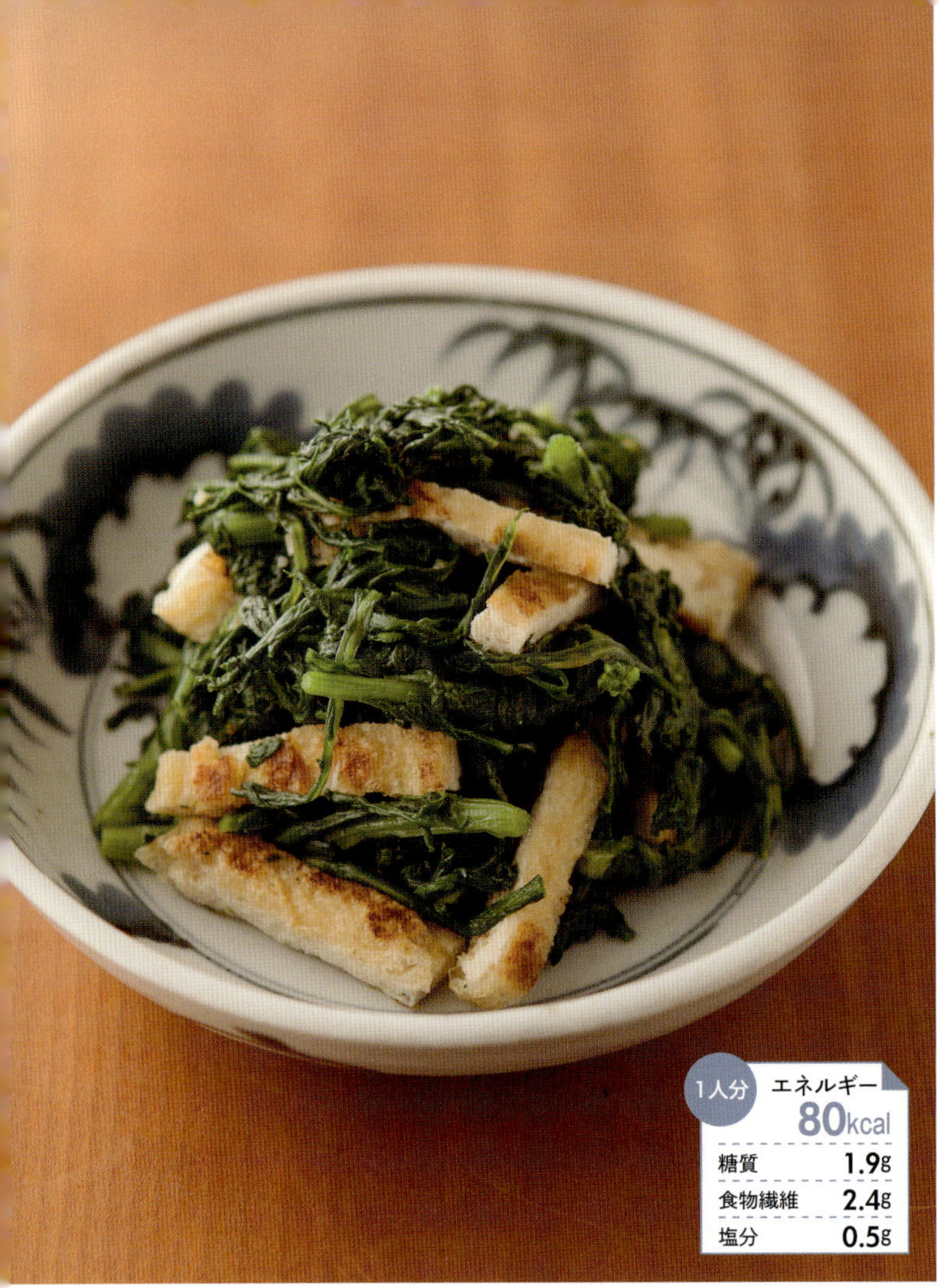

1人分

エネルギー	80kcal
糖質	1.9g
食物繊維	2.4g
塩分	0.5g

春菊と油揚げのわさび風味あえ

●材料／2人分

春菊 …………… 140g (⅔束)
油揚げ …………… 30g
わさびめんつゆ
　めんつゆ(ストレート) …………… 大さじ1
　おろしわさび …………… 少々

1. 春菊は熱湯でさっとゆで、ザルに上げて水気をきる。3cm長さに切り、水気を絞る。
2. 油揚げは湯通しして油抜きをし、水気を絞る。熱したフライパンに入れ、表面がカリカリになるまで焼き、5mm幅に切る。
3. ボウルにわさびめんつゆの材料を入れてよく混ぜ合わせ、①と②を加えてあえる。

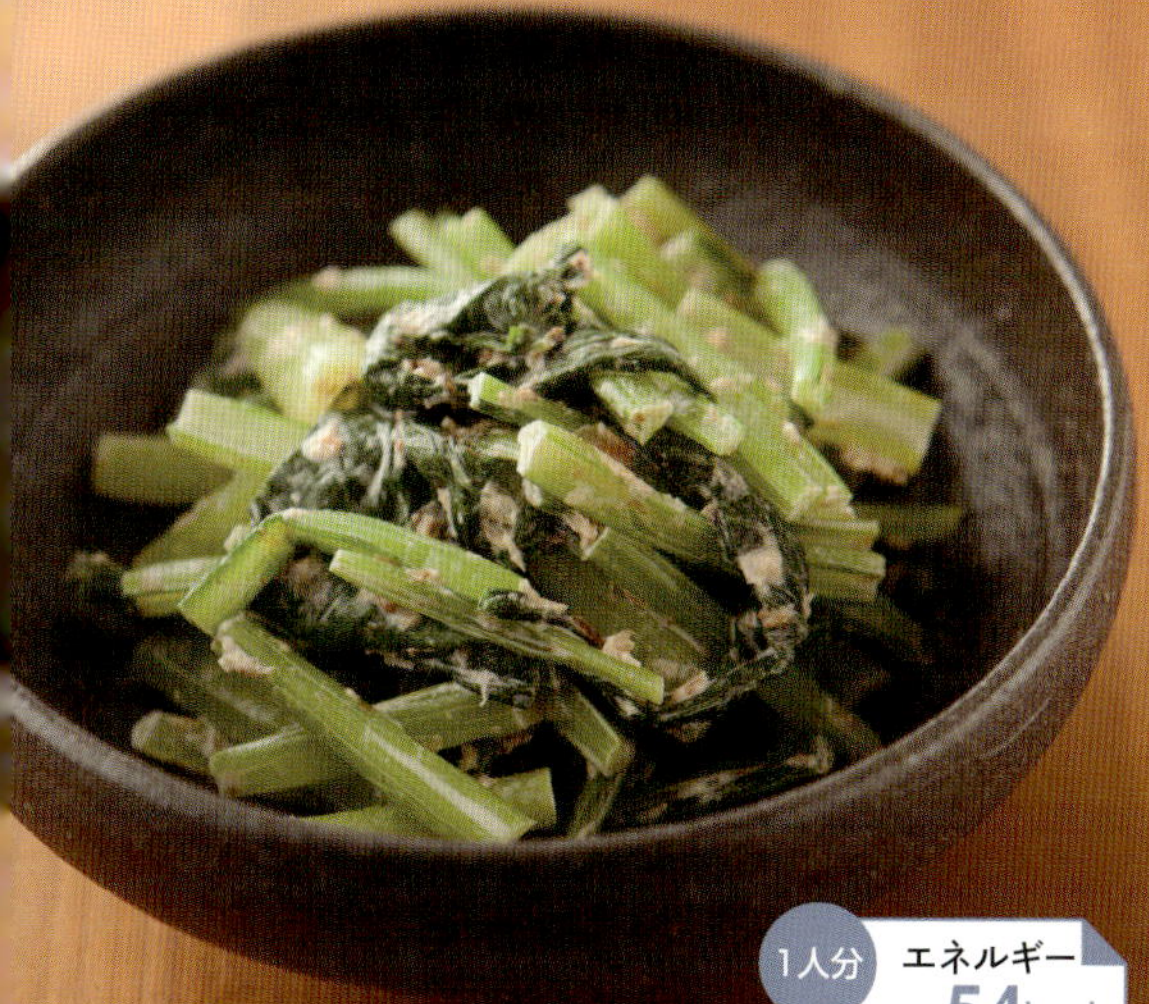

1人分	エネルギー 54kcal
糖質	1.0g
食物繊維	1.5g
塩分	0.5g

小松菜のおかかマヨネーズあえ

●材料／2人分

小松菜 …… 160g（½束）
おかかマヨネーズ
- マヨネーズ …… 小さじ2
- しょうゆ …… 小さじ1
- 削り節 …… 1袋（3g）

1. 小松菜は熱湯でさっとゆで、ザルに上げて水気をきる。3㎝長さに切り、水気を絞る。
2. ボウルにおかかマヨネーズの材料を入れてよく混ぜ合わせ、①を加えてあえる。

1人分	エネルギー 47kcal
糖質	4.8g
食物繊維	2.3g
塩分	0.4g

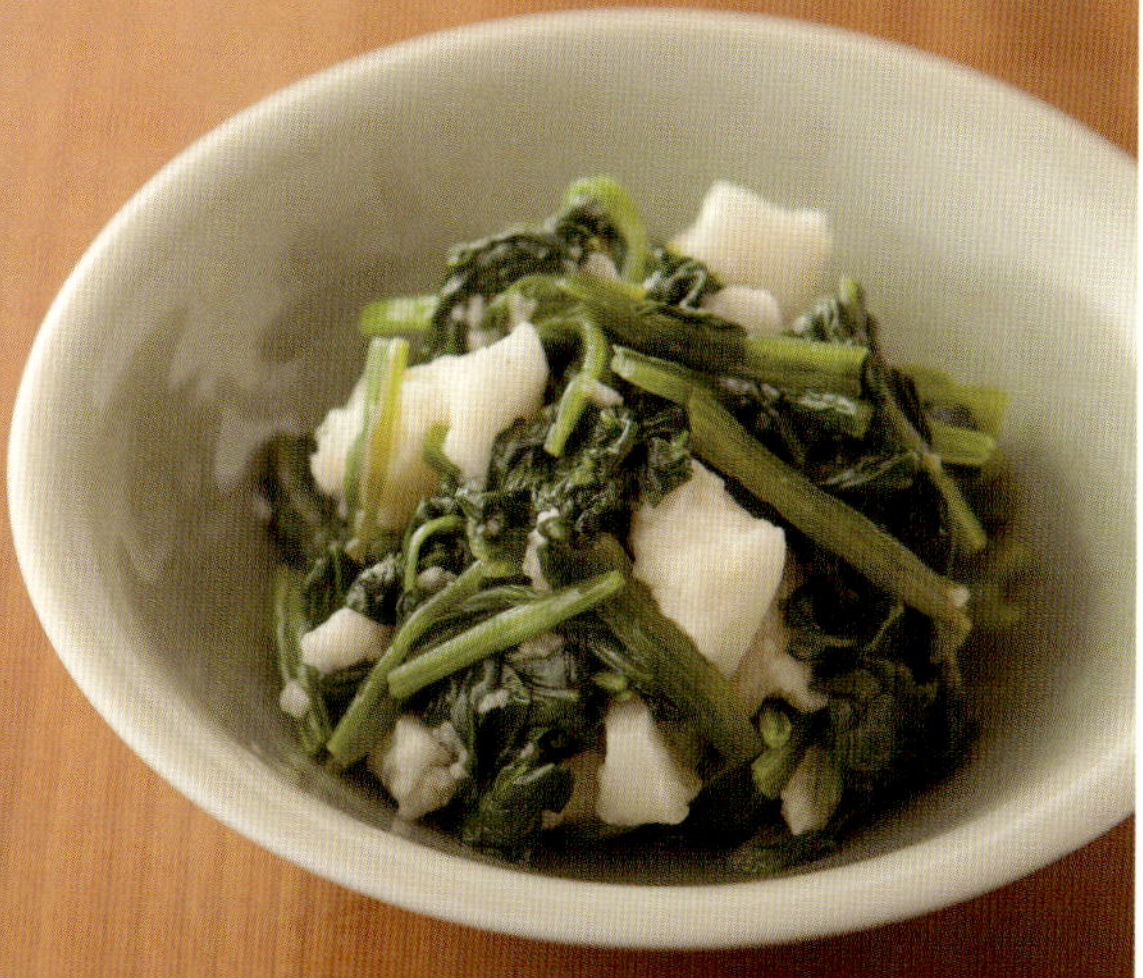

ほうれん草と山芋の中華あえ

●材料／2人分

ほうれん草 …… 140g（⅔束）
長芋 …… 60g（3～4㎝）
中華だれ
- しょうゆ …… 小さじ1
- ごま油 …… 小さじ½
- 酢 …… 小さじ2
- おろししょうが …… 少々

1. ほうれん草は熱湯でさっとゆで、ザルに上げて水気をきる。3㎝長さに切り、水気を絞る。
2. 長芋は皮をむき、ポリ袋に入れ、麺棒などでたたく。
3. ボウルに中華だれの材料を入れて混ぜ合わせ、①と②を加えてあえる。

おすすめ食材

根菜

ごぼう、大根、れんこん、かぶ……などに代表される根菜類は、なんといっても食物繊維を多く含んでいるのが特徴。

食物繊維は便秘予防だけでなく、体内の老廃物を排出するのに役立ちます。

かみ応えがあるので、早食いや食べ過ぎ防止にも効果あり。

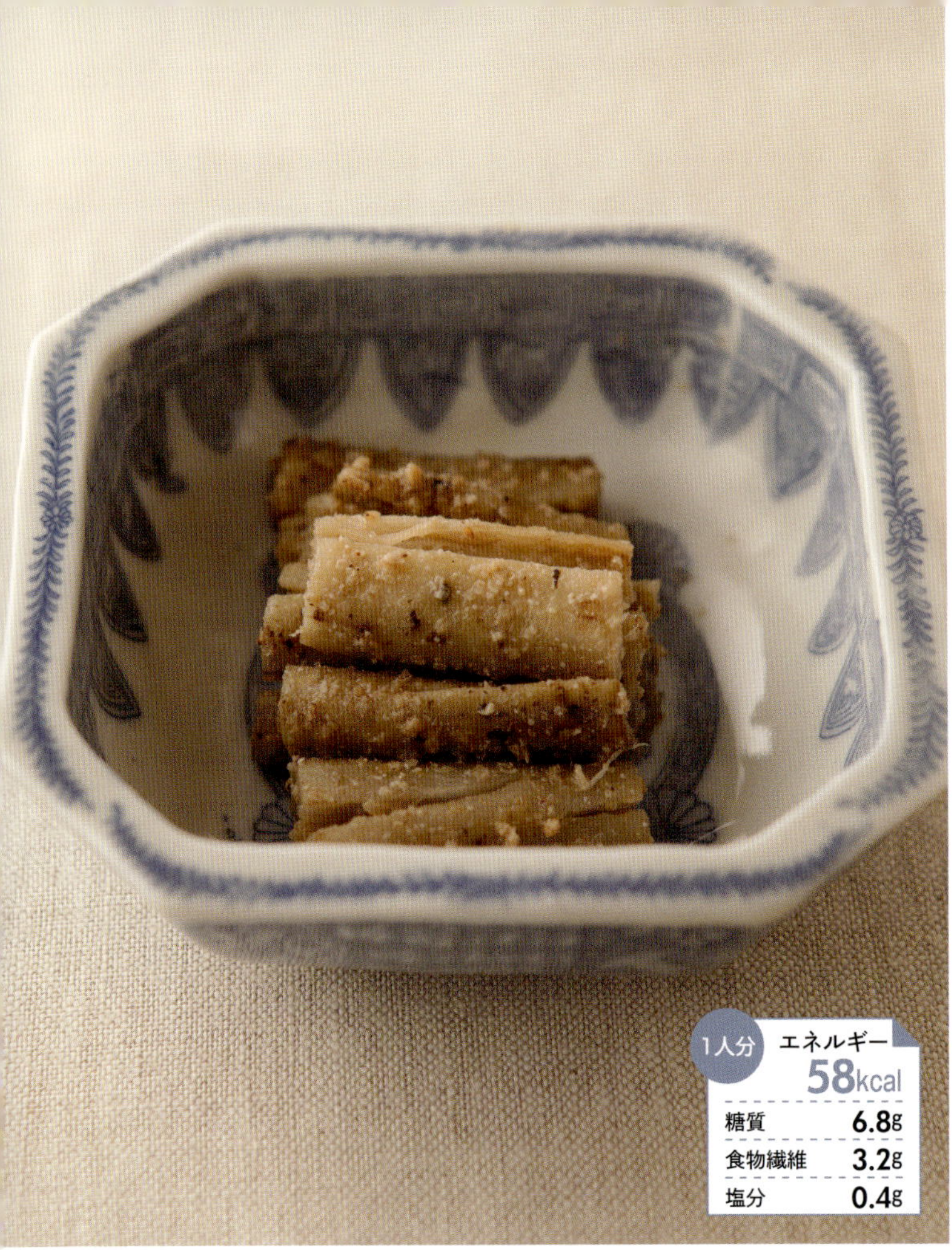

1人分

エネルギー	58kcal
糖質	6.8g
食物繊維	3.2g
塩分	0.4g

たたきごぼうのごまあえ

●材料／2人分×2回分

ごぼう……200g（1本）
ごまあえ衣
- 白すりごま……小さじ4
- しゅうゆ……小さじ2
- 砂糖……小さじ2

1. ごぼうは包丁で皮をこそげ、4等分の長さに切る。ラップをして電子レンジで1分30秒～2分加熱し、やわらかくなったら取り出す。
2. ①のごぼうをすりこ木や麺棒などでたたいてひびを入れ、食べやすい長さに切り分ける。
3. ごまあえ衣の材料をボウルに入れて混ぜ合わせ、②を加えてあえる。

まとめて作って保存容器に入れておけば、冷蔵庫で2～3日もつ。

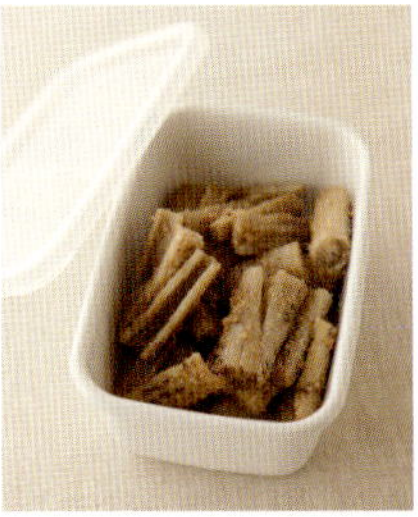

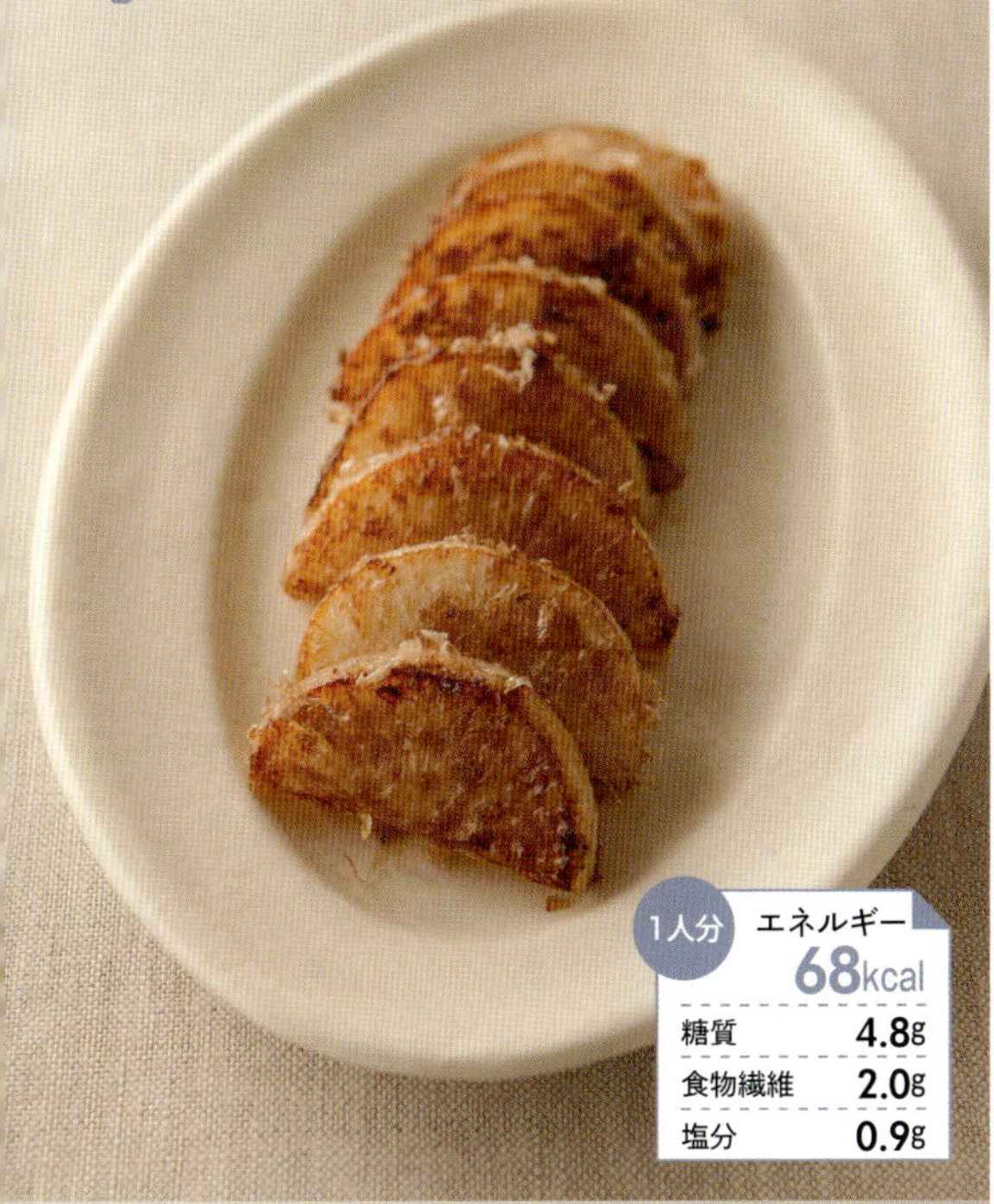

1人分	エネルギー 68kcal
糖質	4.8g
食物繊維	2.0g
塩分	0.9g

大根ステーキ

●材料／2人分

大根 ……………… 300g（10㎝）
サラダ油 ……………… 大さじ½
しょうゆ ……………… 小さじ2
削り節 ……………… 5g（1袋）

❶ 大根は皮をむいて8等分の厚さに切り、さらに半月切りにする。耐熱容器に入れてラップをし、電子レンジで2～3分加熱し、竹串を刺してみてスーッと通るくらいまでやわらかくする。
❷ フライパンにサラダ油を熱し、①を並べ入れ、両面をこんがりときつね色になるまで焼く。
❸ しょうゆ、削り節を加えてからめる。

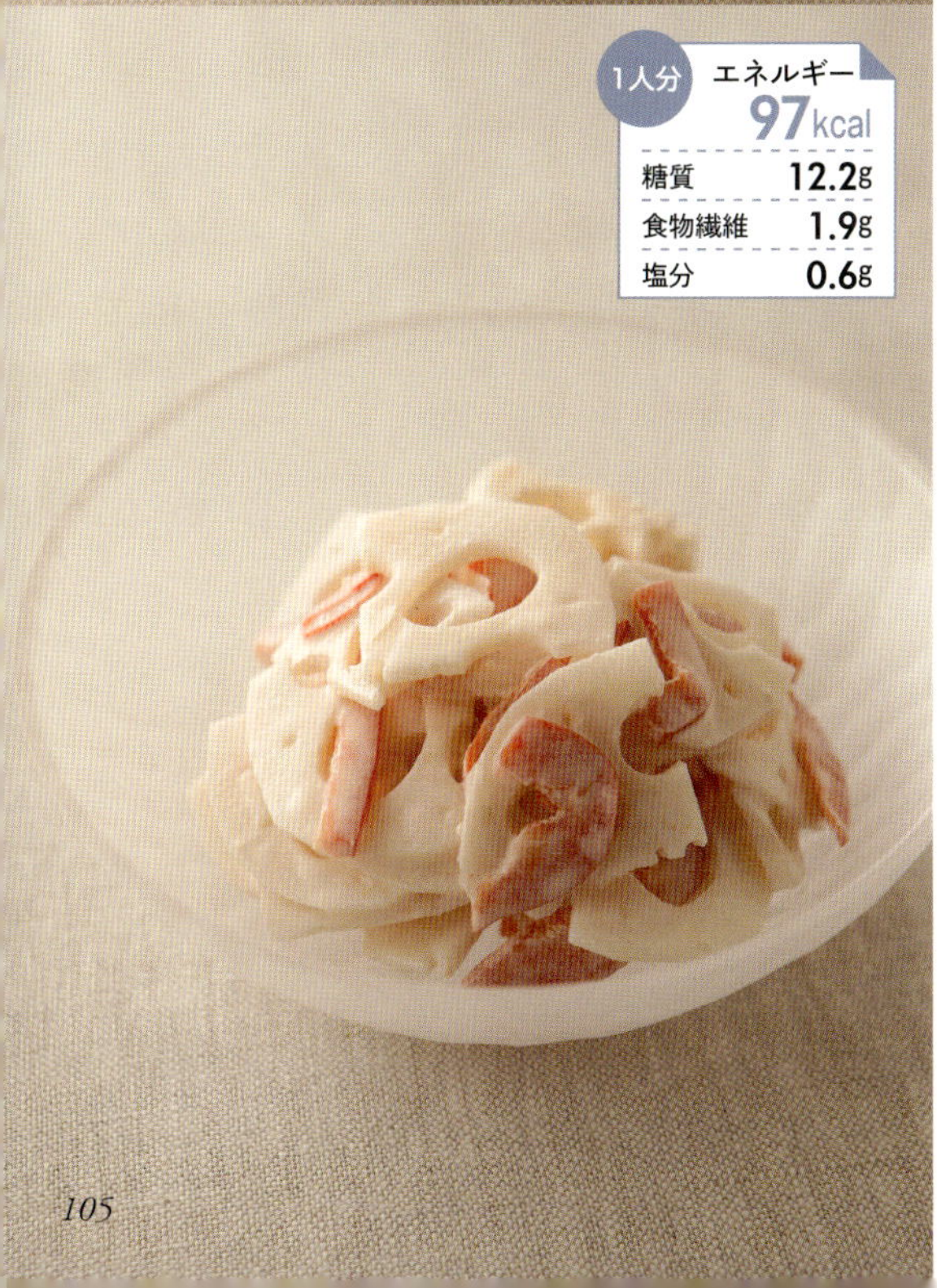

1人分	エネルギー 97kcal
糖質	12.2g
食物繊維	1.9g
塩分	0.6g

れんこんのサラダ

●材料／2人分

れんこん ……………… 140g（½節）
パプリカ（赤） ……………… 60g（½個）
ヨーグルトマヨネーズ
　マヨネーズ ……………… 小さじ2
　プレーンヨーグルト ……………… 小さじ2
　おろしわさび ……………… 少々
　塩、こしょう ……………… 各少々

❶ れんこんは皮をむき、薄いいちょう切りにする。パプリカは細切りにして食べやすい長さに切る。
❷ 耐熱容器に①を入れ、ラップをし、電子レンジで40～50秒加熱する。
❸ ヨーグルトマヨネーズの材料をボウルに入れて混ぜ合わせ、②を加えてあえる。

おすすめ食材

夏野菜

夏においしくなる野菜はビタミン類が豊富。特におすすめなのはオクラ、ニラ、ゴーヤ。オクラのネバネバ成分はコレステロール値を下げる効果、ニラの香り成分は糖質のエネルギー代謝を高める効果、ゴーヤの苦み成分には、血糖値を下げる効果があります。

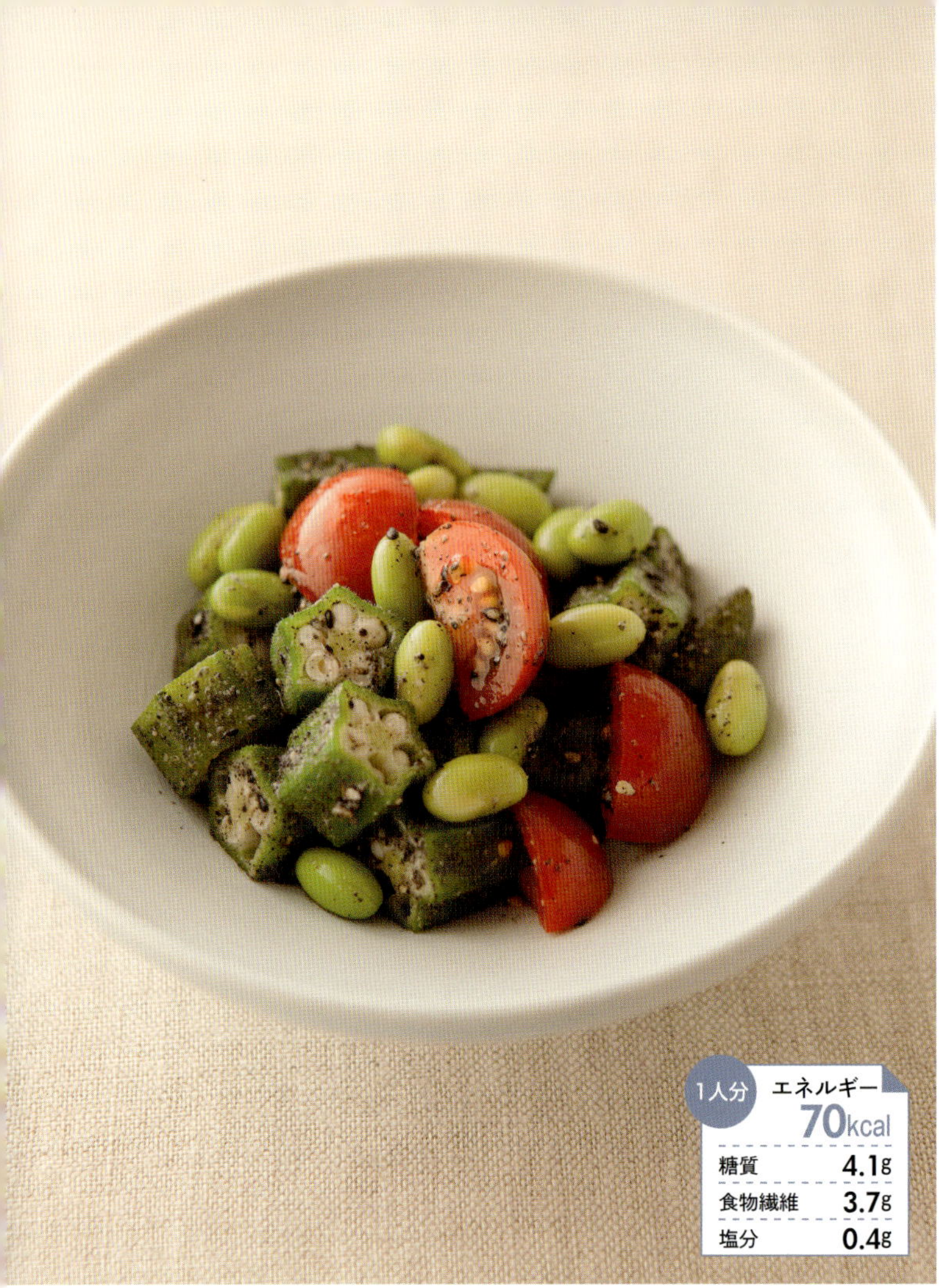

1人分	
エネルギー	70kcal
糖質	4.1g
食物繊維	3.7g
塩分	0.4g

オクラと枝豆の黒ごまサラダ

●材料／2人分

オクラ……80g（8本）
枝豆（ゆでたものまたは冷凍）……40g
ミニトマト……60g（4～5個）
黒ごまだれ
- 黒すりごま……小さじ2
- 酢……小さじ2
- しょうゆ……小さじ1

1. オクラはヘタを切り落とし、まわりのかたいガクをそぎ取る。塩少々（分量外）をこすりつけて表面の産毛を取り、洗う。ラップをして電子レンジで30～40秒加熱し、1cm幅に切る。
2. ミニトマトはヘタを取って4つ割りにする。枝豆はさやから出す。
3. 黒ごまだれの材料をボウルに入れて混ぜ合わせ、①と②を加えてあえる。

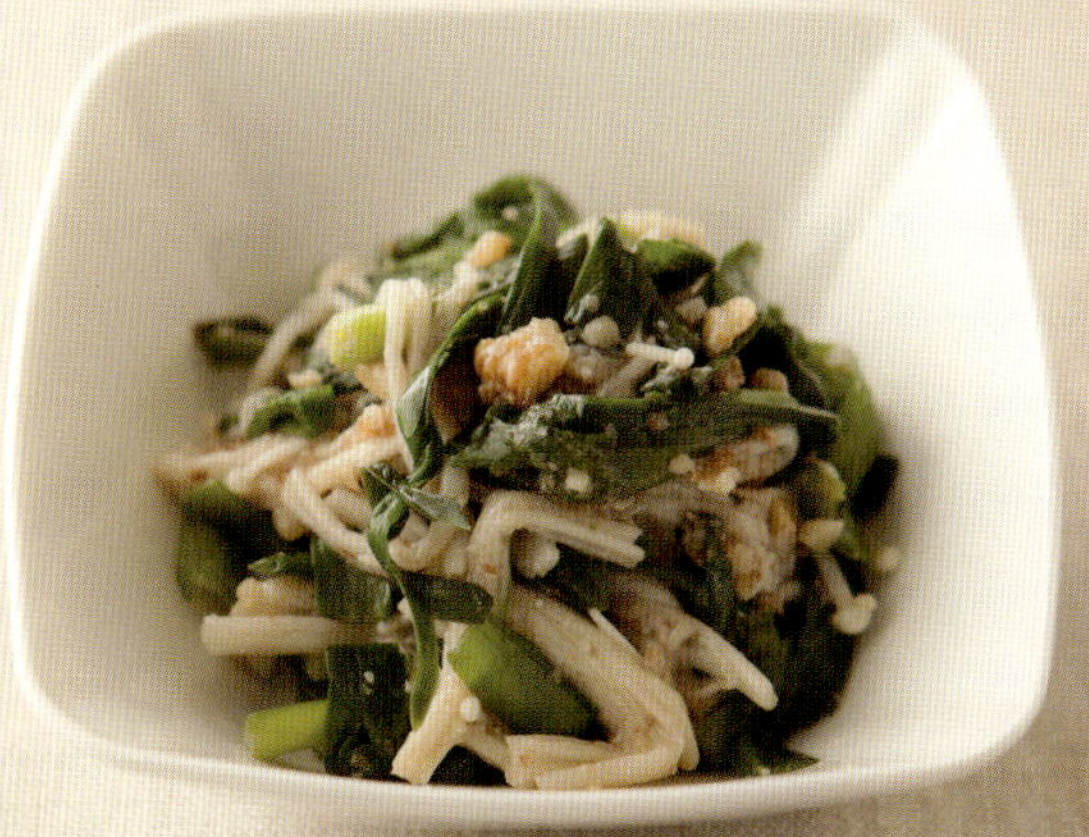

1人分

エネルギー	61kcal
糖質	3.7g
食物繊維	2.7g
塩分	0.7g

ニラのクルミあえ

●材料／2人分

ニラ……100g（1束）
えのきだけ……50g（½束）
クルミだれ
- クルミ……10g
- みりん……小さじ1
- しょうゆ……大さじ½
- 酢……小さじ2

❶ ニラは3～4㎝長さに切る。えのきだけは根元を切り落として半分の長さに切り、ほぐす。合わせて耐熱容器に入れ、ラップをして電子レンジで30～40秒加熱する。

❷ クルミだれを作る。クルミを粗く砕いてボウルに入れ、残りの材料を加えて混ぜる。

❸ ②に水気をきったニラとえのきだけを加えてあえる。

1人分

エネルギー	81kcal
糖質	3.2g
食物繊維	2.2g
塩分	0.5g

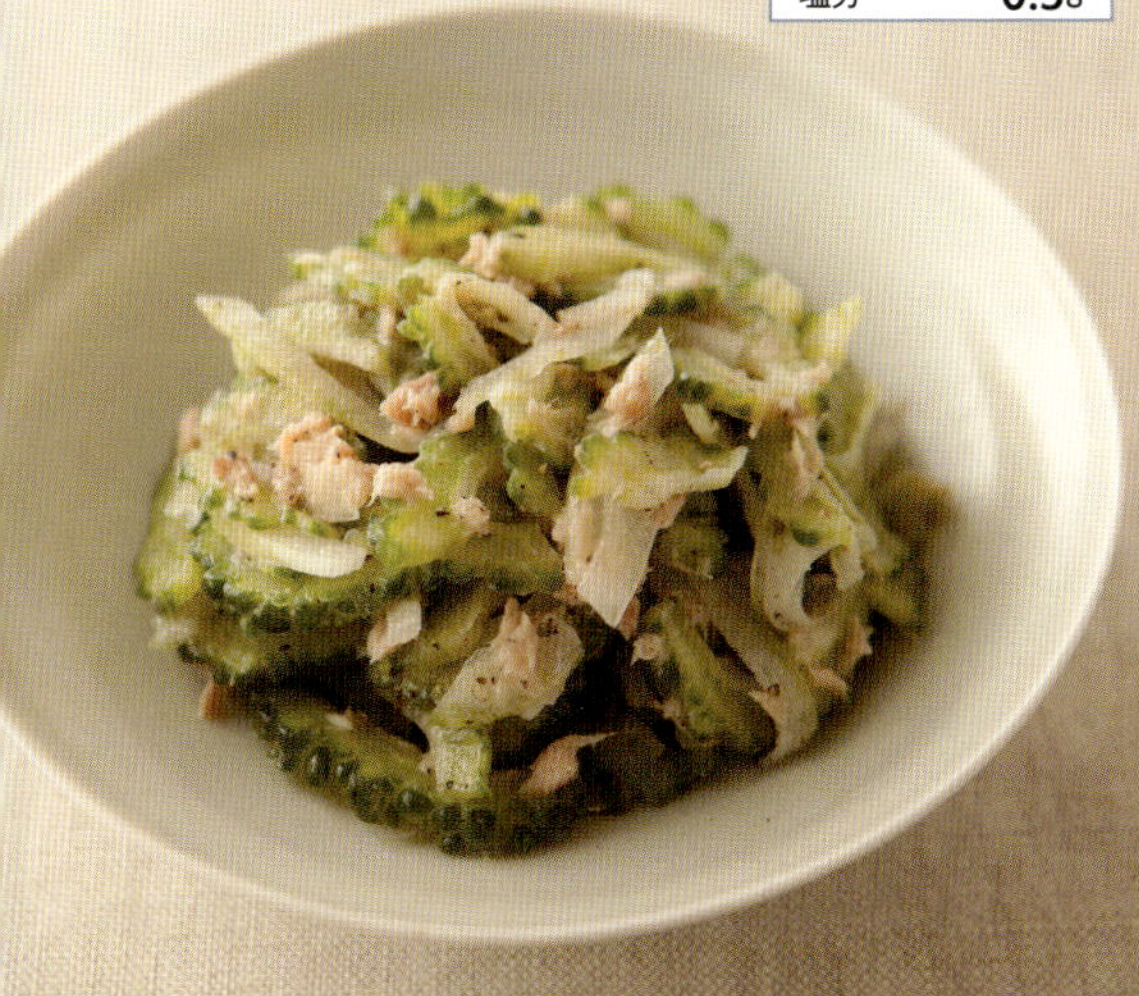

ゴーヤとツナのレモンあえ

●材料／2人分

ゴーヤ……140g（⅔本）
ツナ缶（オイル漬け）……40g（½缶）
玉ねぎ……50g（¼個）
レモン汁……小さじ2
塩、こしょう……各少々

❶ ゴーヤは縦半分に切ってワタと種を取り、薄切りにし、塩少々（分量外）をふって手でもみ、さっと洗う。耐熱容器に入れてラップをし、電子レンジで30～40秒加熱する。

❷ ツナはほぐす。玉ねぎは薄切りにし、水にさらして水気をきる。

❸ ボウルに①と②を入れ、レモン汁、塩、こしょうを加えてあえる。

おすすめ食材

トマト

トマトは抗酸化作用のあるリコピンのほか、ビタミンCや食物繊維、カリウムなど、体にうれしい栄養素が豊富に含まれています。生食するだけでなく、加熱するのもOK。また、ミニトマトは普通のトマトよりも栄養価のほとんどが上回っているので、おすすめです。

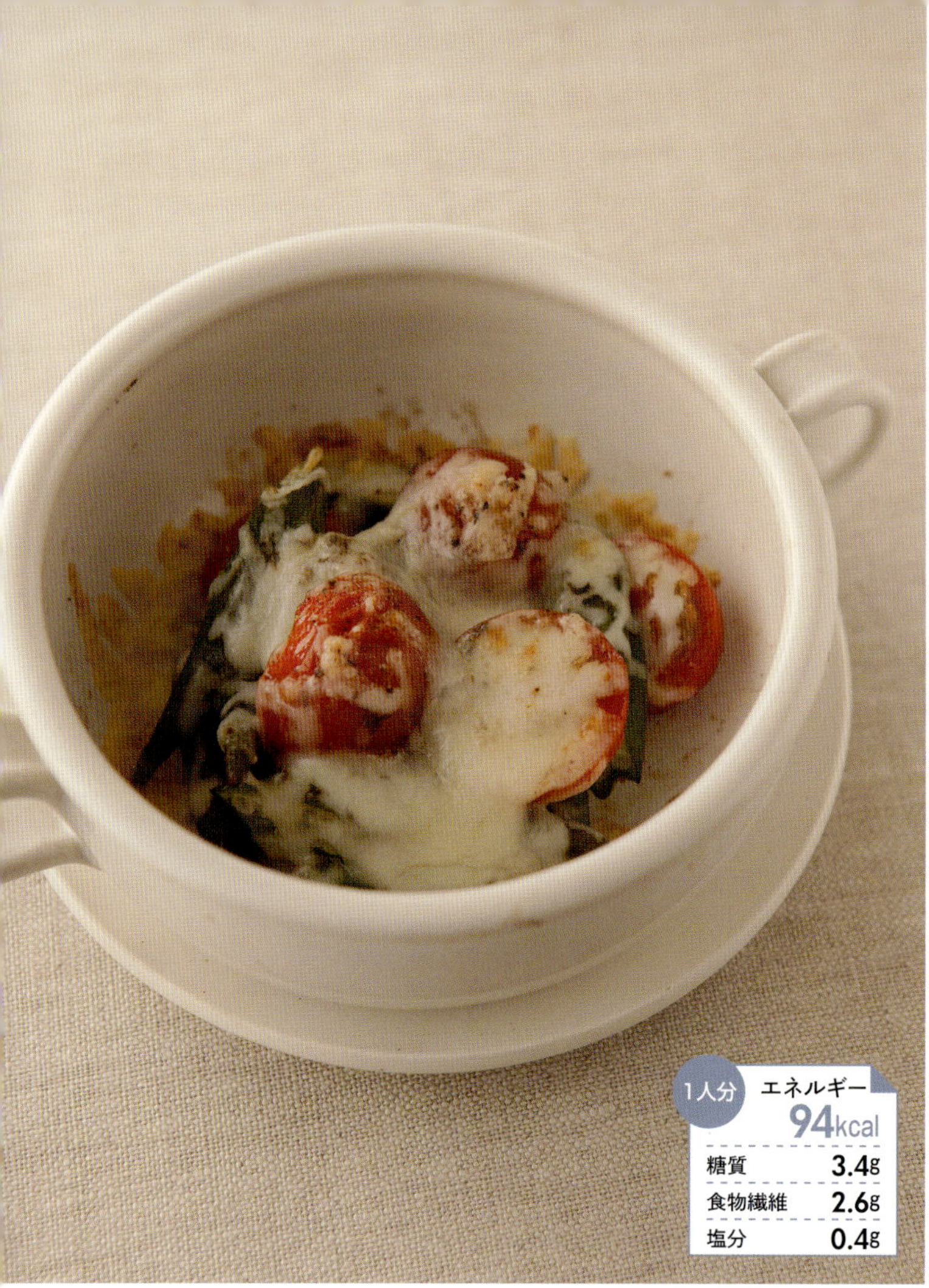

1人分

エネルギー	94kcal
糖質	3.4g
食物繊維	2.6g
塩分	0.4g

ミニトマトとオクラのチーズ焼き

●材料／2人分

ミニトマト …… 80g（6個）
オクラ …… 80g（8本）
おろしにんにく …… 少々
オリーブオイル …… 小さじ1
ピザ用チーズ …… 30g

❶ ミニトマトはヘタを取って半分に切る。
❷ オクラはヘタを切り落とし、まわりのかたいガクをそぎ取る。塩少々（分量外）をこすりつけて表面の産毛を取り、洗う。ラップをして電子レンジで30～40秒加熱し、3等分に切る。
❸ 耐熱性の器に①と②を入れ、おろしにんにくとオリーブオイルを合わせたものを加えてまぶす。
❹ ピザ用チーズをかけ、オーブントースターでチーズが溶けるまで3～4分焼く。

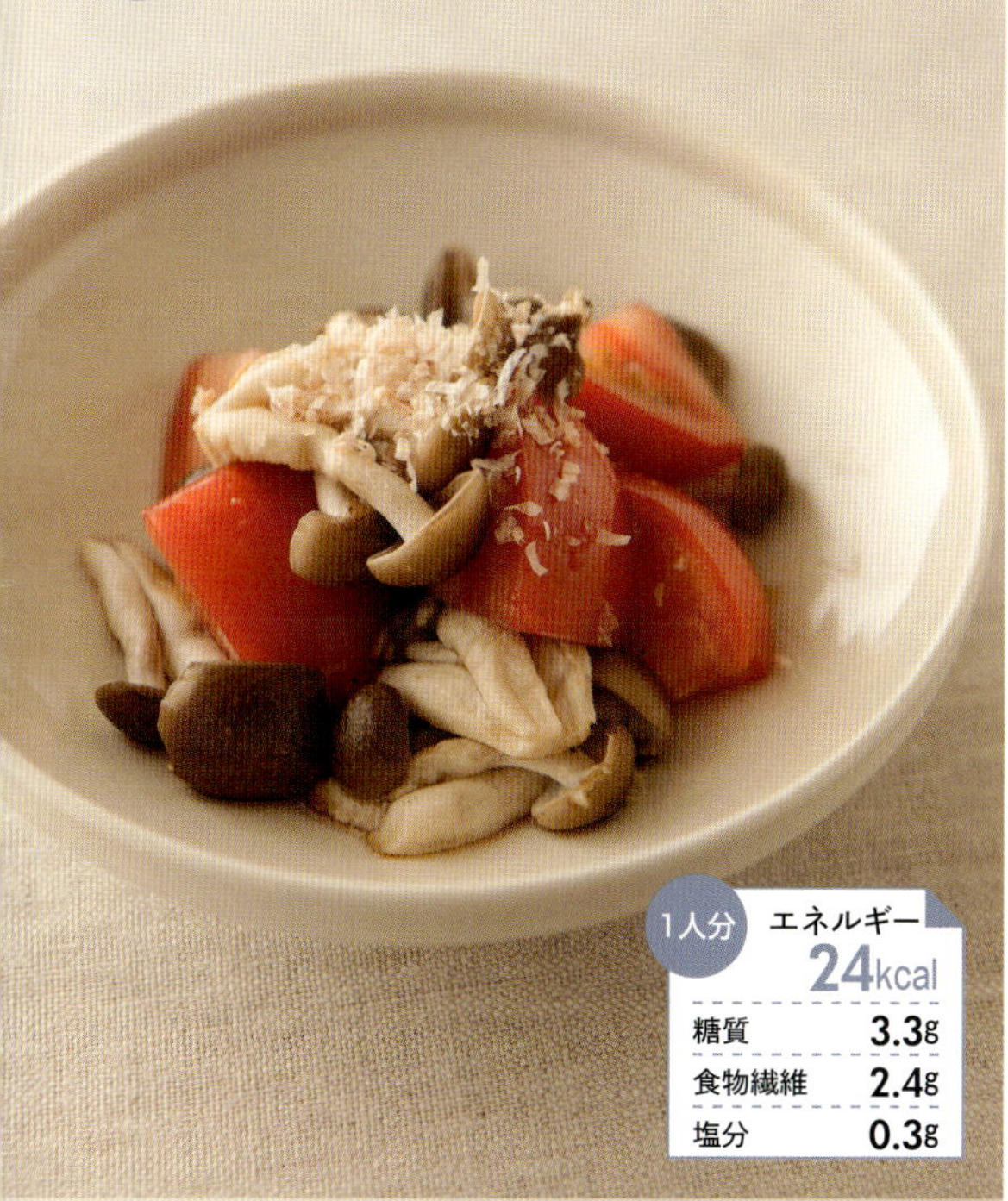

1人分 エネルギー	24kcal
糖質	3.3g
食物繊維	2.4g
塩分	0.3g

トマトと焼きしめじのめんつゆあえ

●材料／2人分

- トマト …… 100g（1個）
- しめじ …… 100g（1パック）
- めんつゆ（ストレート） …… 大さじ1
- 削り節 …… 少々

❶ トマトは一口大の乱切りにする。
❷ しめじは石づきを取って小房に分け、魚焼きグリルで焼く。
❸ ボウルに①と②を入れ、めんつゆであえる。
❹ 器に盛り、削り節をふる。

1人分 エネルギー	55kcal
糖質	7.9g
食物繊維	2.3g
塩分	0.3g

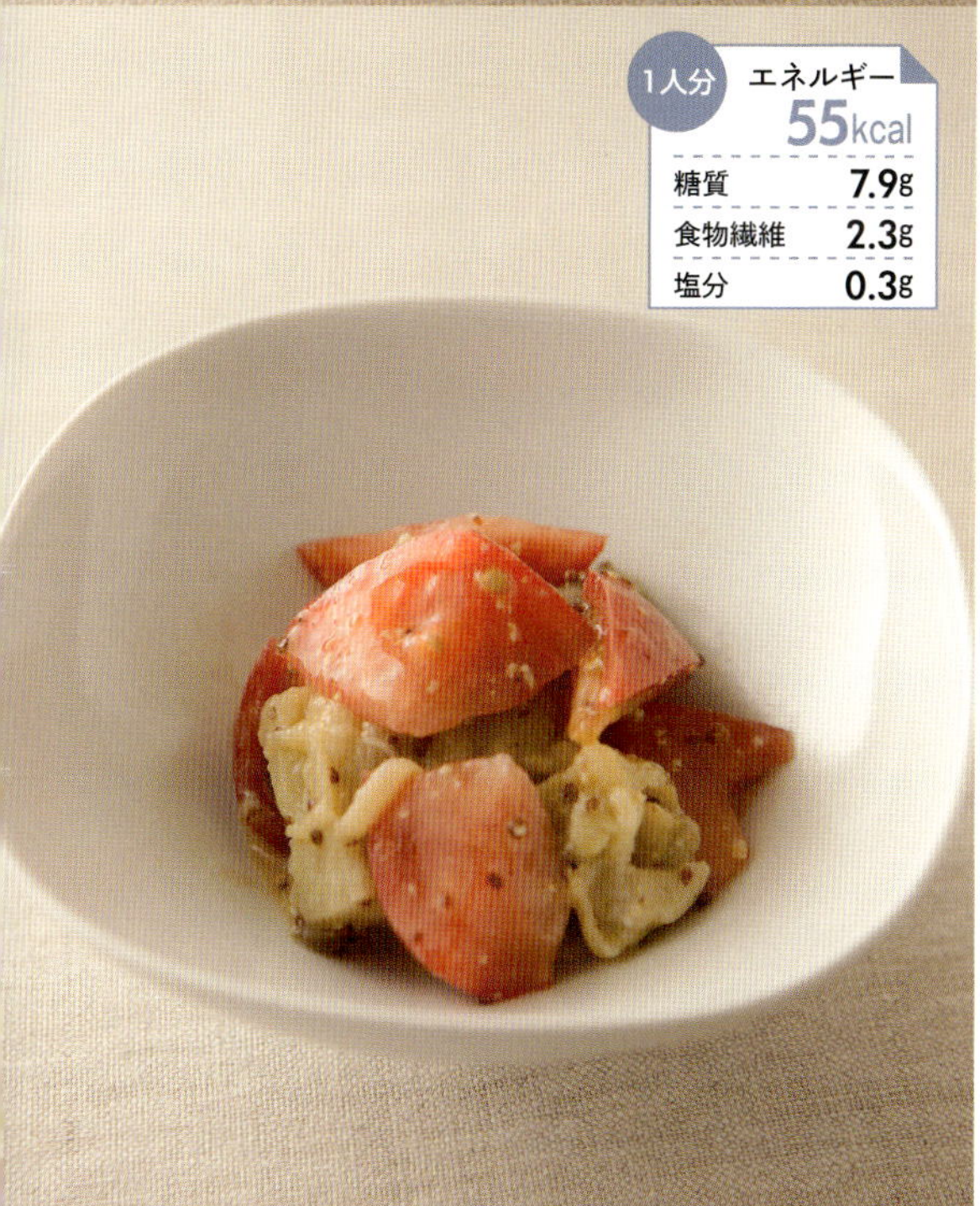

トマトとなすのハニーマスタードあえ

●材料／2人分

- トマト …… 100g（1個）
- なす …… 160g（2本）
- ハニーマスタード
  - 粒マスタード …… 大さじ1
  - はちみつ …… 小さじ1

❶ トマトはくし形に切り、さらに半分に切る。
❷ なすはヘタをとり、真っ黒に焦げるまで魚焼きグリルで焼く。皮をむき、4等分に切る。
❸ ボウルにハニーマスタードの材料を入れて混ぜ合わせ、①と②を加えてあえる。

おすすめ食材

玉ねぎ

玉ねぎの辛みや独特の香りには抗酸化作用があり、血流をよくしたり、免疫力を上げる効果があります。また、コレステロール値を低下させたり、血圧を下げる効果も。ここでは溶け出た栄養成分を余すところなく摂れるスープとスープ煮を紹介。

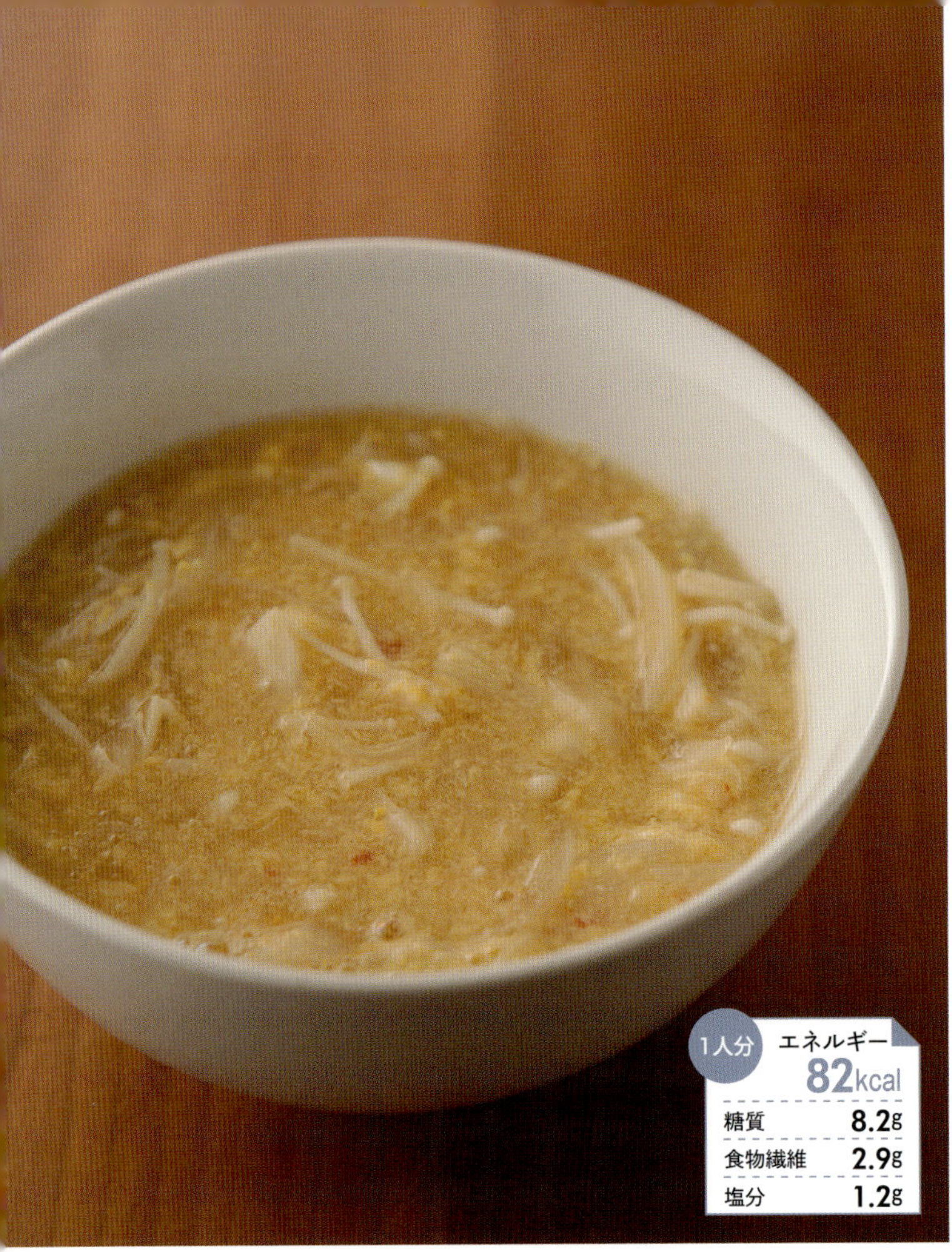

1人分	
エネルギー	82kcal
糖質	8.2g
食物繊維	2.9g
塩分	1.2g

玉ねぎの酸辣《サンラー》スープ

●材料／2人分

- 玉ねぎ……100g（½個）
- えのきだけ……100g（1袋）
- 中華スープの素……小さじ1
- おろししょうが……少々
- 酢……大さじ1
- しょうゆ……小さじ1
- 豆板醤（好みで）……小さじ½弱
- 水溶き片栗粉
- ┌ 片栗粉、水……各小さじ1
- 溶き卵……1個分

1. 玉ねぎは薄切りにする。えのきだけは根元を切り落とし、半分の長さに切ってほぐす。
2. 鍋に水1½カップ、①、中華スープの素を入れて火にかけ、玉ねぎがやわらかくなったら、おろししょうが、酢、しょうゆ、豆板醤で調味する。
3. 水溶き片栗粉の材料を混ぜ合わせ、②に加え、ゆっくりと混ぜながらとろみをつける。
4. 溶き卵を回し入れ、半熟程度に火が通ったら火を止める。

玉ねぎとトマトのスープ煮

●材料／2人分

- 玉ねぎ …… 200g（1個）
- トマト …… 100g（1個）
- 顆粒スープの素 …… 小さじ1
- 塩 …… 小さじ1/5
- 粗びき黒こしょう …… 適量

1. 玉ねぎは細めのくし形に切り、トマトもくし形に切る。
2. 鍋に水1カップ強、①、顆粒スープの素を入れて火にかけ、玉ねぎに火が通るまで煮る。塩で味を調える。
3. 器に注ぎ入れ、粗びき黒こしょうをふる。

1人分	エネルギー 50kcal
糖質	9.6g
食物繊維	2.1g
塩分	1.1g

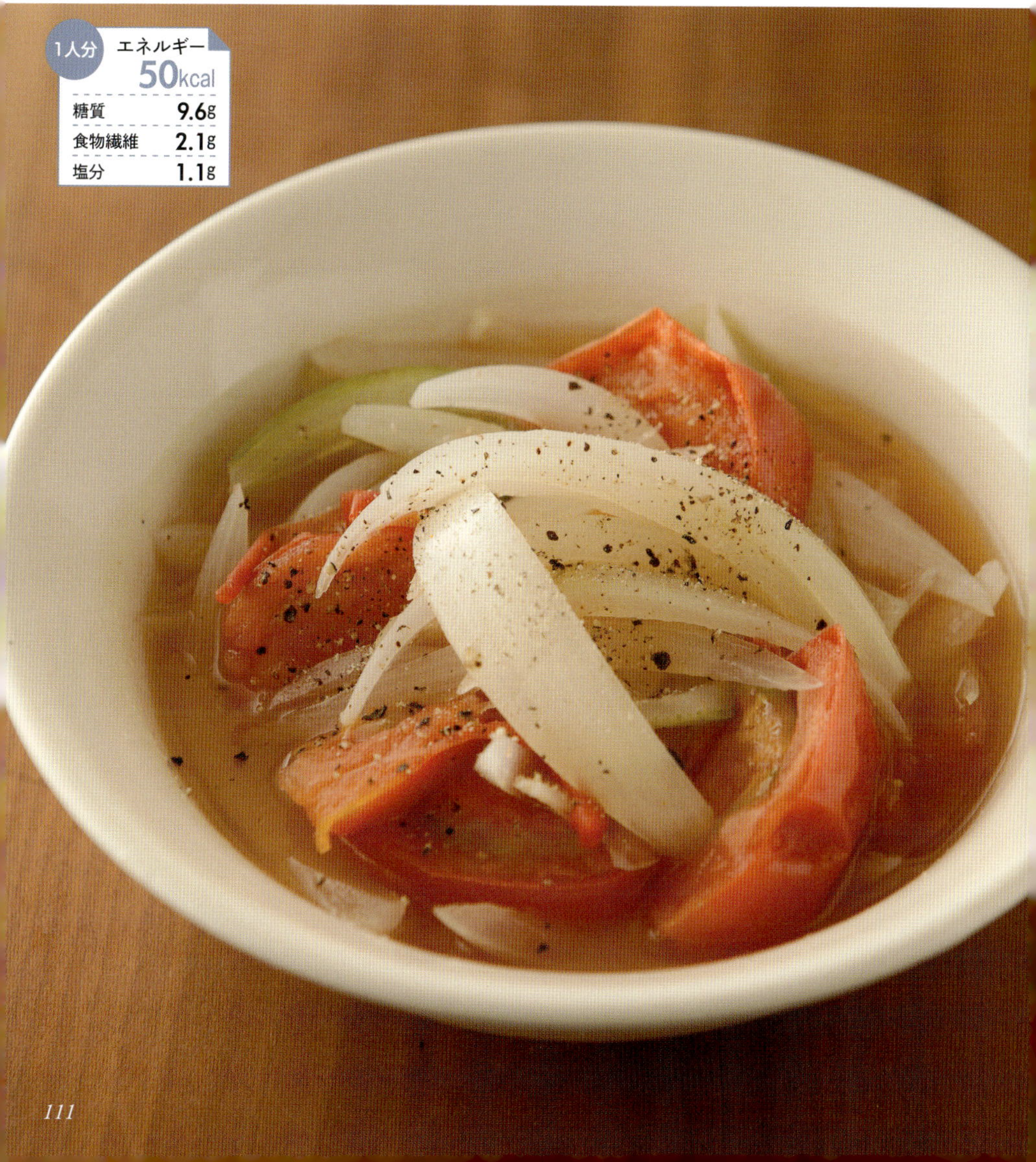

おすすめ食材

にんじん

にんじんは食物繊維やビタミンCのほか、β-カロテンを多く含んでいるのが特徴。抗酸化作用にすぐれ、皮膚や粘膜を健康に保ちます。このβ-カロテンは油と一緒に摂ると吸収率が高まるので、炒めものや揚げもの、ドレッシングやマヨネーズを使ったサラダにするとよいでしょう。

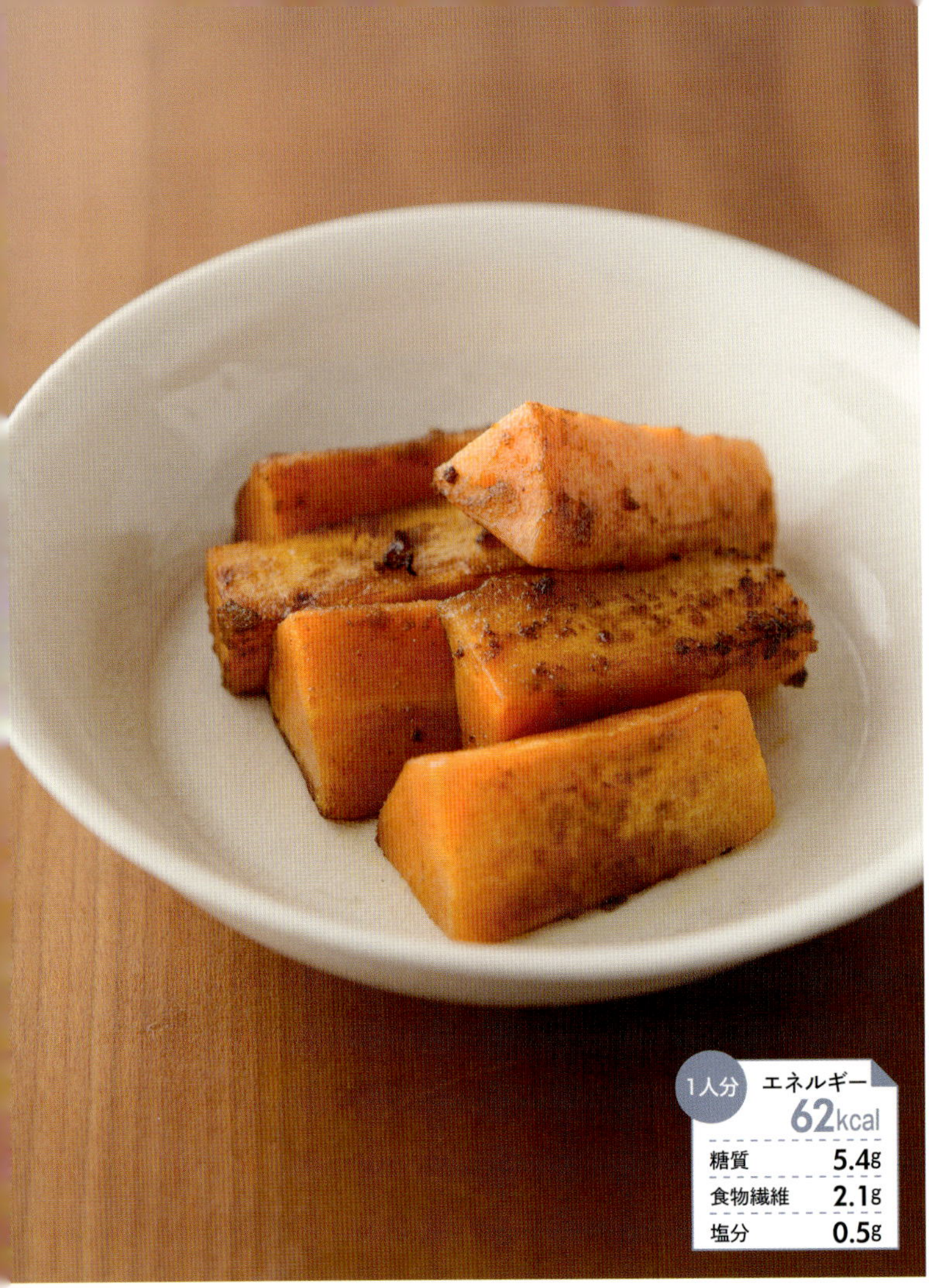

1人分 エネルギー 62kcal

糖質	5.4g
食物繊維	2.1g
塩分	0.5g

にんじんのカレーじょうゆ炒め

●材料／2人分

にんじん……150g（¾本）
オリーブオイル……大さじ½
カレー粉……小さじ½
しょうゆ……小さじ1
酒……小さじ1

1. にんじんは4～5㎝長さに切り、縦6～8つ割りにする。耐熱容器に入れてラップをし、電子レンジで1分～1分30秒加熱する。
2. フライパンにオリーブオイルを熱して①を入れ、焼き色がつくまで炒める。
3. カレー粉、しょうゆ、酒を混ぜ合わせ、②に加え、汁気がなくなるまでさらに炒める。

にんじんのコールスロー風

●材料／2人分×2回分

- にんじん……200g（1本）
- ピーマン……120g（4個）
- 塩……小さじ2/5
- 粒マスタードマヨネーズ
  - マヨネーズ……大さじ1
  - 粒マスタード……小さじ4
  - こしょう……少々

❶ にんじんは食べやすい長さに切り、せん切りにする。ピーマンは種を取ってせん切りにする。

❷ ボウルに①を入れ、塩をふって手でもみ、少しおく。

❸ 別のボウルに粒マスタードマヨネーズの材料を入れて混ぜ合わせ、水気をきった②を加えてあえる。

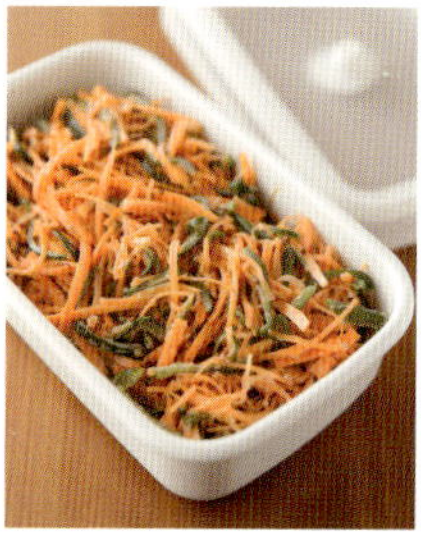

まとめて作って保存容器に入れておけば、冷蔵庫で2～3日もつ。

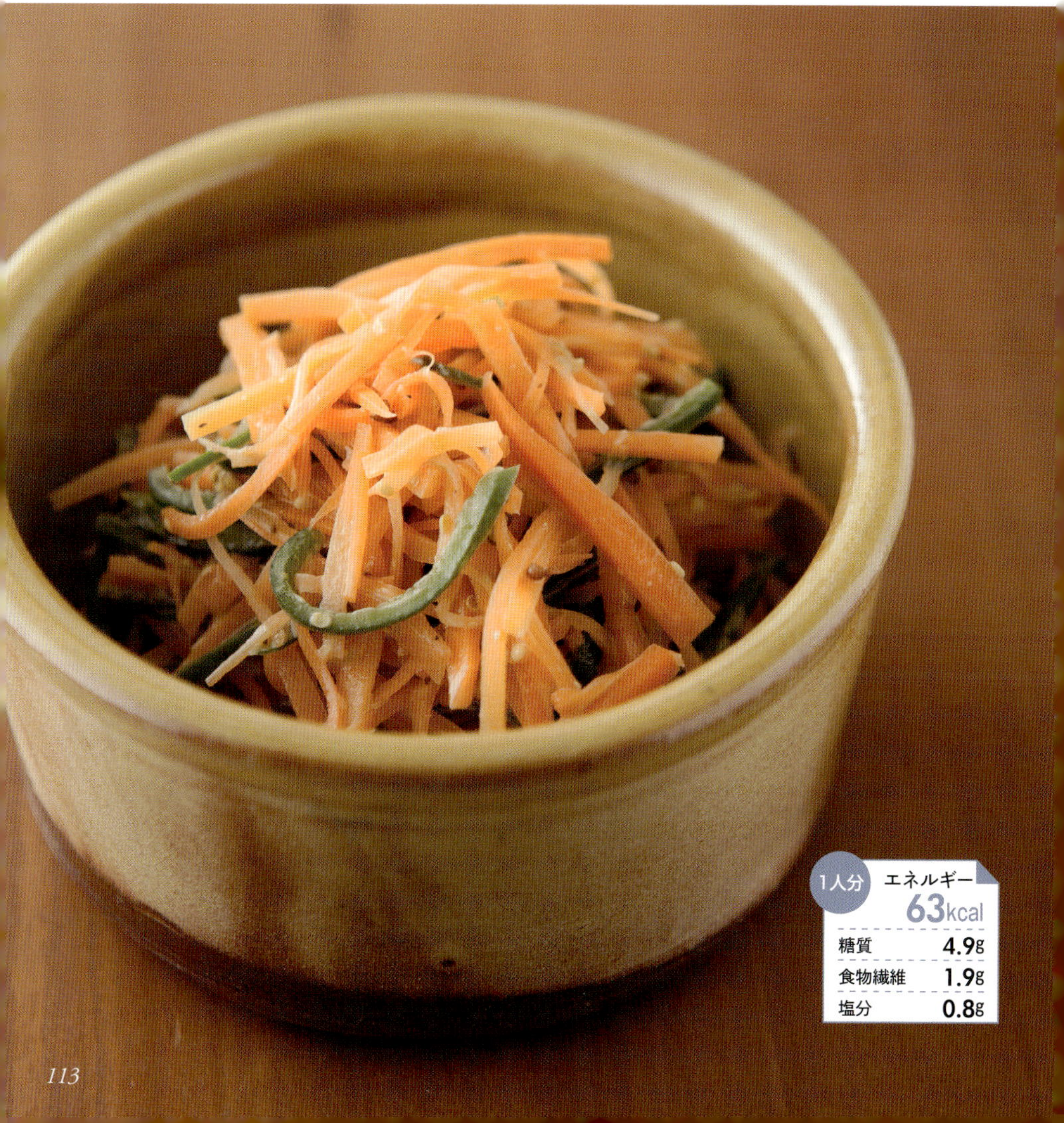

1人分	
エネルギー	63kcal
糖質	4.9g
食物繊維	1.9g
塩分	0.8g

おすすめ食材

ブロッコリー

ビタミンCやβ-カロテン、食物繊維のほか、細胞の再生を助ける葉酸が多いのが特徴。和洋中どんな味つけにも合うので、使いやすい野菜といえます。ここでは、レンジ加熱したブロッコリーを使ったクイックレシピを紹介。

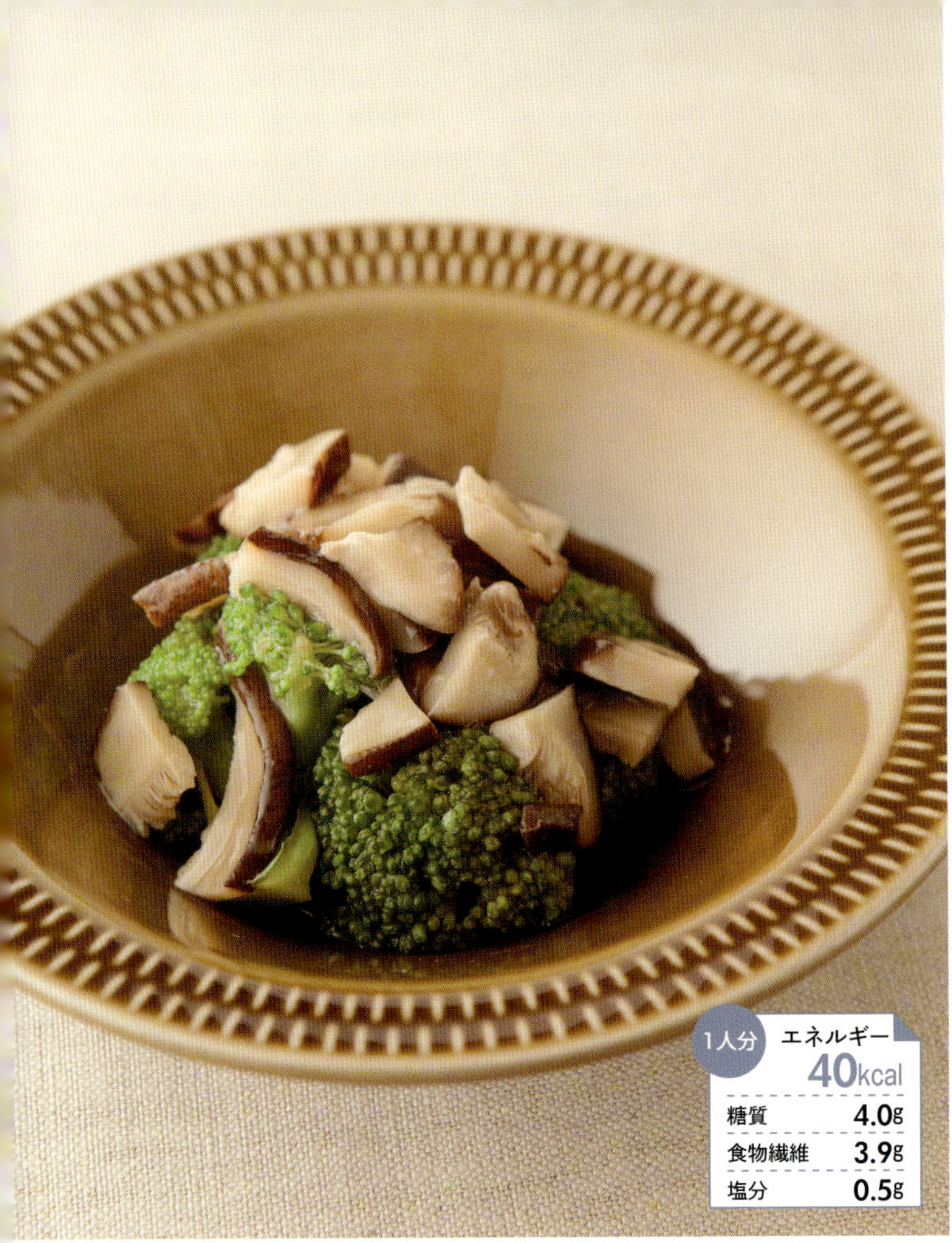

1人分

エネルギー	40kcal
糖質	4.0g
食物繊維	3.9g
塩分	0.5g

ブロッコリーのしいたけあん

●材料／2人分

ブロッコリー……120g（½個）

しいたけあん

- 干ししいたけスライス（市販）……10g
- しょうゆ……小さじ1
- みりん……小さじ1
- おろししょうが……少々
- 水溶き片栗粉
  - 片栗粉、水……各小さじ1

❶ ブロッコリーは小房に分け、耐熱容器に入れてラップをし、電子レンジで40秒〜1分加熱する。

❷ しいたけあんを作る。別の耐熱容器に干ししいたけ、水1カップを入れてラップをし、電子レンジで約1分加熱し、やわらかく戻す。

❸ ②を戻し汁ごと鍋に入れ、しょうゆ、みりん、おろししょうがを加えて火にかけ、煮立ったら水溶き片栗粉を回し入れてゆっくりと混ぜ、とろみをつける。

❹ 器に①を盛り、③のしいたけあんをかける。

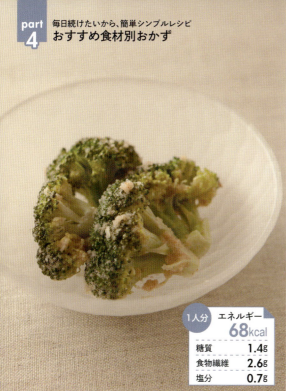

1人分	エネルギー 68kcal
糖質	1.4g
食物繊維	2.6g
塩分	0.7g

ブロッコリーの明太マヨネーズあえ

●材料／2人分

ブロッコリー …… 120g(½個)
明太マヨネーズ
- 明太子 …… 20g
- マヨネーズ …… 小さじ2

1. ブロッコリーは小房に分け、耐熱容器に入れてラップをし、電子レンジで40秒～1分加熱する。
2. 明太子は薄皮に包丁で切り込みを入れ、身をしごき出して薄皮を取り除く。
3. ボウルに②とマヨネーズを入れて混ぜ合わせ、①を加えてあえる。

1人分	エネルギー 56kcal
糖質	1.2g
食物繊維	2.7g
塩分	0.5g

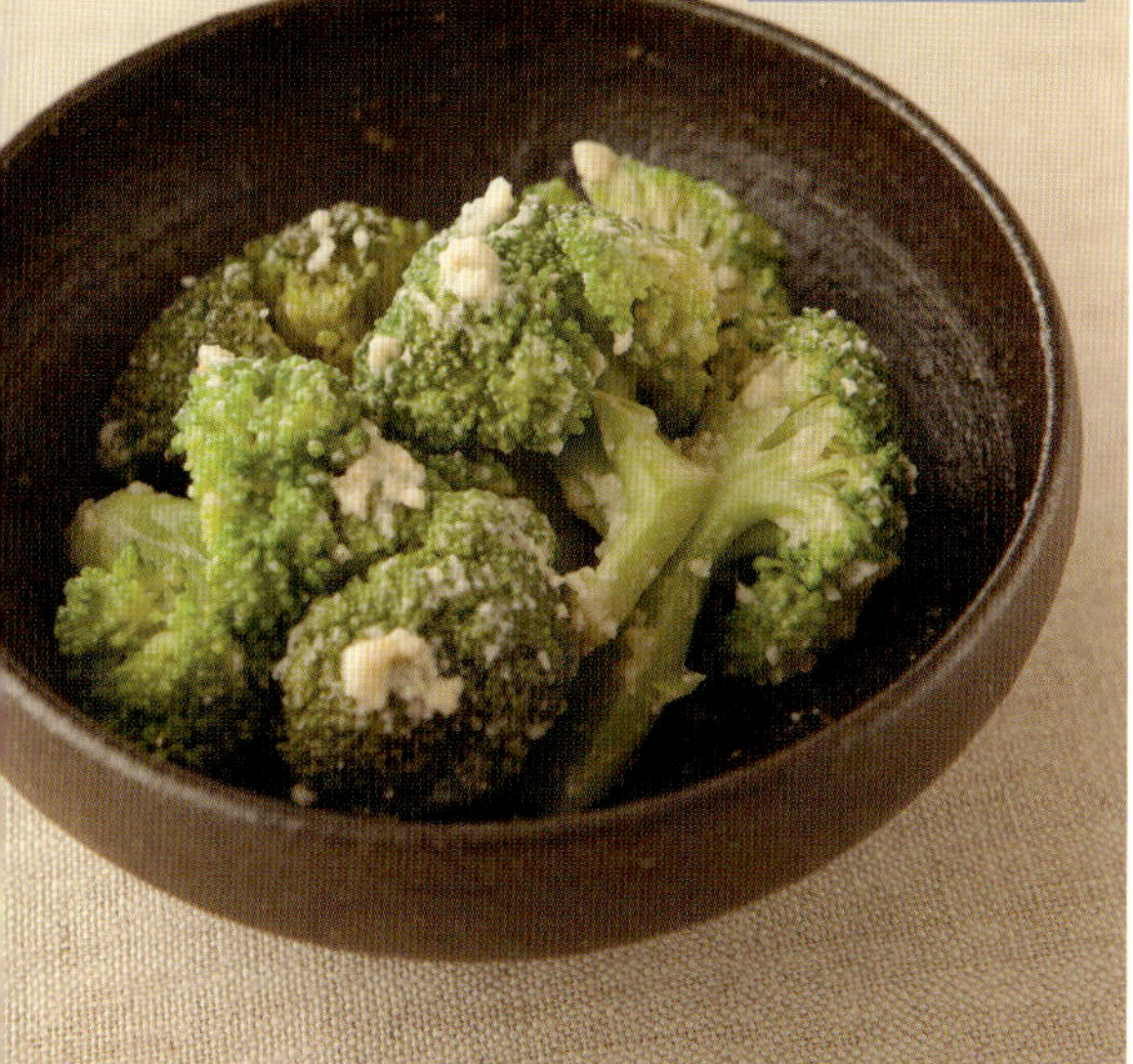

ブロッコリーのチーズみそあえ

●材料／2人分

ブロッコリー …… 120g(½株)
チーズみそ
- パルメザン粉チーズ …… 大さじ2
- 牛乳 …… 大さじ1
- みそ …… 小さじ½

1. ブロッコリーは小房に分け、耐熱容器に入れてラップをし、電子レンジで40秒～1分加熱する。
2. ボウルにチーズみその材料を入れて混ぜ合わせ、①を加えてあえる。

おすすめ食材

きのこ

しいたけ、しめじ、えのきだけ、なめこ、舞たけ、エリンギ、マッシュルーム……、きのこはどれも低カロリーで食物繊維が豊富。すすんで摂りたい食材のひとつです。きのこは洗うと香りが落ちるので、そのまま、もしくは軽く汚れを拭く程度にし、石づきを取って使います。

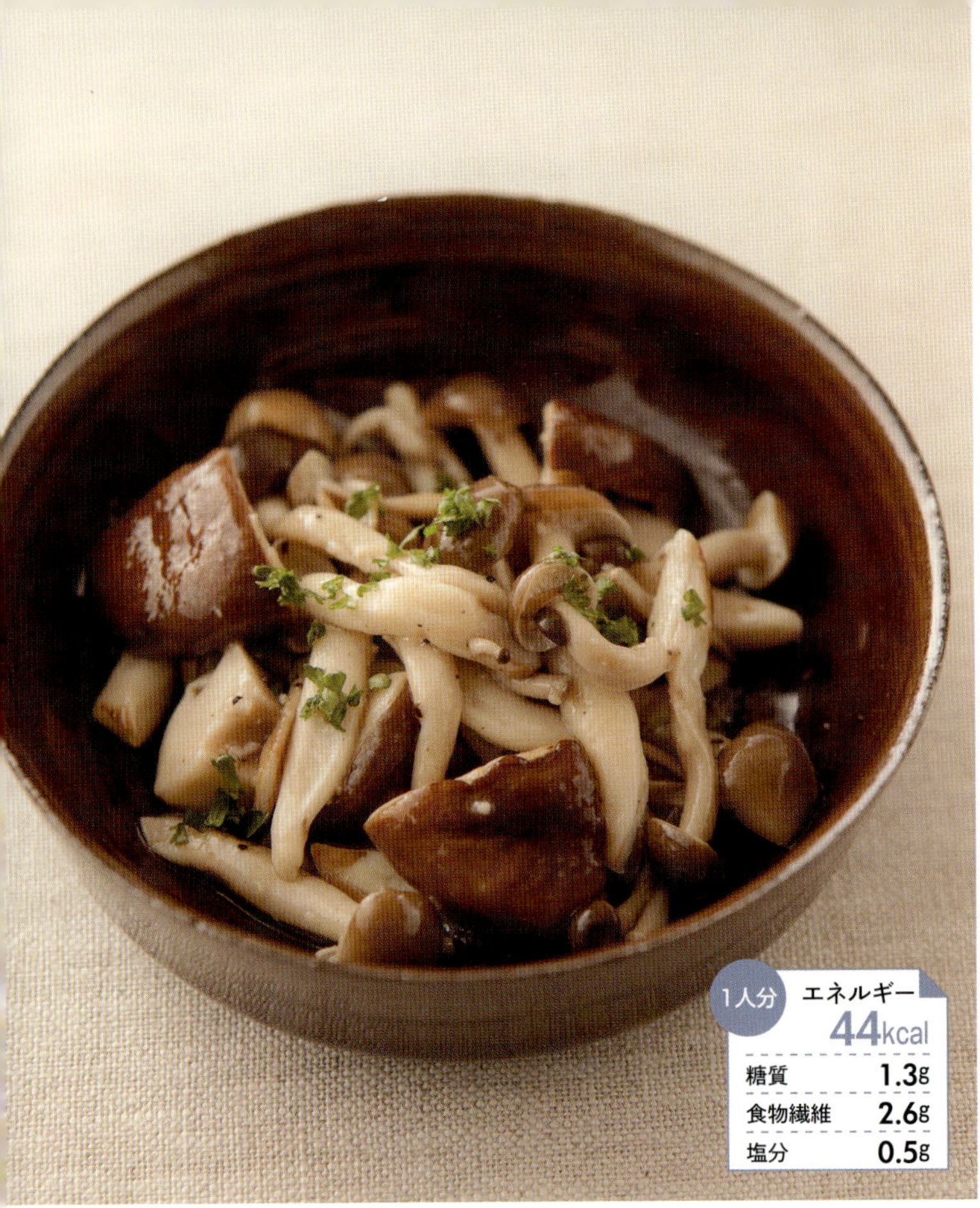

1人分

エネルギー	44kcal
糖質	1.3g
食物繊維	2.6g
塩分	0.5g

きのこのマリネ

●材料／2人分×2回分

しいたけ …………… 80g（4枚）
しめじ …………… 200g（2パック）
オリーブオイル …………… 大さじ1
おろしにんにく …………… 少々
白ワインビネガー …………… 大さじ3
塩 …………… 小さじ2/5
こしょう …………… 少々
パセリのみじん切り …………… 少々

1. しいたけは石づきを取り、4等分に切る。しめじは石づきを取って小房に分ける。
2. フライパンにオリーブオイル、おろしにんにくを入れて火にかけ、香りが出たら①を入れ、しんなりするまで炒める。
3. バットや保存用袋に②を入れ、白ワインビネガー、塩、こしょうを加えて混ぜる。10分ほどおいて味をなじませる。
4. 器に③の半量を盛り、パセリをふる。

まとめて作って保存容器に入れておけば、冷蔵庫で2～3日もつ。

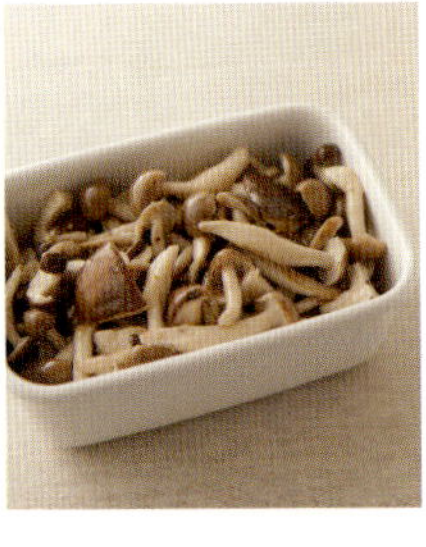

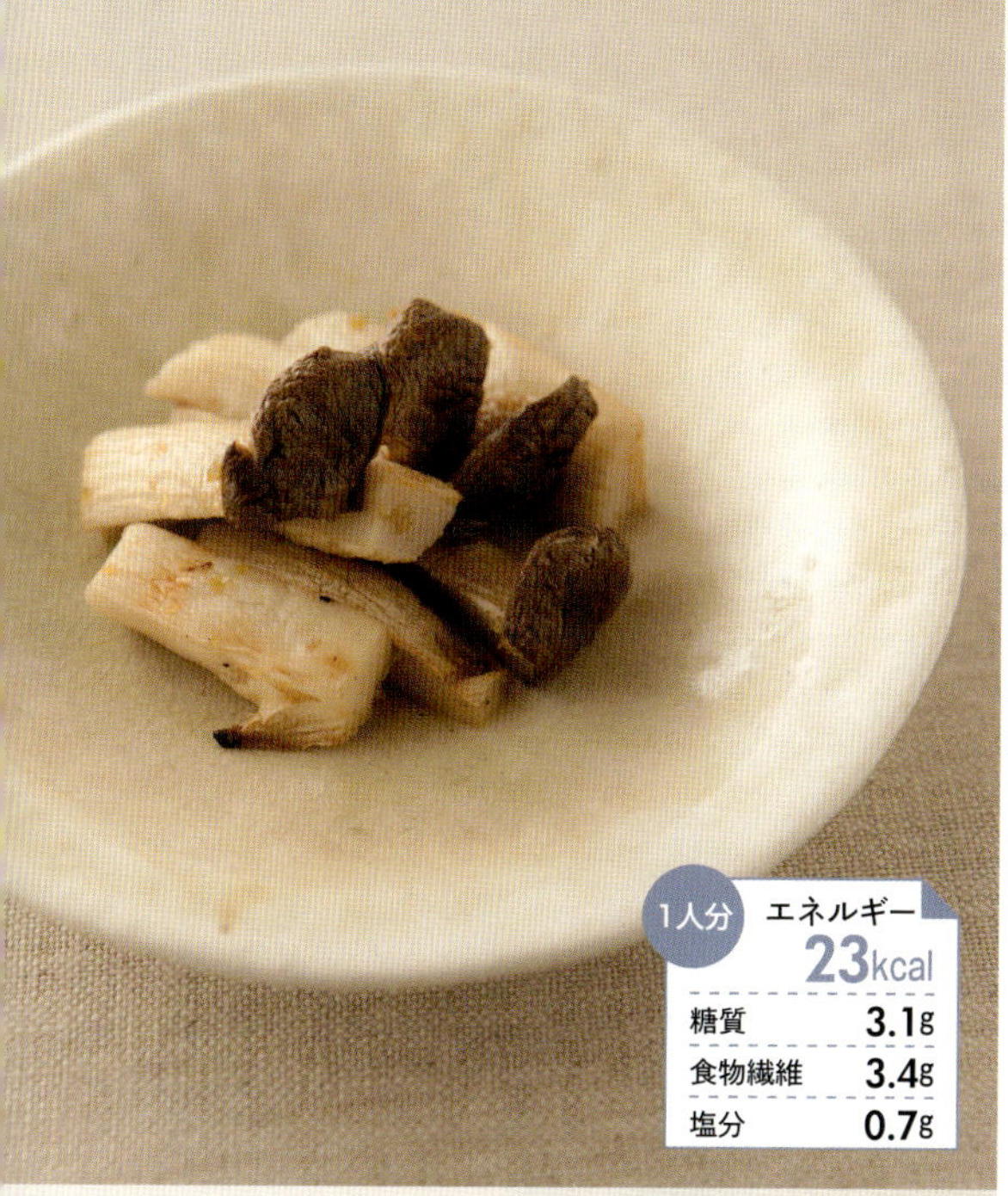

エリンギのゆずこしょうあえ

●材料／2人分

エリンギ……160g（大2本）
ポン酢じょうゆ……大さじ½
ゆずこしょう……少々

1. エリンギは半分の長さに切り、魚焼きグリルで焼き、食べやすいように細く切る。
2. ボウルにポン酢じょうゆとゆずこしょうを入れて混ぜ合わせ、①を加えてあえる。

1人分	エネルギー 23kcal
糖質	3.1g
食物繊維	3.4g
塩分	0.7g

1人分	エネルギー 50kcal
糖質	2.3g
食物繊維	3.1g
塩分	0.5g

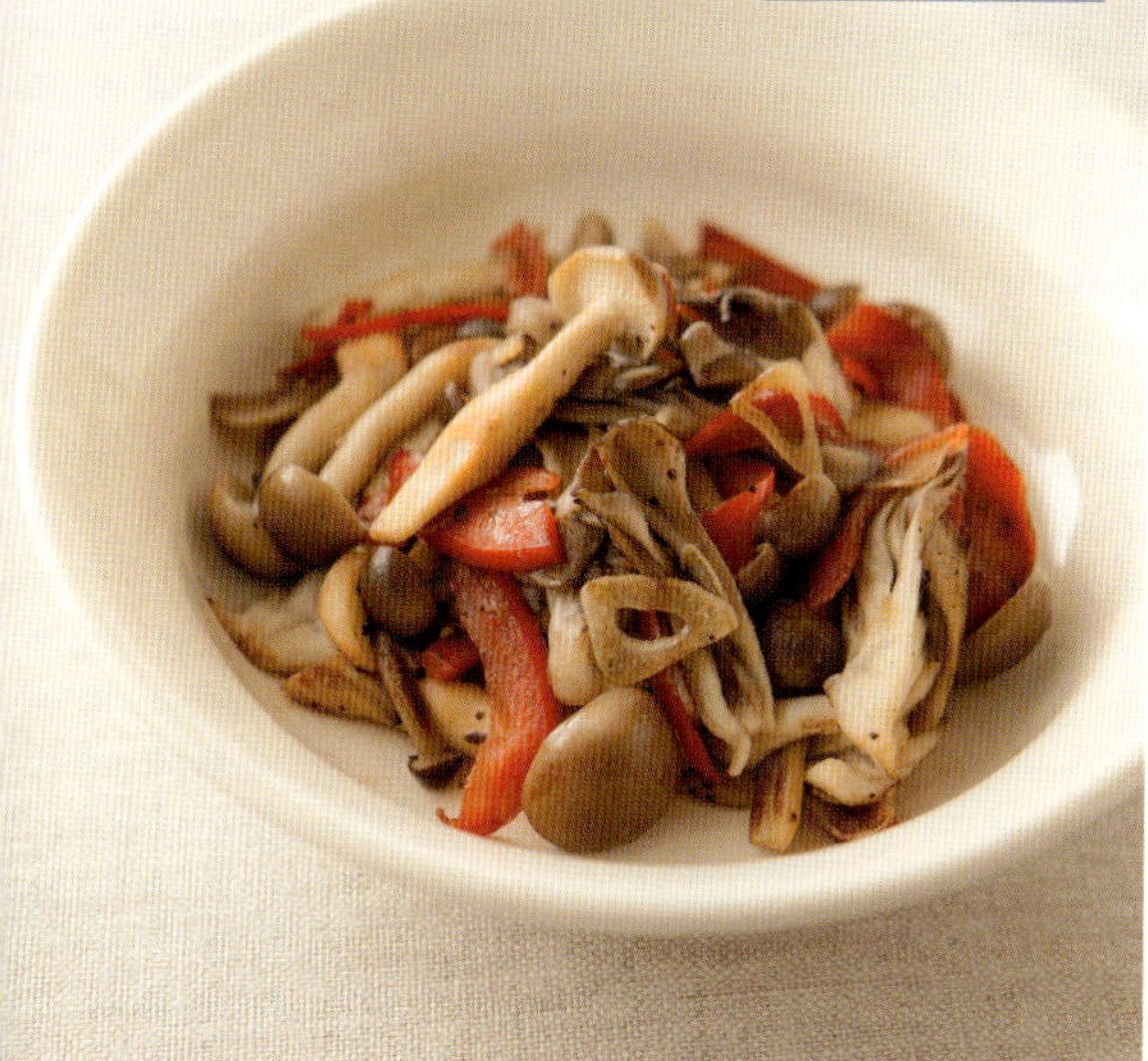

きのこのガーリック炒め

●材料／2人分

舞たけ……60g（½パック）
しめじ……100g（1パック）
パプリカ（赤）……50g（⅓個）
にんにく……1片
オリーブオイル……大さじ½
塩……小さじ⅕
こしょう……少々

1. 舞たけ、しめじは石づきを取り、小房に分ける。パプリカは細切りにする。
2. にんにくは薄切りにする。
3. フライパンにオリーブオイルとにんにくを入れて火にかけ、にんにくの香りが出たら①を加え、塩、こしょうをふり、しんなりするまで炒める。

おすすめ食材

こんにゃく・しらたき

こんにゃく、玉こんにゃく、糸こんにゃく、しらたきなどはほとんどが水分なので、カロリーがほとんどないヘルシー食材。おいしく食べるコツは、しっかりと味をつけること、スパイスなどでアクセントをつけること、油と組み合わせてコクを出すこと。飽きない工夫が大事。

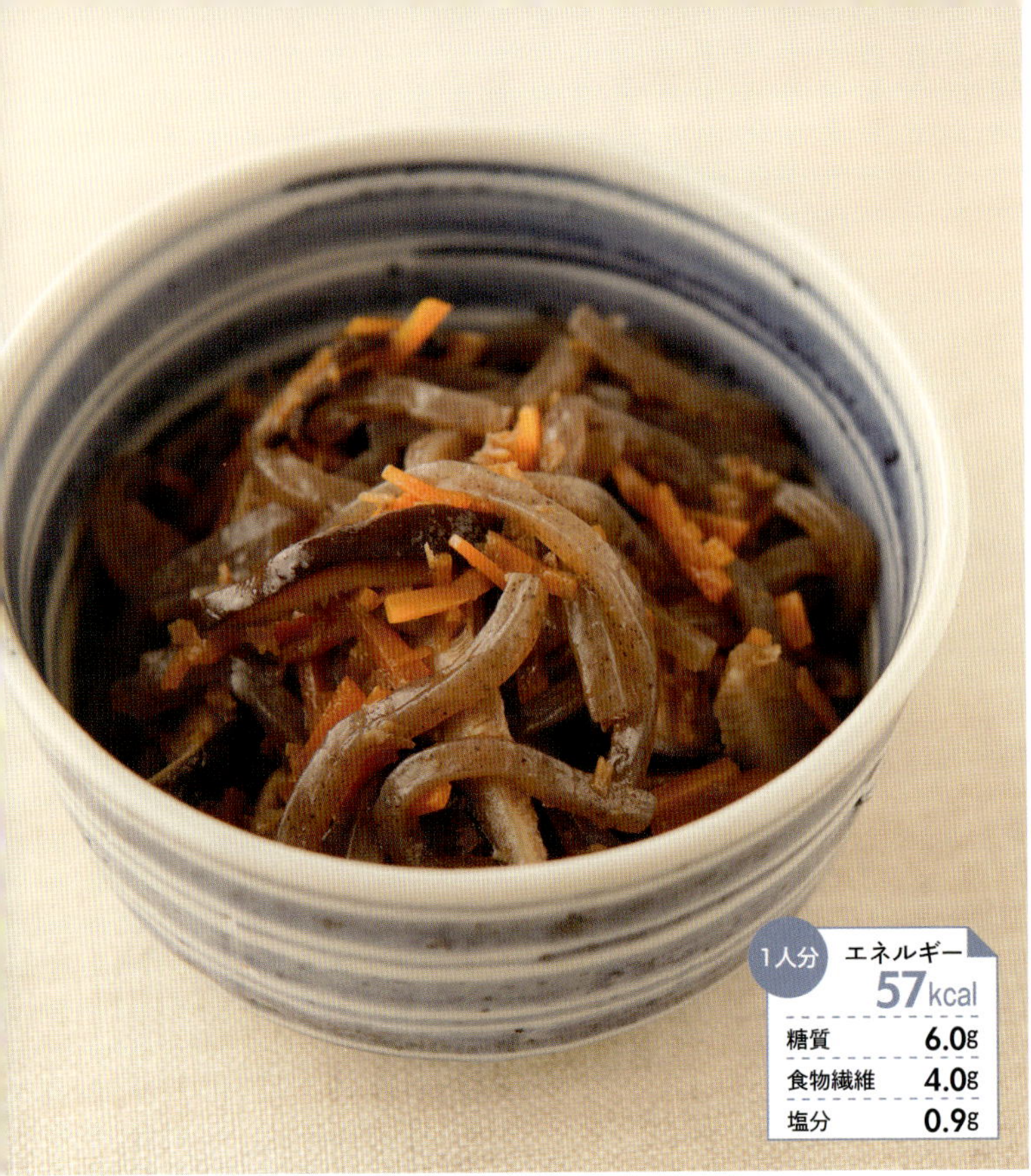

1人分 エネルギー 57kcal

糖質	6.0g
食物繊維	4.0g
塩分	0.9g

糸こんにゃくの炒り煮

●材料／2人分×2回分

糸こんにゃく	250g（1袋）
にんじん	80g（½本）
干ししいたけスライス（市販）	20g
ごま油	大さじ½
おろししょうが	少々
しょうゆ	大さじ1⅓
みりん	小さじ2
砂糖	小さじ2
削り節	6g（2袋）

❶ 糸こんにゃくは湯通しして水気をきり、食べやすい長さに切る。にんじんはせん切りにする。

❷ 干ししいたけは水1½カップとともに耐熱容器に入れ、ラップをして電子レンジで約1分30秒加熱し、やわらかく戻す。

❸ 鍋にごま油とおろししょうがを入れて火にかけ、香りが出たら①を入れて炒める。②を戻し汁ごと加え、しょうゆ、みりん、砂糖を入れる。

❹ 煮立ったら弱火にし、落としぶたをして汁気がなくなるまで煮る。仕上げに削り節をふり入れて混ぜる。

まとめて作って保存容器に入れておけば、冷蔵庫で2～3日もつ。

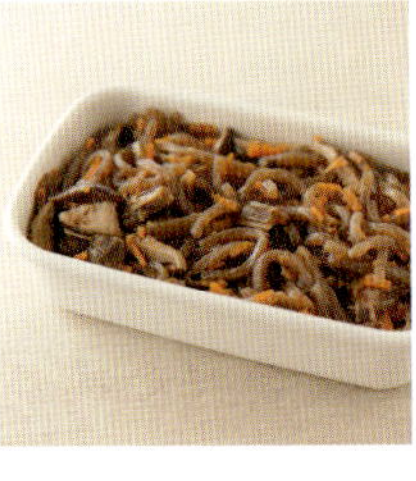

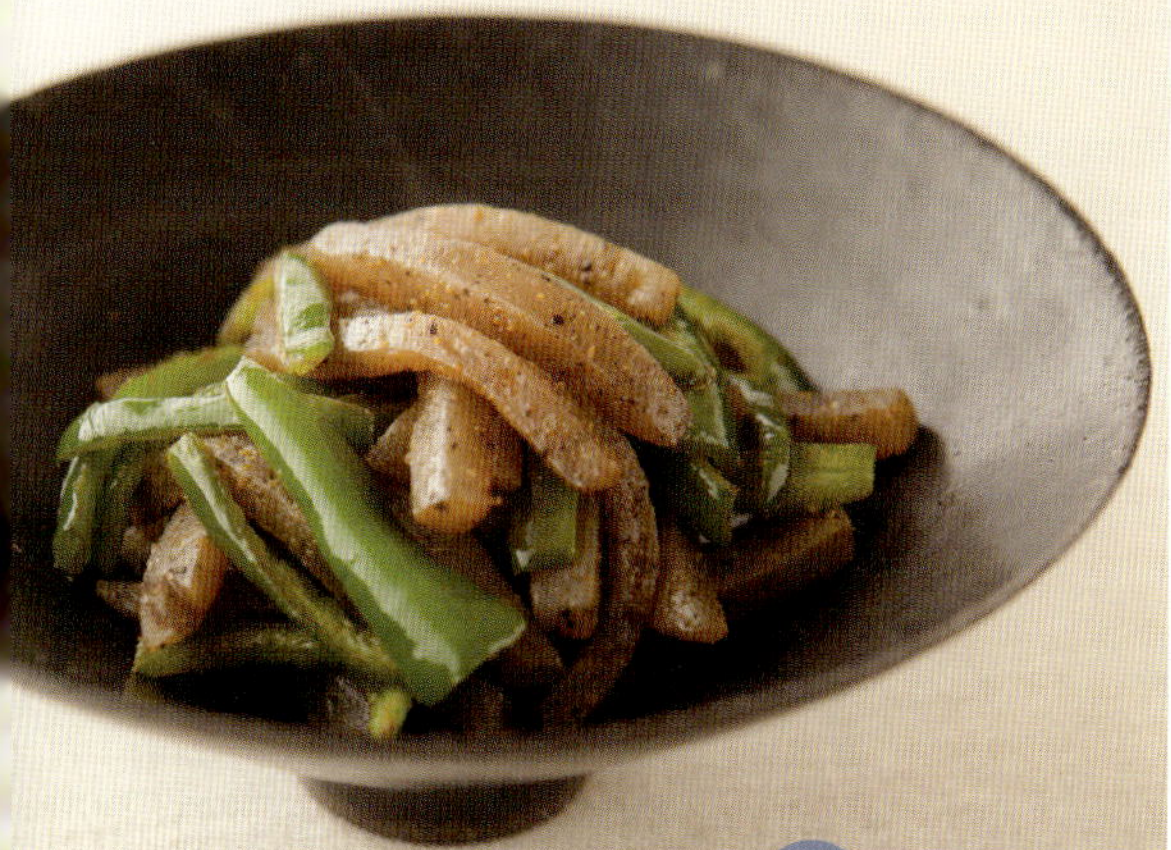

こんにゃくのカレー炒め

1人分	
エネルギー	41kcal
糖質	2.8g
食物繊維	2.2g
塩分	0.7g

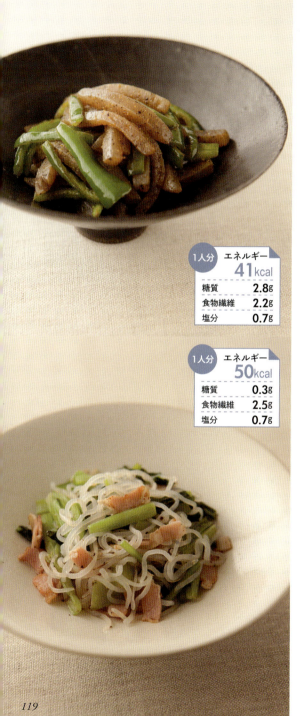

●材料／2人分

こんにゃく……120g（½枚）
ピーマン……60g（2個）
サラダ油……小さじ1
カレー粉……小さじ½
みりん……小さじ1
しょうゆ……大さじ½

1. こんにゃくは湯通しして水気をきり、3㎝長さの棒状に切る。ピーマンは種を取って半分の長さにし、細く切る。
2. カレー粉、みりん、しょうゆは混ぜ合わせる。
3. フライパンにサラダ油を熱して①を入れ、こんにゃくが少し色づいてチリッとしてくるまでじっくりと炒め、②を回し入れ、汁気がなくなるまでさらに炒める。

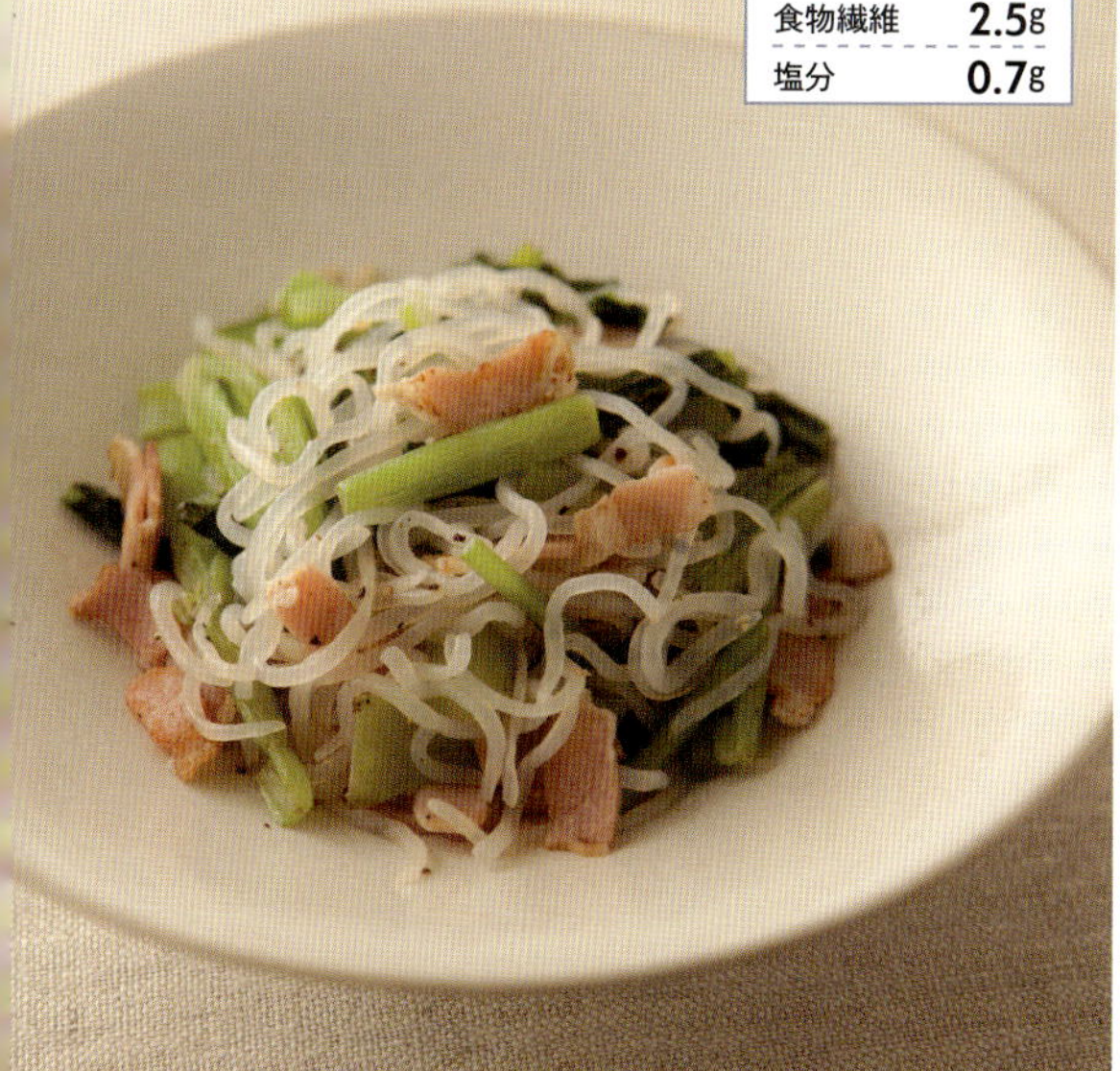

しらたきのベーコン炒め

1人分	
エネルギー	50kcal
糖質	0.3g
食物繊維	2.5g
塩分	0.7g

●材料／2人分

しらたき……120g（½袋）
ベーコン……20g
小松菜……80g（⅓束）
塩……小さじ⅕
こしょう……少々

1. しらたきは湯通しして水気をきり、食べやすい長さに切る。ベーコンは5㎜幅に切る。小松菜はたっぷりの湯でゆで、水気をきって3〜4㎝長さに切り、水気をギュッと絞る。
2. フライパンにベーコンを入れて火にかけ、脂が出てきたら、しらたきを入れてよく炒め、小松菜を加えて炒め合わせる。塩、こしょうで味を調える。

おすすめ食材

海藻

わかめ、芽かぶ、もずく、昆布、ひじきなどに代表される海藻は、低エネルギーで食物繊維が豊富。カリウムや鉄などのミネラルも入っているので、血糖値が気になる人にうってつけの食品です。ここでは、手軽に食べられるカットわかめ、もずく、芽かぶを使ったあえものを紹介。酒の肴にもおすすめです。

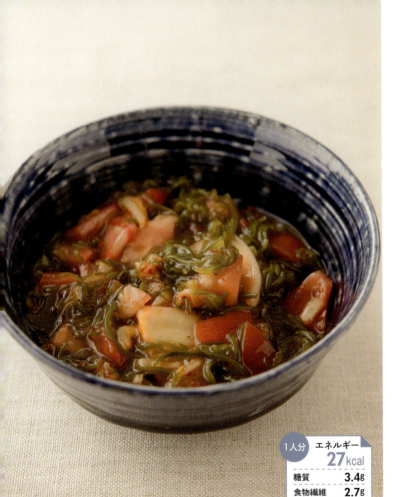

1人分

エネルギー	27kcal
糖質	3.4g
食物繊維	2.7g
塩分	1.0g

芽かぶとトマトのキムチあえ

●材料／2人分

芽かぶ……2パック
トマト……100g（1個）
白菜キムチ……50g
ポン酢じょうゆ……小さじ1

1. トマトは小さめの乱切りにする。白菜キムチは刻む。
2. ボウルに①と芽かぶを入れ、ポン酢じょうゆを加えてあえる。

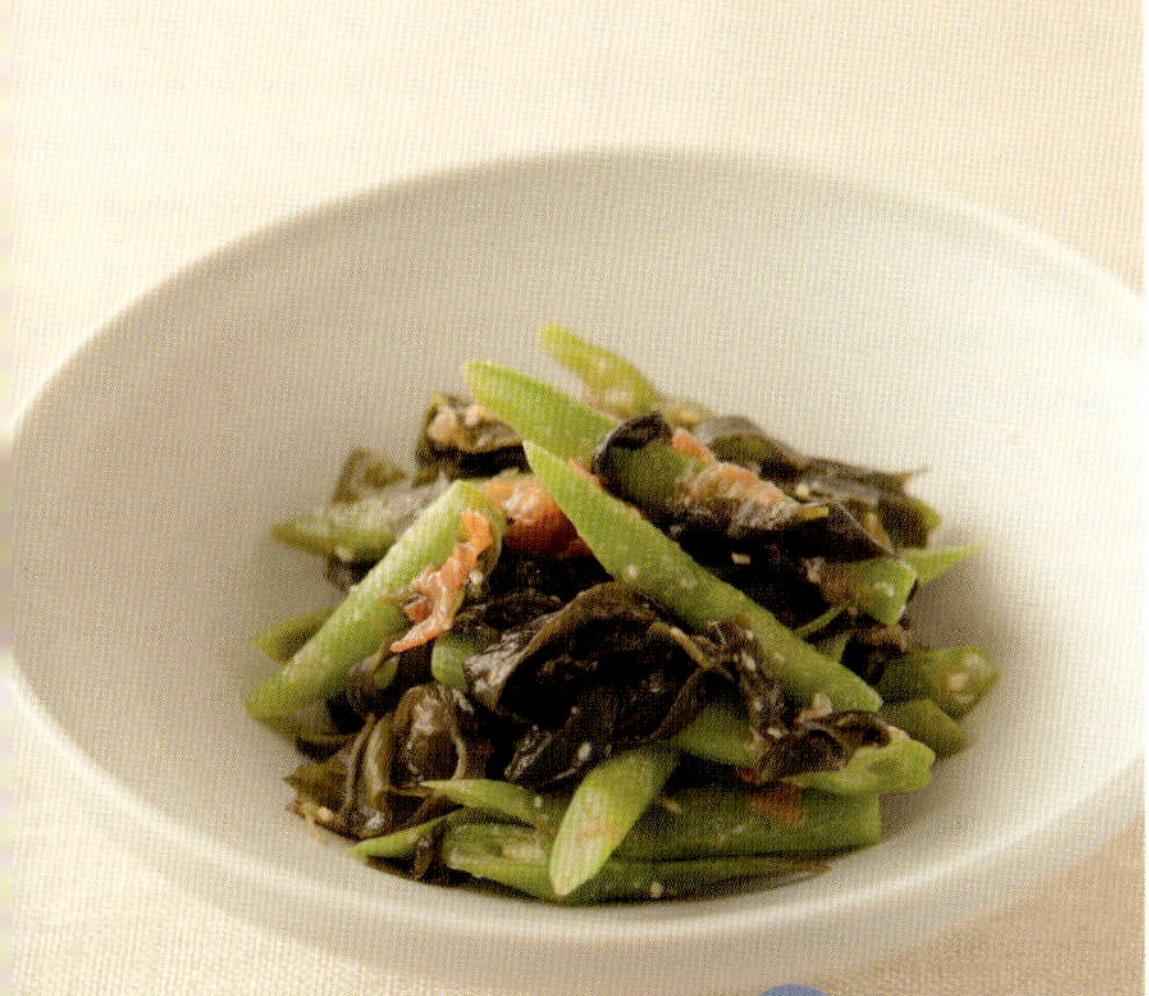

1人分	エネルギー 31kcal
糖質	4.0g
食物繊維	2.4g
塩分	0.8g

わかめとさやいんげんの梅みそあえ

●材料／2人分

カットわかめ（乾燥）……4g
さやいんげん……100g（8～10本）
梅みそ
梅干し（塩分5%）……20g
みそ……小さじ1
みりん……小さじ1

❶ わかめは水に浸して戻し、水気を絞る。さやいんげんはラップをし、電子レンジで30～40秒加熱して火を通し、3～4等分の斜め切りにする。

❷ 梅みそを作る。梅干しは種を取り除いてたたき、ボウルに入れ、みそ、みりんを加えて混ぜ合わせる。

❸ ②に①を加えてあえる。

1人分	エネルギー 49kcal
糖質	2.5g
食物繊維	2.9g
塩分	0.9g

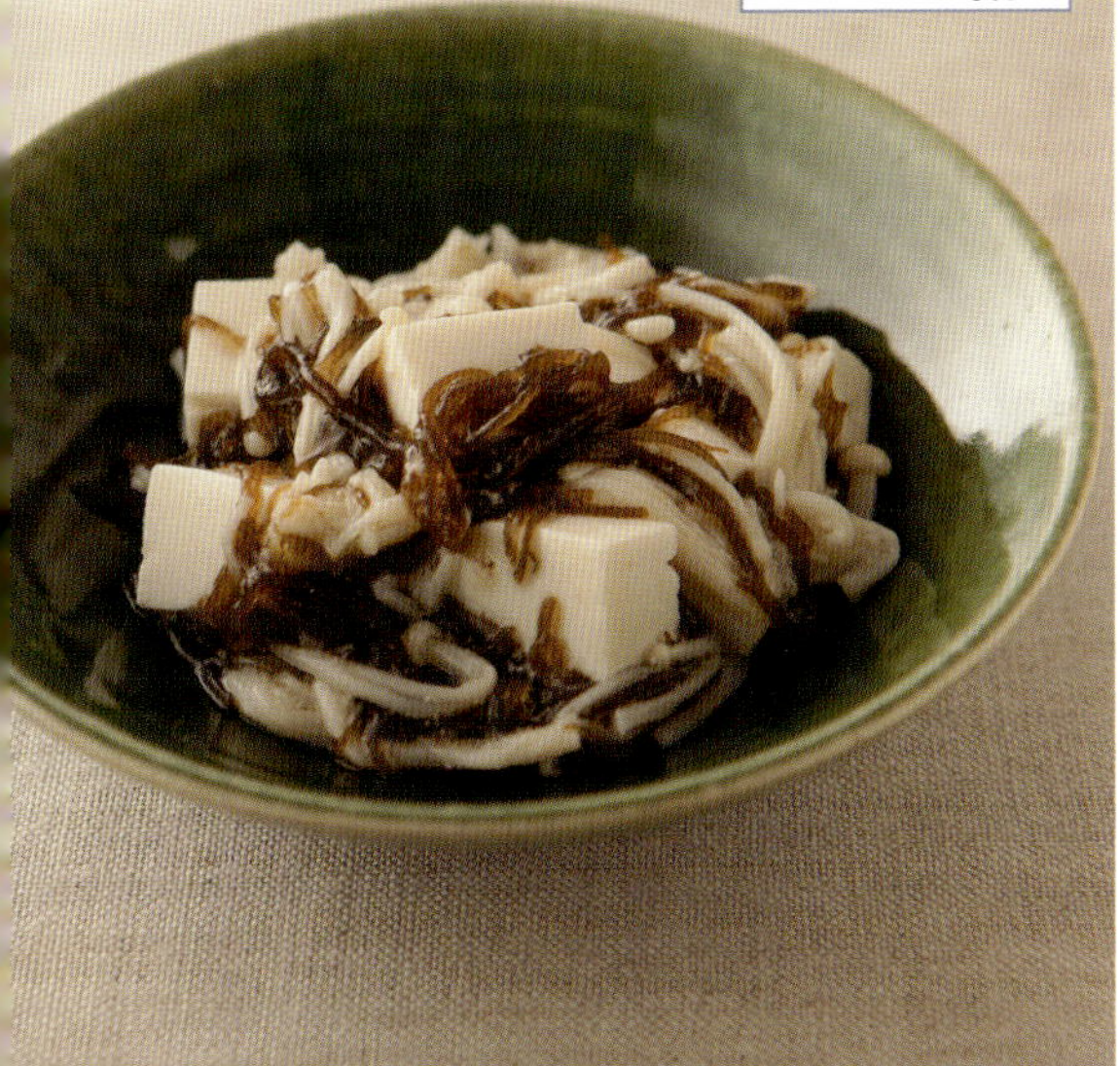

もずくと豆腐のあえもの

●材料／2人分

もずく（味つき）……2パック
綿ごし豆腐……100g（⅓丁）
えのきだけ……100g（1パック）

❶ もずくはザルにあけ、水気をきる。豆腐はサイコロ状に切る。

❷ えのきだけは根元を切り落として半分の長さに切り、ほぐす。耐熱容器に入れてラップをし、電子レンジで30～40秒加熱する。

❸ ボウルに①と②を入れてざっとあえる。

おすすめ食材

乾物

切り干し大根、ひじき、桜えび、干ししいたけなどの乾物は素材のうまみが凝縮されているだけでなく、食物繊維をはじめ、カルシウム、鉄などのミネラルなどの栄養がギュッと詰まっています。まとめて作って冷蔵庫に入れておけば、もう一品欲しいときに便利。

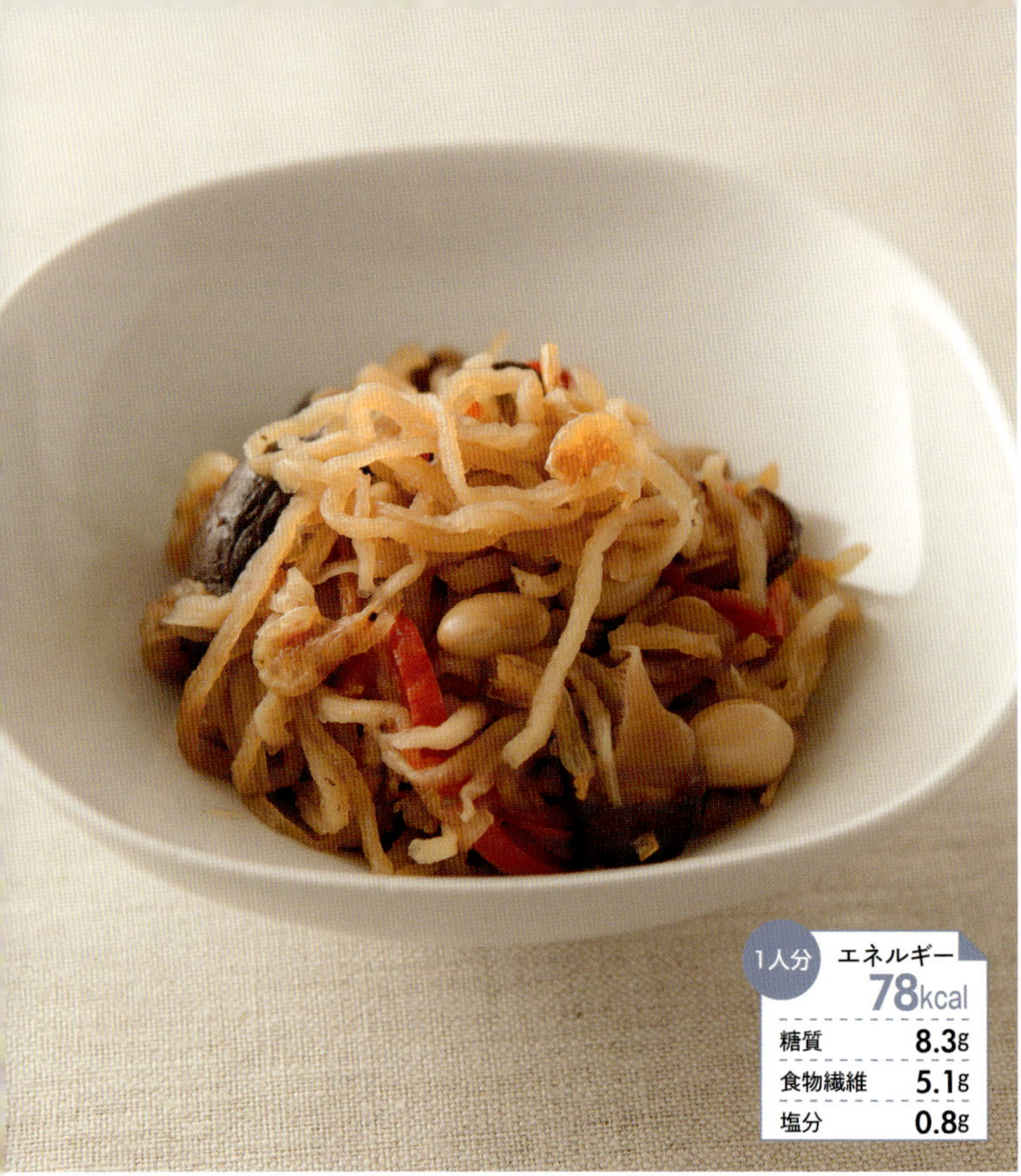

1人分

エネルギー	78kcal
糖質	8.3g
食物繊維	5.1g
塩分	0.8g

切り干し大根のうま煮

●材料／2人分×2回分

切り干し大根（乾燥）……………… 40g
ゆで大豆（缶詰またはパウチ）……… 40g
パプリカ（赤）……………… 60g
干ししいたけスライス（市販）……… 20g
しょうゆ……………… 大さじ1
みりん……………… 大さじ½
桜えび……………… 大さじ2
削り節……………… 3g（1袋）
ラー油……………… 少々

1. 切り干し大根はたっぷりの水に浸して戻し、水気を絞り、食べやすい長さに切る。大豆は汁気をきり、パプリカは細切りにする。
2. 干ししいたけは2カップ弱の水とともに耐熱容器に入れてラップをし、電子レンジで約1分30秒加熱してやわらかくする。
3. ②を戻し汁ごと鍋に入れ、①、しょうゆ、みりんを加えて火にかけ、煮立ったら弱火にして煮る。
4. 汁気がほぼなくなったら、桜えび、削り節、ラー油を加えて混ぜ、一煮する。

まとめて作って保存容器に入れておけば、冷蔵庫で2～3日もつ。

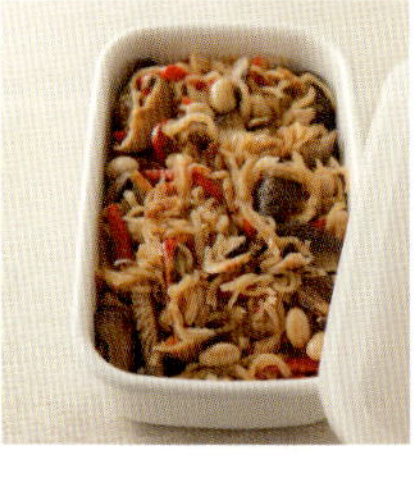

ひじきと焼きしめじのレモンじょうゆ

●材料／2人分×2回分

ひじき（乾燥）……………… 12g
しめじ ………… 100g（1パック）
玉ねぎ ……………… 100g（½個）
桜えび ……………………… 大さじ4
レモンじょうゆ
　だし汁 ………………… 大さじ2
　レモン汁 ……………… 大さじ2
　しょうゆ ……………… 小さじ2

❶ ひじきはたっぷりの水に浸して戻し、水気をきる。

❷ しめじは石づきをとって小房に分け、魚焼きグリルで焼く。玉ねぎは薄切りにし、水にさらし、水気を絞る。

❸ ボウルにレモンじょうゆの材料を入れて混ぜ合わせ、①、②、桜えびを加えてあえる。

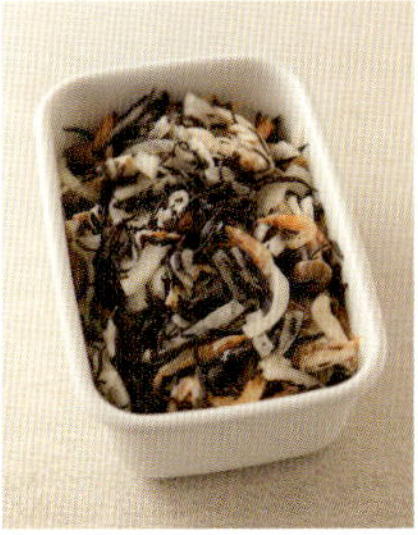

まとめて作って保存容器に入れておけば、冷蔵庫で2〜3日もつ。

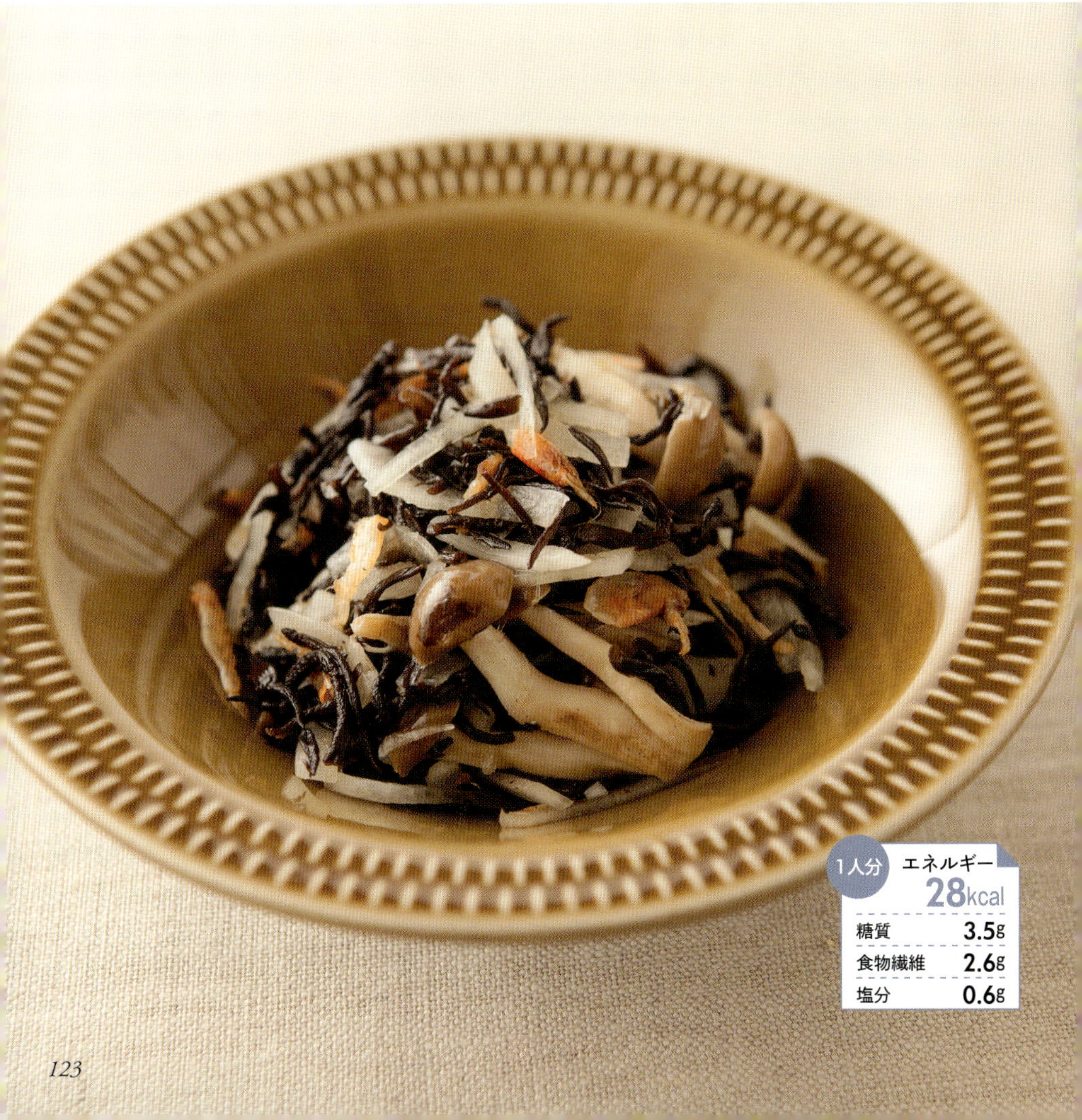

1人分

エネルギー	28kcal
糖質	3.5g
食物繊維	2.6g
塩分	0.6g

おすすめ食材

大豆

大豆は畑の肉と言われるほど栄養豊富。また、コレステール値を下げる大豆レシチン、ビフィズス菌を増殖させる作用のあるオリゴ糖、抗酸化作用のある大豆サポニンなど体にいいことずくめ。ここでは、大豆の栄養を手軽に摂るために市販のゆで大豆を使ったレシピを紹介。腹もちがいいのもポイント。

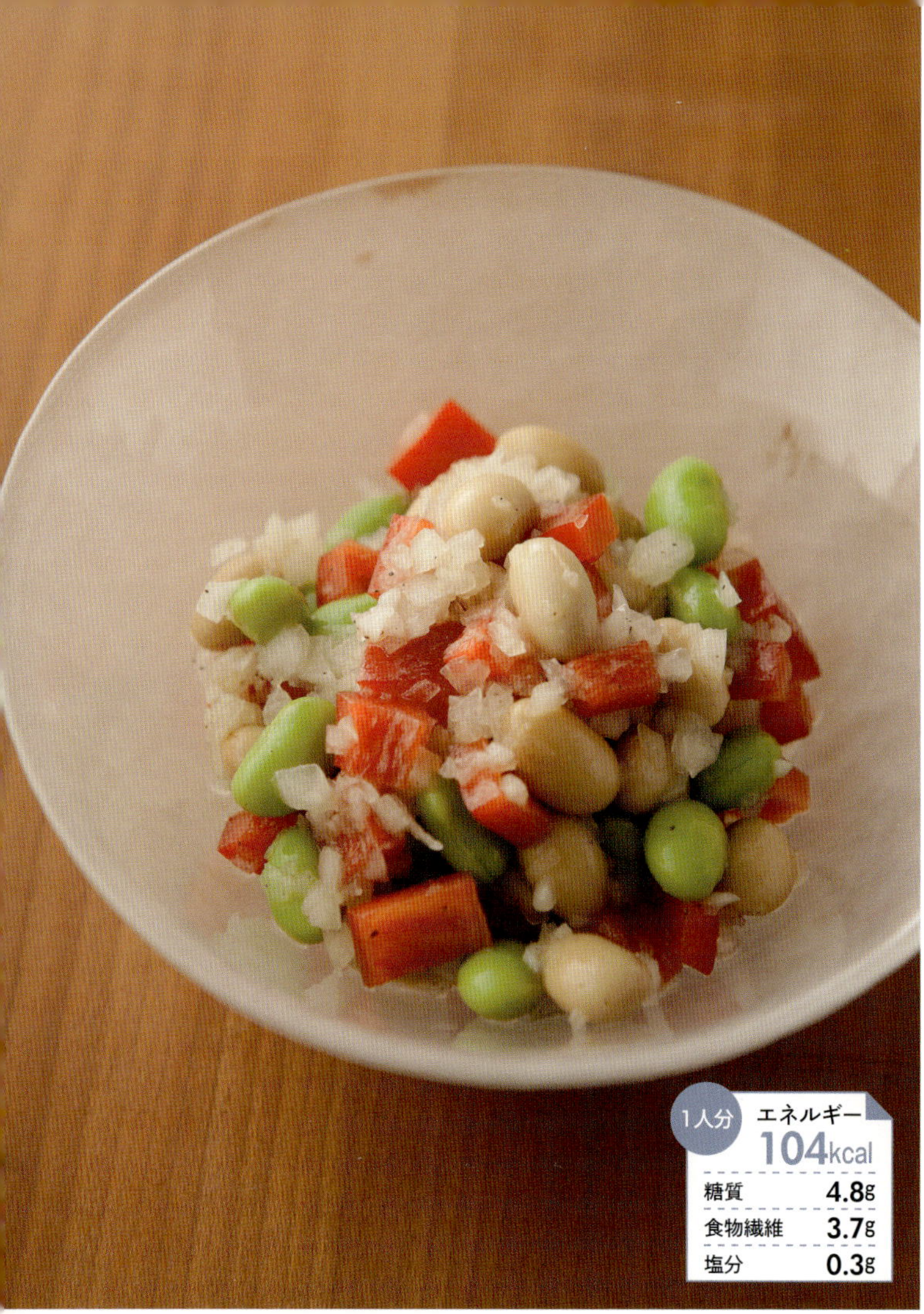

1人分	エネルギー 104kcal
糖質	4.8g
食物繊維	3.7g
塩分	0.3g

大豆と枝豆のサラダ

●材料／2人分

ゆで大豆（缶詰またはパウチ）……… 40g
枝豆（ゆでたものまたは冷凍）……… 40g
パプリカ（赤）……………………… 60g（½個）
玉ねぎ ……………………………… 40g（⅕個）
ドレッシング
- レモン汁 ……………………………… 小さじ2
- オリーブオイル …………………… 小さじ1
- 塩、こしょう ……………………………… 各少々

❶ 大豆は汁気をきる。枝豆はさやから出す。パプリカは1cm角に切り、玉ねぎはみじん切りにする。

❷ ボウルにドレッシングの材料を入れて混ぜ合わせ、①を加えてあえる。

大豆のしょうがみそ炒め

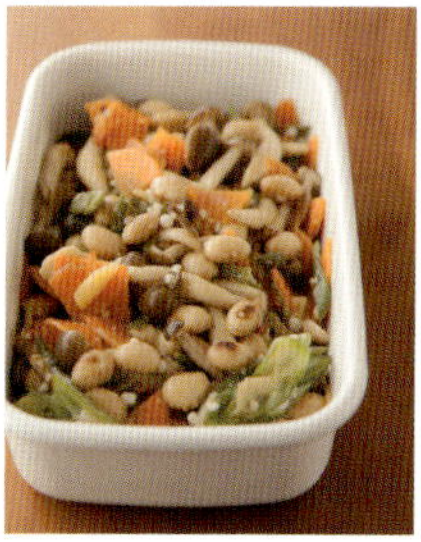

まとめて作って保存容器に入れておけば、冷蔵庫で2～3日もつ。

●材料／2人分×2回分

ゆで大豆（缶詰またはパウチ）……120g
にんじん……80g（½本）
しめじ……100g（1パック）
しょうが……1片
オクラ……80g（8本）
みそ……大さじ1⅓
みりん……大さじ1
酢……大さじ2
ごま油……大さじ½

❶ 大豆は汁気をきる。にんじんは薄いいちょう切りにする。しめじは石づきを取って小房に分ける。しょうがはせん切りにする。

❷ オクラはヘタを切り落とし、まわりのかたいガクをそぎ取る。塩少々(分量外)をこすりつけて表面の産毛を取り、洗う。ラップをして電子レンジで30～40秒加熱し、斜め薄切りにする。

❸ みそ、みりん、酢は混ぜ合わせる。

❹ 鍋にごま油としょうがを入れて火にかけ、香りが出たらにんじん、しめじの順に加えて炒める。しんなりしたら、大豆、オクラを加えて炒め合わせる。

❺ ③を加え、汁気がなくなるまで炒める。

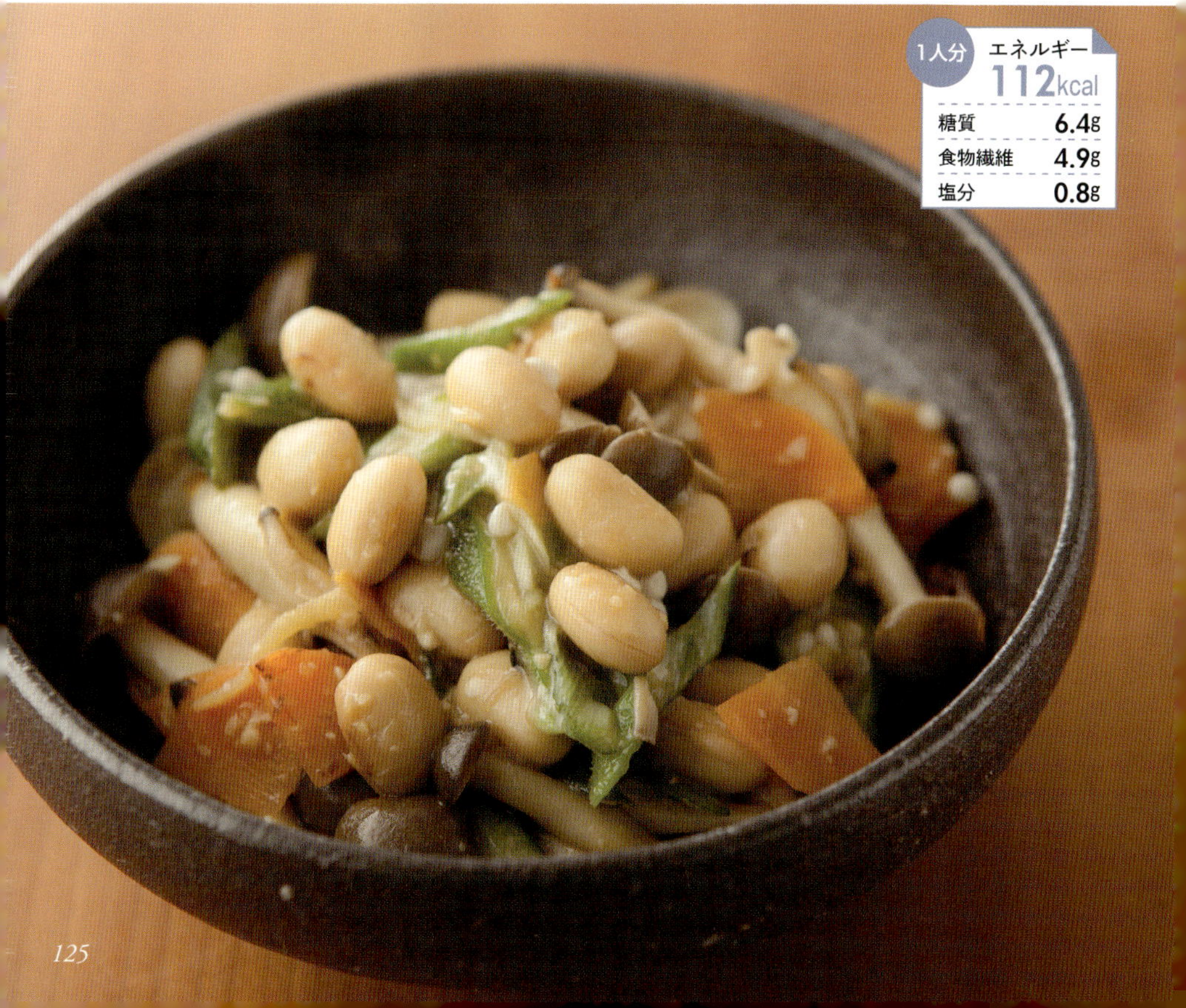

1人分　エネルギー　112kcal

糖質	6.4g
食物繊維	4.9g
塩分	0.8g

おすすめ食材

豆腐

豆腐は低エネルギー、低脂肪というだけでなく、良質の植物性たんぱく質やカルシウムがしっかりとれる健康食材。炒めものなど、ご飯のおかずに仕立てるとよいでしょう。シンプルな冷奴もよいですが、しょうゆのかけすぎに注意。薬味やトッピングで味を補うのも賢い方法です。

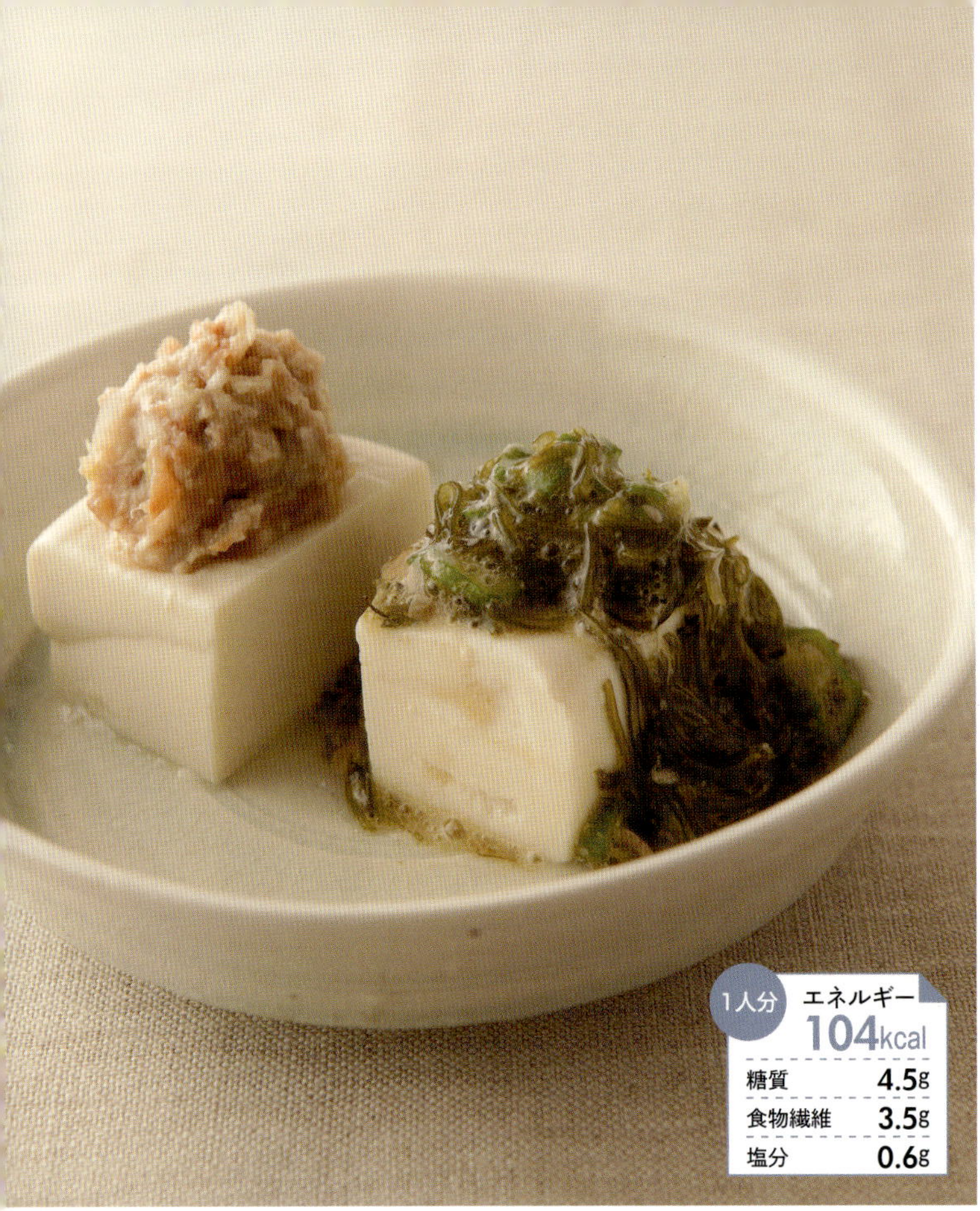

1人分

エネルギー	104kcal
糖質	4.5g
食物繊維	3.5g
塩分	0.6g

変わり冷奴2種

●材料／2人分

絹ごし豆腐 …… 150g（½丁）

トッピングA

- 芽かぶ …… 1パック
- オクラ …… 30g（3本）
- 白練りごま …… 小さじ1
- ポン酢じょうゆ …… 小さじ1

トッピングB

- ゆで大豆（缶詰またはパウチ） …… 30g
- 梅干し（塩分5%） …… 10g
- 長ねぎ …… 20g（⅕本）
- みりん …… 小さじ1

❶ トッピングAを作る。オクラはヘタを切り落とし、まわりのかたいガクをそぎ取る。ラップをして電子レンジで20～30秒加熱し、小口切りにする。

❷ ボウルに白練りごま、ポン酢じょうゆを入れて混ぜ合わせ、①と芽かぶを加えてあえる。

❸ トッピングBを作る。大豆はつぶし、梅干しは種を除いてたたく。長ねぎはみじん切りにする。

❹ ボウルに③を入れ、みりんを加えて混ぜ合わせる。

❺ 豆腐を4等分に切って器に2切れずつ盛り、トッピングAとBをそれぞれのせる。

みそ炒り豆腐

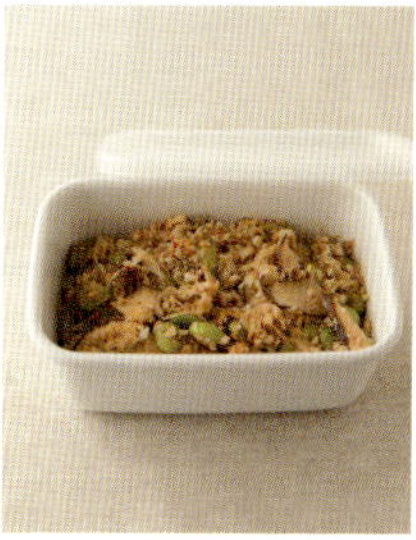

まとめて作って保存容器に入れておけば、冷蔵庫で2～3日もつ。

●材料／2人分×2回分

絹ごし豆腐	160g
枝豆（ゆでたものまたは冷凍）	80g
しいたけ	4枚
長ねぎ	80g（1本）
みりん	大さじ½
みそ	大さじ1
豆板醤	小さじ1
だし汁	大さじ2
サラダ油	大さじ1

1. 豆腐はペーパータオルで包み、15分ほどおいて水きりする。
2. 枝豆はさやから出す。しいたけは石づきをとって薄切りにする。長ねぎは斜め薄切りにする。
3. みりん、みそ、豆板醤、だし汁は混ぜ合わせておく。
4. 鍋にサラダ油を熱して②を炒め、しいたけと長ねぎがしんなりしたら、①の豆腐をつぶしながら加えて炒める。
5. 豆腐がポロポロになったら③を加え、汁気がなくなるまでさらに炒める。

1人分 エネルギー 107kcal

糖質	4.4g
食物繊維	2.5g
塩分	0.8g

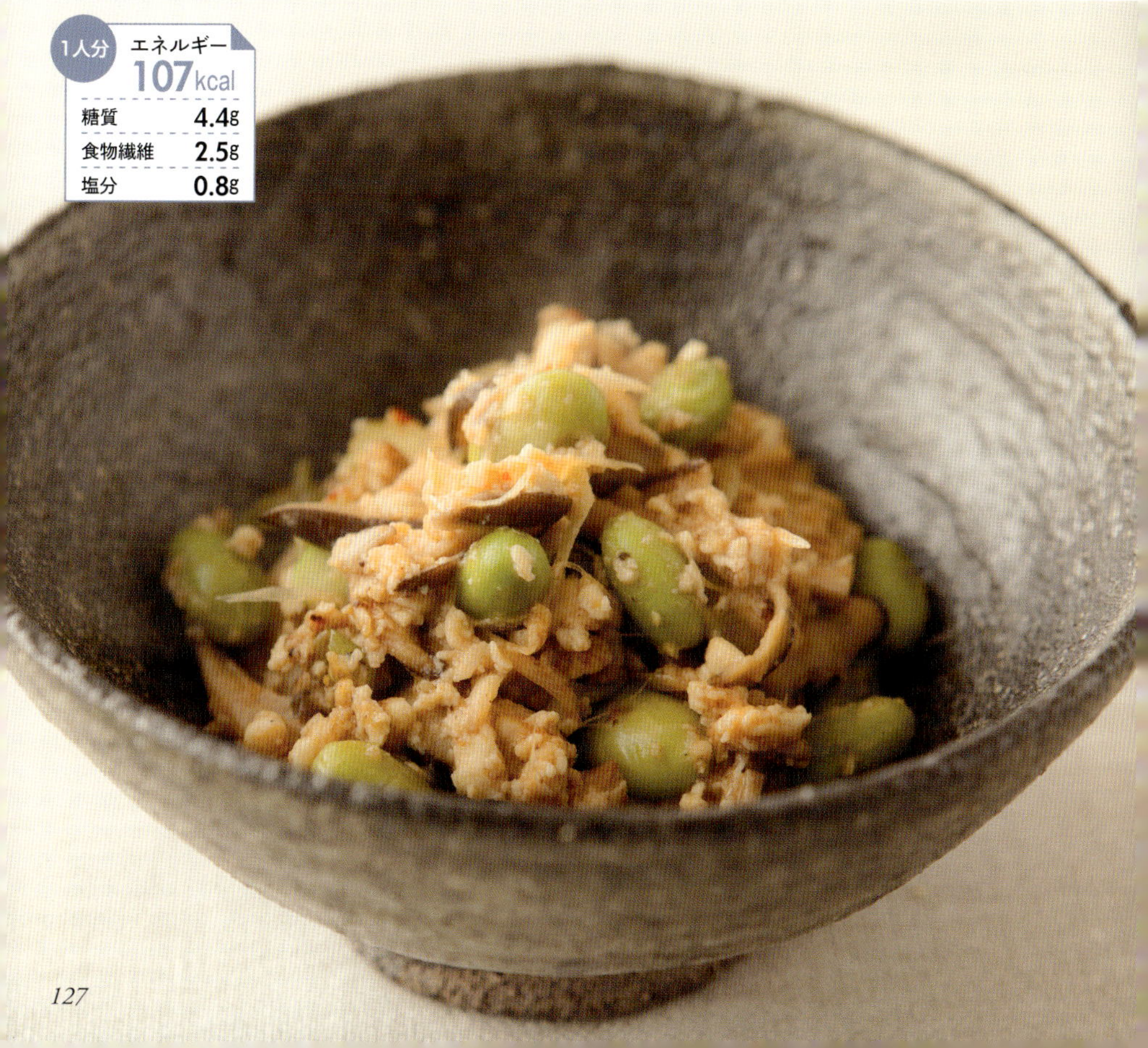

おすすめ食材

青背魚

あじ、いわし、さば、さんま、ぶりなどの青背魚はDHA（ドコサヘキサエン酸）、EPA（エイコサペンタエン酸）が豊富に含まれているのが特徴。どちらも不飽和脂肪酸で、血液サラサラ効果があります。ここでは、扱いやすい切り身を使った料理を紹介。

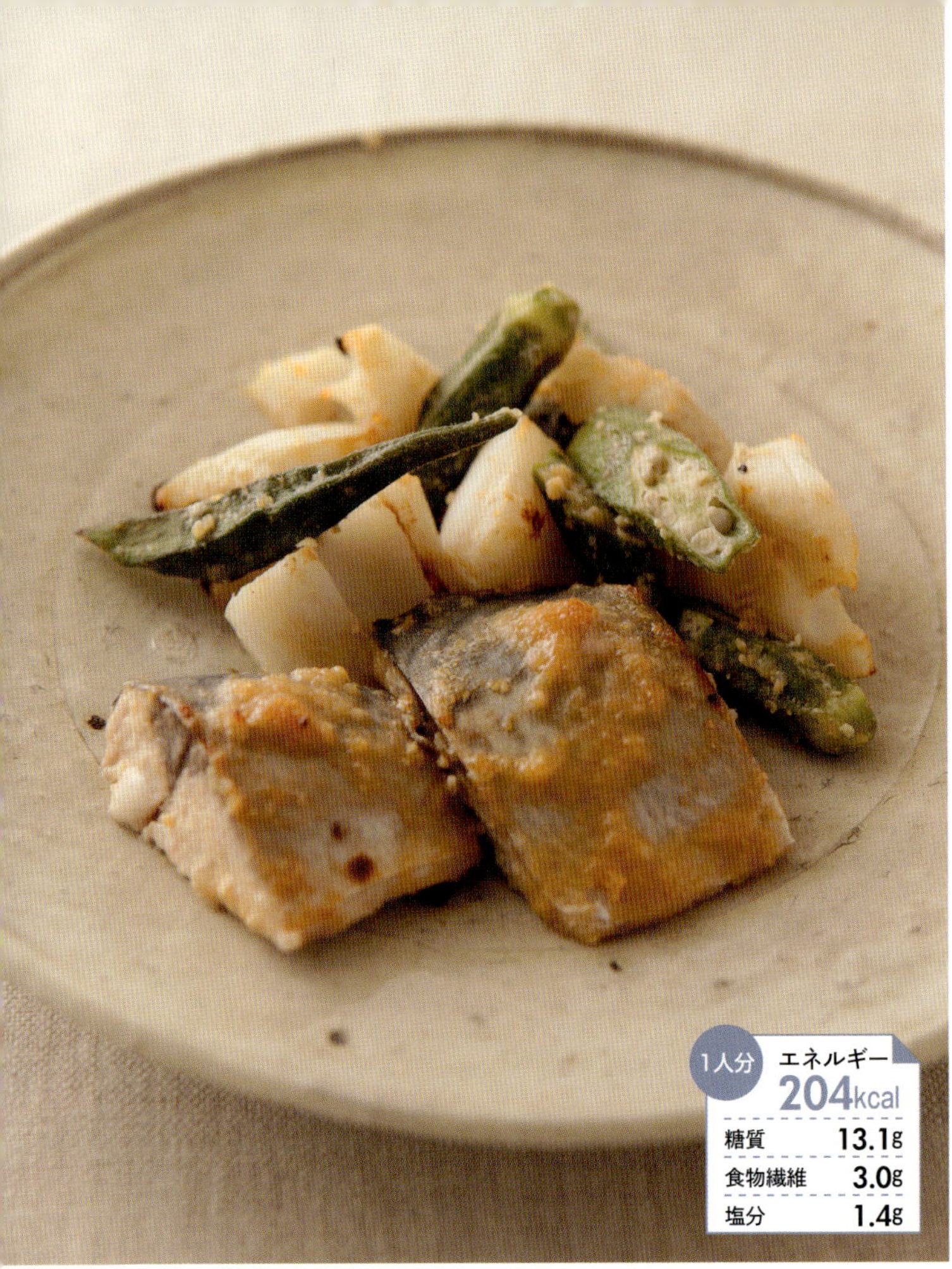

1人分

エネルギー	204kcal
糖質	13.1g
食物繊維	3.0g
塩分	1.4g

さばのしょうがみそ焼き

●材料／2人分

さば	2切れ（1切れ60g）
おろししょうが	少々
オクラ	60g（6本）
れんこん	100g（約5㎝）
しょうがのみじん切り	少々
みそ	大さじ1
みりん	大さじ1

1. さばは半分に切り、おろししょうがをまぶして下味をつける。
2. オクラはヘタを切り落とし、まわりのかたいガクをそぎ取る。塩少々（分量外）をこすりつけて表面の産毛を取り、洗う。ラップをして電子レンジで30～40秒加熱し、斜め半分に切る。
3. れんこんは一口大の乱切りにし、耐熱容器に入れてラップをし、電子レンジで約40秒加熱する。
4. ボウルにしょうがのみじん切り、みそ、みりんを入れて混ぜ合わせ、①、②、③を加えてあえる。
5. 天板に並べ、オーブントースターで焼く。

ぶりとブロッコリーのオリーブオイル炒め

●材料／2人分

ぶり ………… 2切れ（1切れ60g）
おろししょうが ………… 少々
ブロッコリー ………… 100g（½個）
にんじん ………… 60g（⅓本）
オリーブオイル ………… 大さじ½
にんにくの薄切り ………… 少々
小麦粉 ………… 適量
塩 ………… 小さじ⅓
こしょう ………… 少々

❶ ぶりは3等分に切り、おろししょうがをまぶして下味をつける。

❷ ブロッコリーは小房に分け、耐熱容器に入れてラップをし、電子レンジで40～50秒加熱する。にんじんは薄切りにする。

❸ フライパンにオリーブオイル、にんにくを入れて火にかけ、にんにくの香りが出たら、ぶりに小麦粉を薄くまぶしつけて並べ入れ、両面色よく焼く。

❹ ③ににんじんを加えて炒め、にんじんがしんなりしてきたらブロッコリーを加えて炒め合わせる。塩、こしょうで味を調える。

1人分 エネルギー 224kcal

糖質	5.3g
食物繊維	3.2g
塩分	0.9g

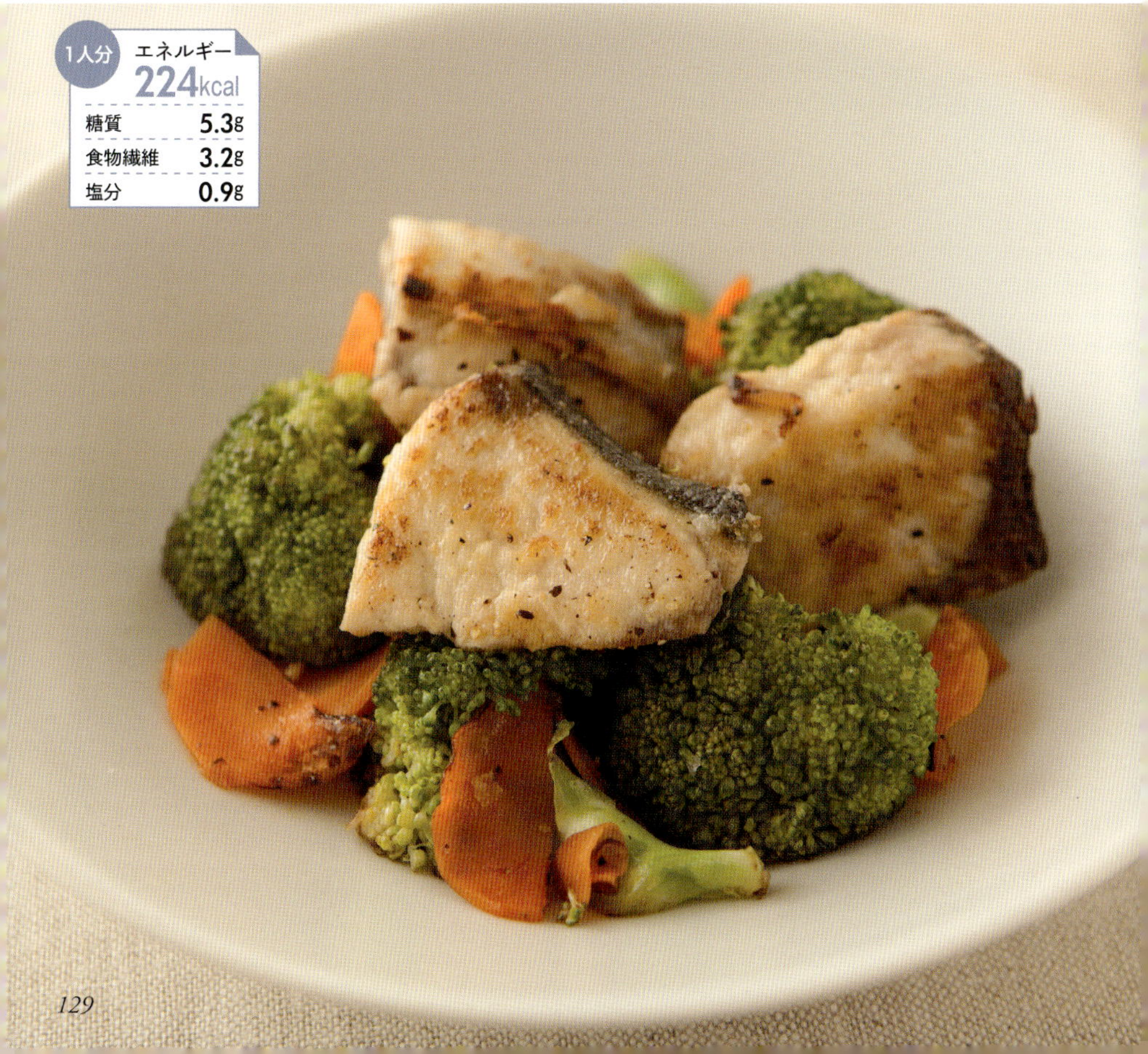

おすすめ食材

白身魚・いか

たら、鯛、金目鯛、ひらめなどに代表される白身魚や、いか、たこ、えびは、たんぱく質が豊富でありながら脂肪やコレステロールが少なく、淡白であっさりとしているので、ダイエット向き。切り身になったもの、刺し身用のものを使うと手軽です。

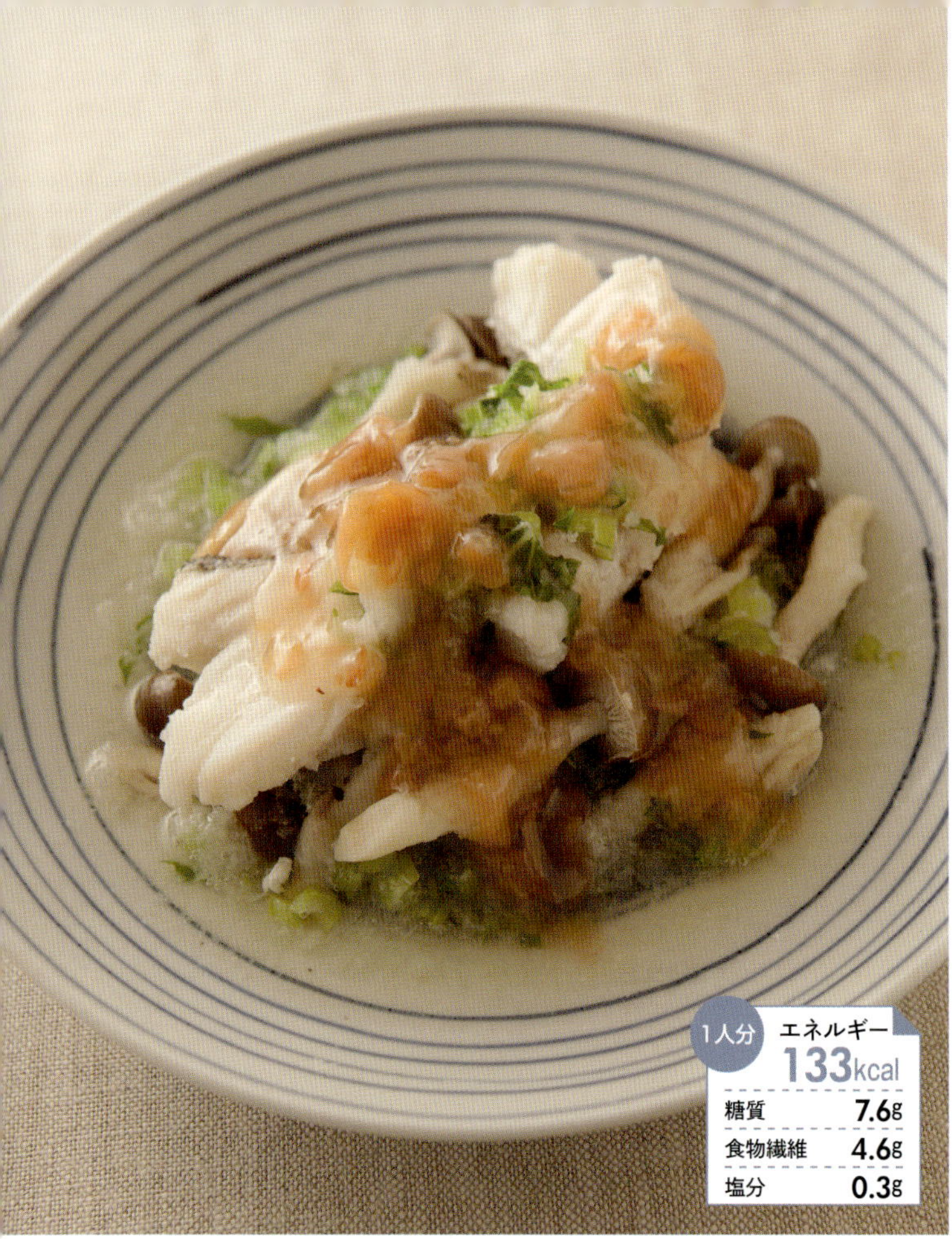

1人分

エネルギー	133kcal
糖質	7.6g
食物繊維	4.6g
塩分	0.3g

たらのかぶら蒸し

●材料／2人分

たら……2切れ（1切れ100g）
かぶ……100g（大2個）
かぶの葉……60g
しめじ……100g
酒……小さじ2
梅肉あん
- だし汁……½カップ
- 梅肉（塩分5%）……20g
- みりん……小さじ1
- 片栗粉……小さじ1

1. かぶは皮ごとすりおろす。かぶの葉は5㎜幅に刻む。しめじは石づきを取って小房に分ける。
2. 1人分ずつ作る。耐熱性の器にたら1切れと①の半量を合わせて盛りつけ、酒小さじ1をふりかけ、ラップをして電子レンジで約2分加熱し、中まで火を通す。同様にしてもう一つ作る。
3. 梅肉あんを作る。鍋にだし汁、梅肉、みりん、片栗粉を入れて混ぜ合わせ、火にかける。混ぜながら煮立て、とろみがついたら火を止める。
4. ②に③をかける。

いかとオクラの辛みそあえ

●材料／2人分

いか（刺し身用）……160g
オクラ……80g（8本）
長芋……60g（2～3㎝）
しょうが……少々
辛みそ
- みそ……小さじ2
- 豆板醤……小さじ½
- ごま油……小さじ1
- 削り節……2g（⅔袋）

トマト……60g（½個）

❶ いかは細切りにする。
❷ オクラはヘタを切り落とし、まわりのかたいガクをそぎ取る。ラップをして電子レンジで20～30秒加熱し、小口切りにする。
❸ 長芋は皮をむいてポリ袋に入れ、麺棒またはすりこ木でたたく。しょうがはせん切りにする。
❹ ボウルに辛みその材料を入れて混ぜ、①、②、③を加えてあえる。
❺ トマトを薄切りにして器に敷き、④を盛る。

1人分	エネルギー 143kcal
糖質	7.0g
食物繊維	3.0g
塩分	1.7g

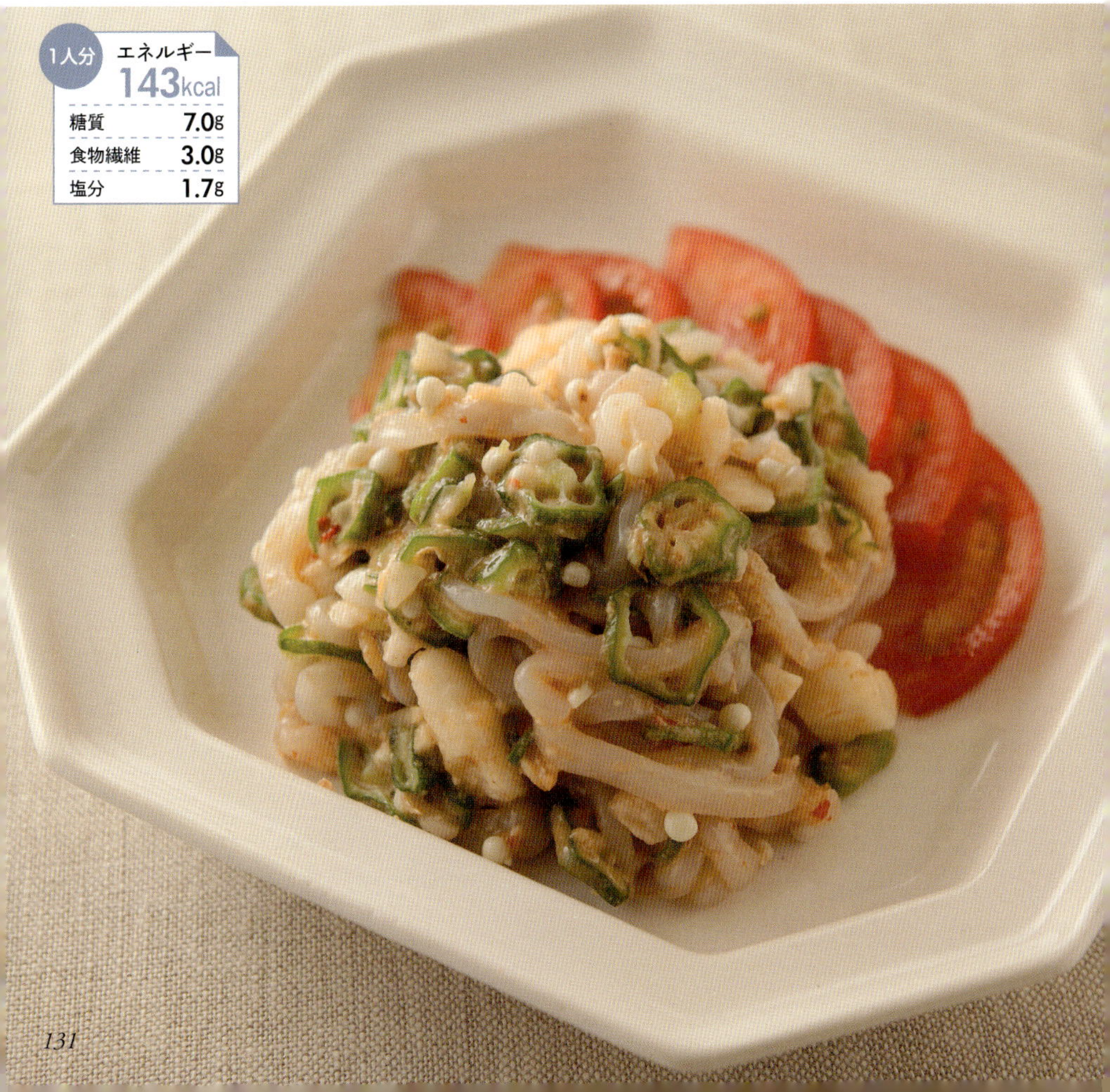

おすすめ食材

鶏肉

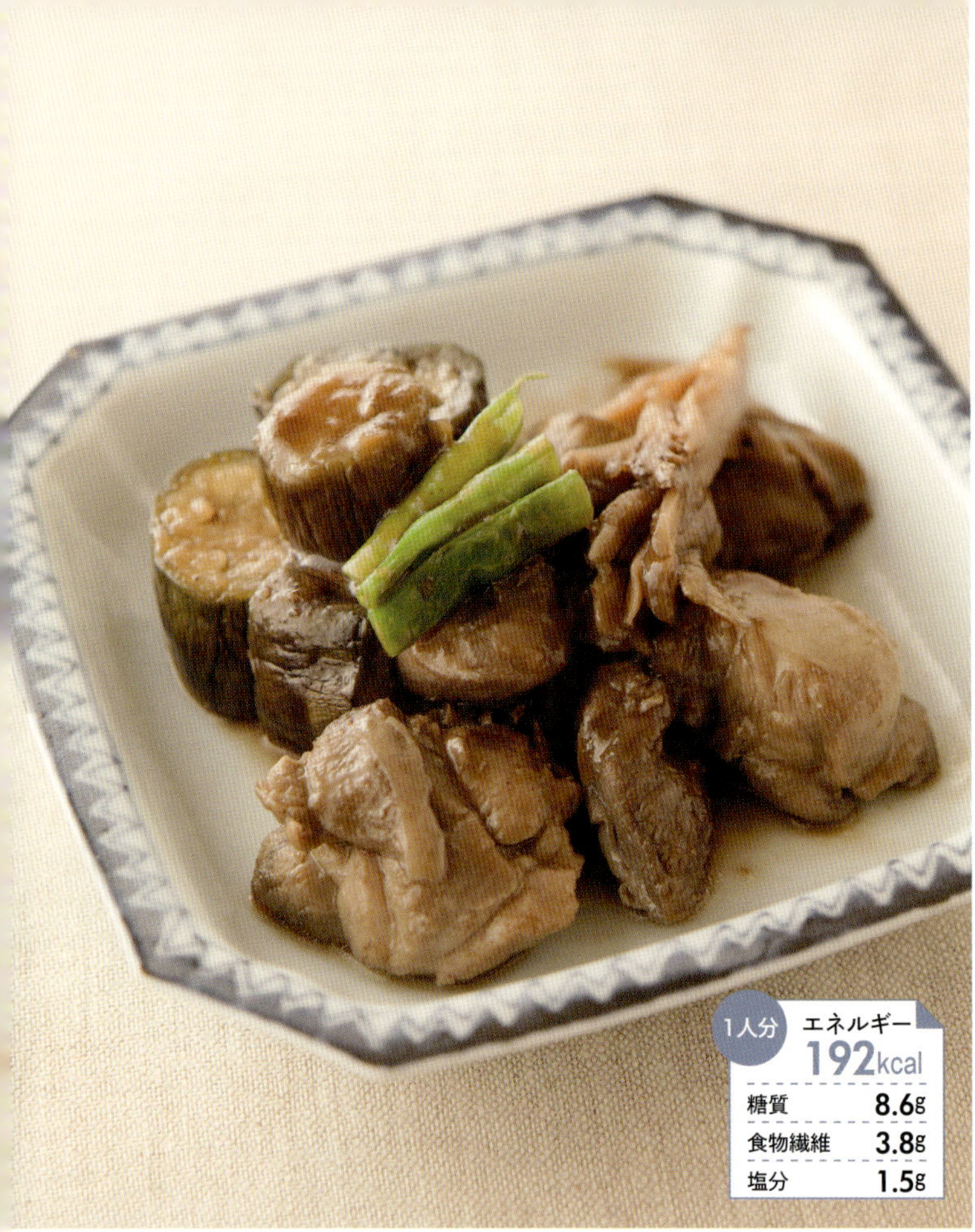

1人分	エネルギー 192kcal
糖質	8.6g
食物繊維	3.8g
塩分	1.5g

鶏肉は肉類の中では高たんぱく、低脂肪のヘルシーな肉。特にささ身は脂肪がほとんどなく、低エネルギーなので安心して食べられるのが魅力。もも肉や胸肉は皮を取り除くことで摂取エネルギーを抑えることができます。野菜と組み合わせて調理すると、栄養のバランスがより整います。

鶏肉のオイスターソース煮

●材料／2人分

鶏もも肉（皮なし）…… 160g
なす …… 200g（2本）
舞たけ …… 100g（大1パック）
しょうが …… 少々
さやいんげん …… 10g（2本）
オリーブオイル …… 大さじ½
オイスターソース …… 小さじ4
砂糖 …… 小さじ2
酒 …… 小さじ2

1. 鶏肉は一口大に切る。なすは2～3cm幅の輪切りにする。舞たけは石づきを取ってほぐす。しょうがは薄切りにする。さやいんげんは食べやすい長さに切る。
2. 鍋にオリーブオイル、しょうがを入れて火にかけ、香りが出たら、鶏肉、なすを入れて炒める。
3. 鶏肉の色が変わってなすがしんなりしてきたら、舞たけ、水2カップ強、オイスターソース、砂糖、酒を加え、煮立ったら弱火にし、落としぶたをして煮る。
4. 汁気が⅓量くらいになったら、さやいんげんを加えて火を通す。

鶏ささ身のねぎみそ焼き

●材料／2人分

鶏ささ身……160g（4本）
かぼちゃ……80g（1/16個）
ブロッコリー……60g（1/4個）
しいたけ……40g（2枚）
ねぎみそ
- 長ねぎのみじん切り……20g（1/4本分）
- みそ……小さじ1
- コチュジャン……小さじ2
- 白すりごま……小さじ2
- みりん……小さじ2
- おろししょうが……少々

❶ ささ身は半分に切る。かぼちゃは種とワタを取り除いて4等分の薄切りにする。ブロッコリーは小房に分け、しいたけは石づきをとって半分に切る。

❷ ねぎみその材料をボウルに入れて混ぜ合わせ、①を加えて全体にまぶす。

❸ アルミホイルを敷いた天板に②を並べ、オーブントースターで7〜8分焼き、鶏肉と野菜に火を通す。

1人分 エネルギー 190kcal

糖質	13.9g
食物繊維	4.2g
塩分	0.9g

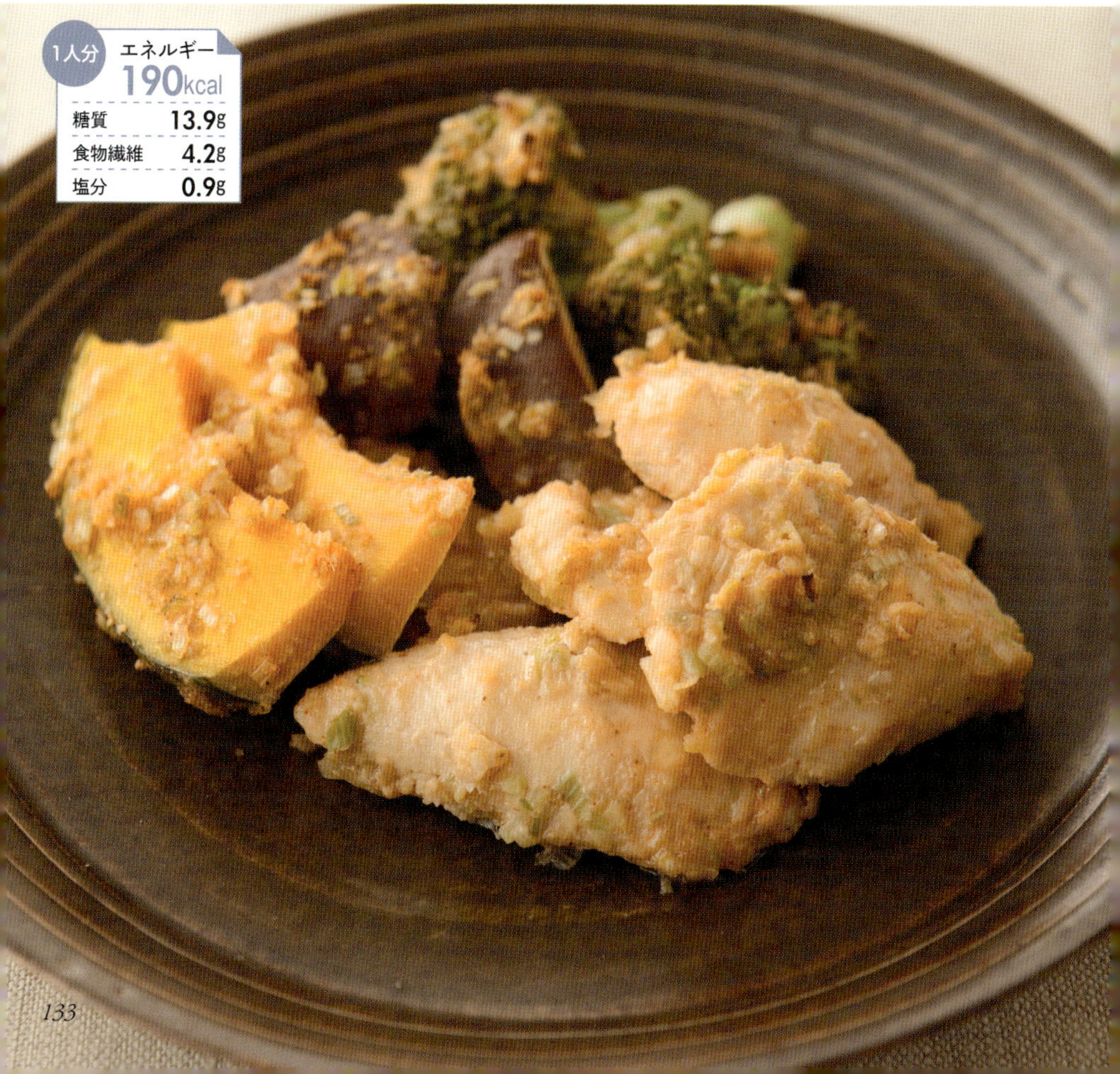

おすすめ食材

豚肉

豚肉の最大の特徴は、ビタミンB_1が豊富に含まれていること。ビタミンB_1は疲労回復に効果があるほか、糖質をエネルギーに変えるのに必要な栄養素です。ロース肉やバラ肉はカロリーが気になるので、もも肉、ヒレ肉、赤身ひき肉を選ぶようにします。

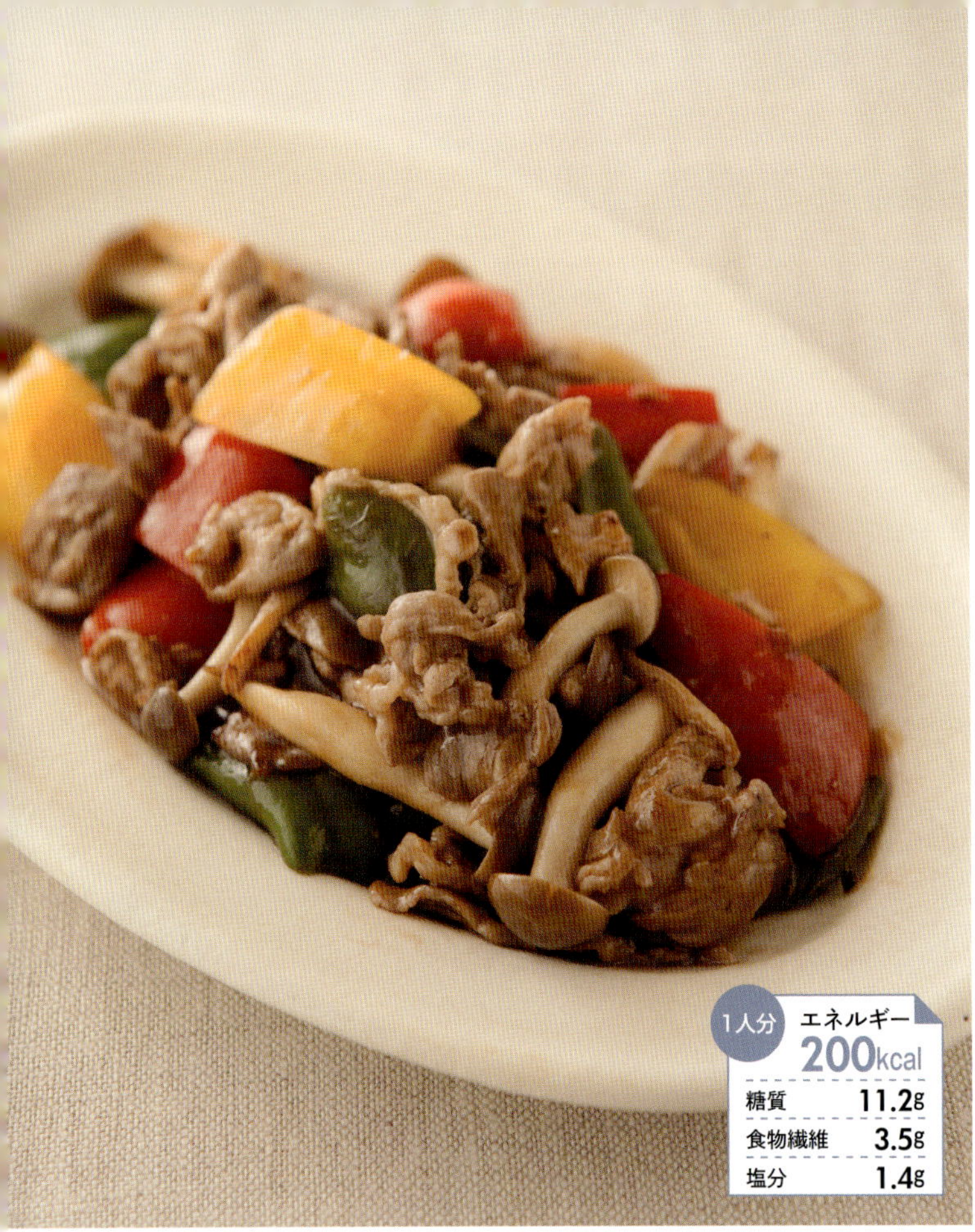
1人分
エネルギー 200kcal
糖質 11.2g
食物繊維 3.5g
塩分 1.4g

豚肉とカラフルピーマンの黒酢炒め

●材料／2人分

- 豚もも薄切り肉 …… 120g
- ピーマン …… 60g（2個）
- パプリカ（赤） …… 60g（½個）
- パプリカ（黄） …… 60g（½個）
- しめじ …… 100g（1袋）
- サラダ油 …… 大さじ½
- 合わせ調味料
  - 黒酢 …… 大さじ2
  - しょうゆ …… 大さじ1
  - 砂糖 …… 小さじ2
  - おろししょうが …… 少々
  - 片栗粉 …… 小さじ1

1. 豚肉は一口大に切る。ピーマン、パプリカは種を取って一口大の乱切りにする。しめじは石づきを取って小房に分ける。
2. 合わせ調味料の材料はよく混ぜ合わせる。
3. フライパンにサラダ油を熱して豚肉を炒め、豚肉に火が通ったらしめじを加えてさらに炒め、ピーマンとパプリカを加えて炒め合わせる。
4. ②を回し入れ、とろみがつくまで炒め合わせて味をからめる。

野菜のマーボー風炒め

●材料／2人分

豚赤身ひき肉 …… 120g
青梗菜 …… 200g（2株）
にんじん …… 40g（⅕本）
えのきだけ …… 100g（1袋）
しょうが …… 少々
ごま油 …… 大さじ½
合わせ調味料
　みそ …… 小さじ2
　豆板醤 …… 小さじ½（好み）
　中華スープの素 …… 小さじ1
　片栗粉 …… 小さじ1
　水 …… ½カップ

❶ 青梗菜は1枚ずつに分け、軸の白い部分は一口大のそぎ切りにし、葉はざく切りにする。にんじんは薄いいちょう切りにする。えのきだけは根元を切り落として半分の長さに切り、ほぐす。しょうがはみじん切りにする。
❷ 合わせ調味料の材料はよく混ぜ合わせる。
❸ フライパンにごま油、しょうがを入れて火にかけ、香りが出たら、豚ひき肉を加えてポロポロになるまで炒める。
❹ 青梗菜の軸、にんじんを加えてさらに炒め、青梗菜の葉、えのきだけを加えて炒め合わせる。
❺ ②を回し入れ、かき混ぜながらとろみをつける。

1人分　エネルギー　185kcal

糖質	6.5g
食物繊維	4.1g
塩分	1.8g

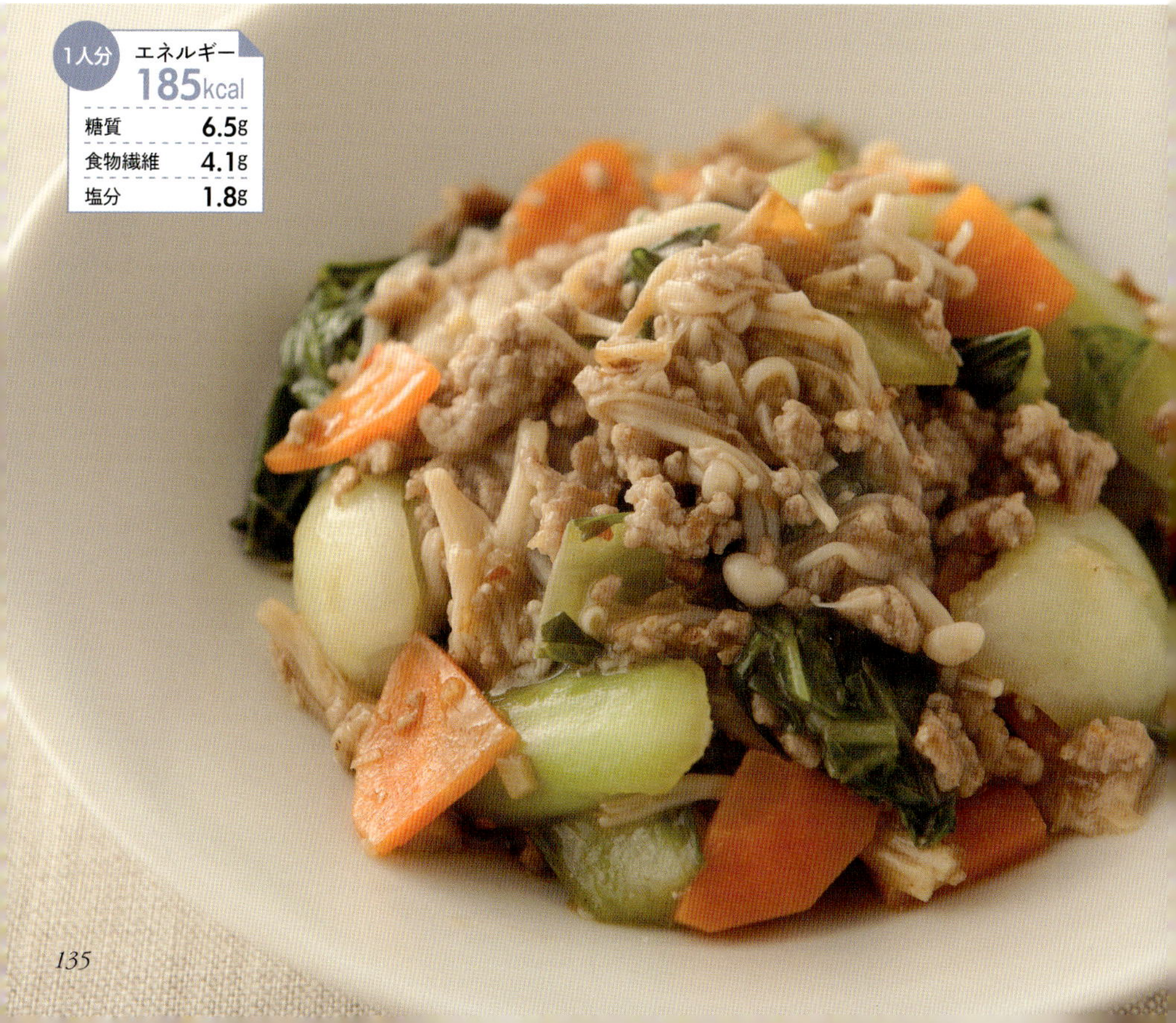

おすすめ食材

牛肉

牛肉は、体内で合成することができない必須アミノ酸がバランスよく含まれているので、適度な摂取が必要。おすすめの部位はもも肉。もも肉は牛肉の中で最も脂肪が少なく、肉質がしっかりとしているのが特徴。薄切りもも肉を野菜と組み合わせると、簡単に栄養のバランスがとれます。

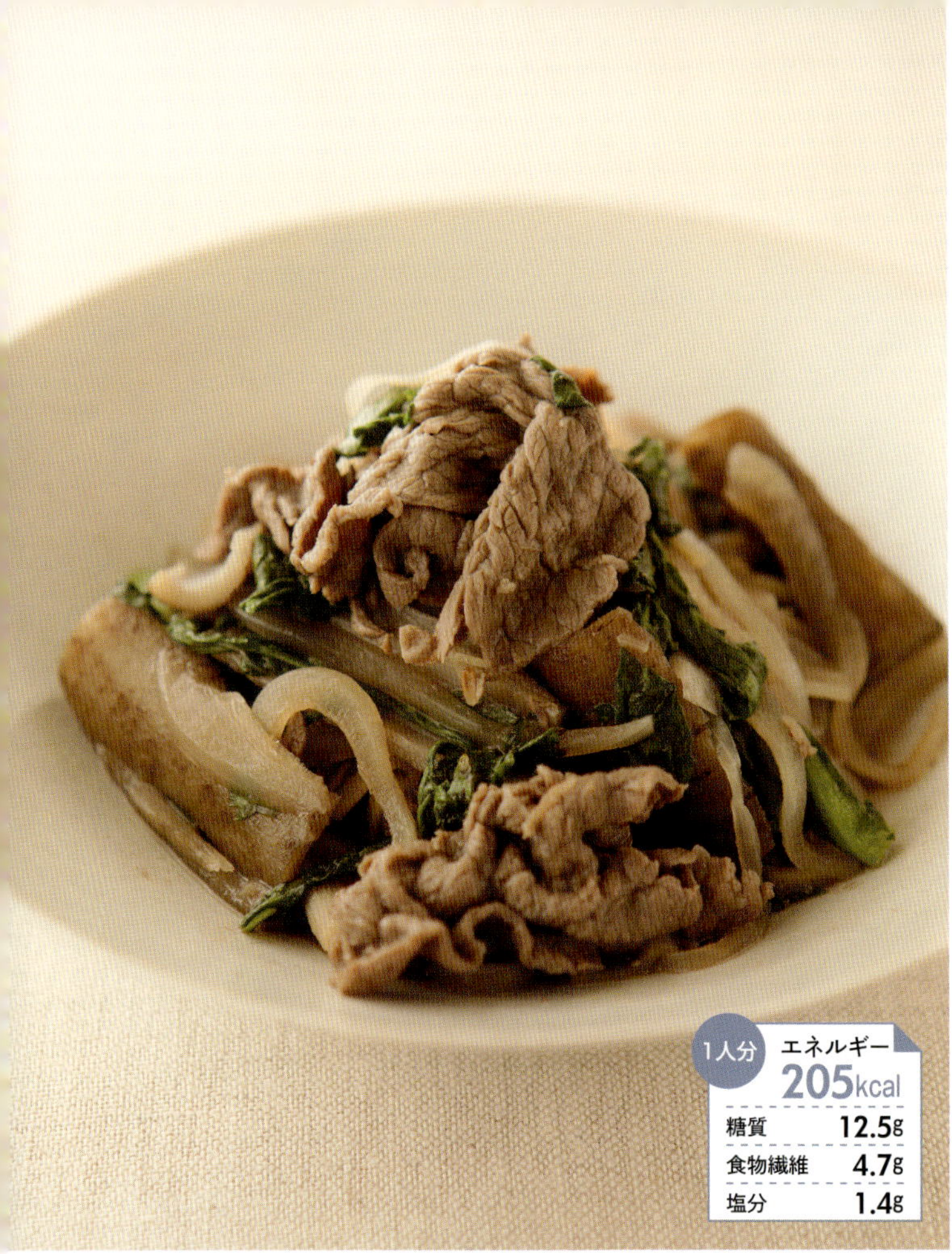

1人分

エネルギー 205kcal

糖質	12.5g
食物繊維	4.7g
塩分	1.4g

牛肉とごぼうの八角煮

●材料／2人分

- 牛もも薄切り肉……120g
- ごぼう……100g（½本）
- 玉ねぎ……100g（½個）
- 春菊……60g（⅓束）
- しょうが……少々
- だし汁……1カップ
- しょうゆ……大さじ1
- みりん……小さじ2
- 八角*……少々

＊八角……中国のスパイスで、独特の強い香りが特徴。角煮などによく使われる。

1. 牛肉は一口大に切る。
2. ごぼうは包丁で皮をこそげ、3等分に切り、ラップをして電子レンジで30～40秒加熱する。麺棒やすりこ木でたたいてひびを入れ、3～4cm長さに切る。
3. 玉ねぎは薄切りにし、春菊は3cm長さに切る。しょうがはせん切りにする。
4. 鍋にごぼう、玉ねぎ、しょうが、だし汁、しょうゆ、みりん、八角を入れて火にかけ、煮立ったら牛肉を加え、弱火にして汁気がほぼなくなるまで煮る。
5. 春菊を加えてざっと混ぜ、一煮する。

牛肉とトマトの炒めもの

●材料／2人分

牛もも薄切り肉	120g
トマト	160g（大1個）
玉ねぎ	60g（¼個）
舞たけ	100g（大1パック）
にんにく	少々
オリーブオイル	大さじ½
トマトピューレ	大さじ4
タバスコ	少々
顆粒スープの素	小さじ1
塩	小さじ⅕
片栗粉	小さじ1

1. 牛肉は一口大に切る。トマトはくし形に切り、玉ねぎは薄切りにする。舞たけは石づきを取ってほぐす。にんにくはみじん切りにする。
2. トマトピューレ、タバスコ、顆粒スープの素、塩、片栗粉、水¼カップは混ぜておく。
3. フライパンにオリーブオイル、にんにくを入れて火にかけ、にんにくの香りが出たら玉ねぎを加えて炒める。玉ねぎがしんなりしたら牛肉を入れてさらに炒め、舞たけを加えて炒め合わせる。
4. トマトと②を加え、とろみがつくまで炒め合わせて味をからめる。

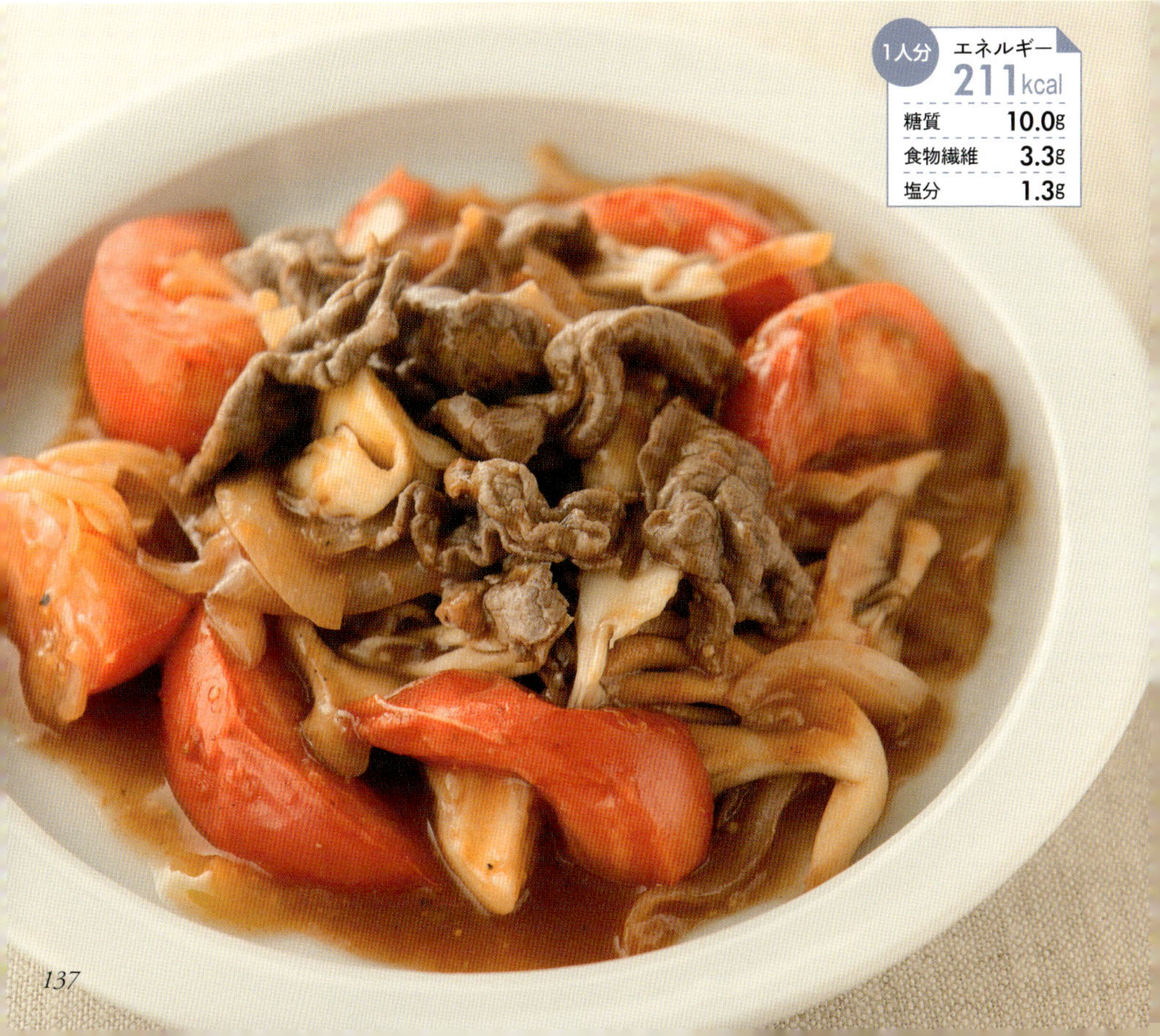

1人分

エネルギー	211kcal
糖質	10.0g
食物繊維	3.3g
塩分	1.3g

運動で血糖値を下げよう

運動がブドウ糖を効率よくエネルギーに！

運動でエネルギー消費が少ないと、血中のブドウ糖は筋肉に取り込まれにくくなるので、血糖値が上がります。高血糖を改善するためには、食生活改善と同時に、運動をすることがとても有効です。

運動はどんなものでもよいのですが、自分に合った運動強度で行える運動で、全身の筋肉を使うもの、いつでも気軽にできて長く続けられるもの、関節などの障害を起こしにくいものが理想です。取り組みやすく効果的なものとしては、ウォーキング、水泳、サイクリングなどの有酸素運動があげられます。これらは、呼吸で酸素を体内に取り入れ、血糖や脂肪をエネルギーとして利用しやすくします。これに、スクワットやダンベル体操、水中歩行など、負荷をかけて行うレジスタンス運動をプラスすると、筋力を増強する効果もあり、おすすめです。

運動はやや汗ばむ程度、無理のない強度で行い、運動の前後には必ずストレッチなどの準備体操と整理体操を行います。なるべく毎日続けることが理想ですが、運動のための時間をとりにくい場合、通勤や買い物に出かけるときに、少し早足で歩く、少し回り道をするなどの工夫で運動量を増やしましょう。

運動をするといいことがいっぱい！

- ブドウ糖の利用が促され、血糖値が下がる
- インスリンの効きがよくなる
- 肥満の改善に役立つ
- 脂質の代謝がよくなる
- 高血圧の改善に役立つ
- 心肺機能がよくなる
- ストレス解消に役立つ
- 免疫力が高まる

part
5

外食や市販品を上手に活用

外での食事、市販品をチェック

外食 和定食

料理名	メモ	エネルギー (Kcal)	糖質 (g)	食物繊維 (g)	塩分 (g)
煮魚定食（かれいの煮つけ）	ご飯200g、みそ汁、漬けものセット	565	86.3	2.9	5.5
さばのみそ煮定食	ご飯200g、みそ汁、漬けものセット	720	91.4	3.9	6.7
焼き魚定食（あじの塩焼き）	ご飯200g、みそ汁、漬けものセット	513	80.1	3.5	5.1
豚肉のしょうが焼き定食	ご飯200g、みそ汁、漬けものセット	823	91.4	4.3	5.8
とんかつ定食	ご飯200g、みそ汁、漬けものセット	944	92.9	4.9	5.2
串かつ定食	ご飯200g、みそ汁、漬けものセット	757	95.5	5.4	5.4
あじフライ定食	ご飯200g、みそ汁、漬けものセット	895	105.0	5.2	5.4
刺し身定食	ご飯200g、みそ汁、漬けものセット	523	81.0	3.4	4.5
ぶりの照り焼き定食	ご飯200g、みそ汁、漬けものセット	667	85.0	3.5	5.7
鶏の照り焼き定食	ご飯200g、みそ汁、漬けものセット	805	92.3	4.3	6.1
和風おろしハンバーグ定食	ご飯200g、みそ汁、漬けものセット	923	96.9	5.9	7.2
天ぷら定食	ご飯200g、みそ汁、漬けものセット	772	109.2	5.1	5.9
まぐろの山かけ定食	ご飯200g、みそ汁、漬けものセット（しょうゆ含まず）	479	80.3	3.3	5.1
ヒレかつ定食	ご飯200g、みそ汁、漬けものセット（ソース含まず）	765	95.5	5.1	5.1
すき焼き定食	ご飯200g、みそ汁、漬けものセット（卵含まず）	773	92.6	6.6	8.3
釜飯定食	みそ汁、漬けものセット	572	95.0	4.3	7.0
コロッケ定食（ポテトコロッケ）	ご飯200g、みそ汁、漬けものセット	690	104.4	5.6	4.7
かきフライ定食	ご飯200g、みそ汁、漬けものセット	684	93.9	4.9	5.4
ステーキ定食（サーロイン）	ご飯200g、みそ汁、漬けものセット	1190	76.7	5.3	5.5
鶏のから揚げ定食	ご飯200g、みそ汁、漬けものセット	721	81.2	3.6	5.3

外食 丼もの

料理名	メモ	エネルギー (Kcal)	糖質 (g)	食物繊維 (g)	塩分 (g)
イクラ丼	ご飯250～280g	701	92.1	1.0	6.0
鉄火丼	ご飯250～280g	649	109.2	1.3	2.5
ねぎとろ丼	ご飯250～280g	786	108.5	1.0	2.4
海鮮丼	ご飯250～250g　白身、イクラ、帆立て貝柱、まぐろ、えび、きゅうり、厚焼き卵	667	114.7	1.7	3.6
牛丼	ご飯250～280g	832	114.1	1.4	3.8
親子丼	ご飯250～280g	731	117.2	1.5	3.8
卵丼	ご飯250～280g	630	118.6	1.5	4.1
かつ丼	ご飯250～280g	893	124.9	1.7	4.3
ソースかつ丼	ご飯250～280g	823	112.9	1.5	3.4
天丼	ご飯250～280g	805	128.0	1.3	3.0
三色丼	ご飯250～280g	638	103.0	1.6	3.2
鶏きじ焼き丼	ご飯250～280g	741	101.5	2.2	2.1
うな丼	ご飯250～280g	754	105.5	0.8	3.6
他人丼	ご飯250～280g	661	102.2	1.6	3.2
カレー丼	ご飯250～280g	655	119.5	2.4	5.3
しらす丼	ご飯250～280g　卵黄1個含む　かけしょうゆ含まず	555	92.9	1.9	1.3
あじなめろう丼	ご飯250～280g	553	98.3	2.7	2.6
中華丼	ご飯250～280g	841	118.4	4.3	2.8
天津丼	ご飯250～280g	809	109.0	1.7	3.1
釜飯	ご飯250～280g	523	89.3	2.2	2.8

外食 そば屋

料理名	メモ	エネルギー (Kcal)	糖質 (g)	食物繊維 (g)	塩分 (g)
ざるそば		284	50.8	3.7	2.7
たぬきそば		399	61.4	4.2	4.7
冷やしたぬきそば		395	56.0	5.4	3.3
天ざる	えび、きす、なす、しいたけなど	671	80.8	6.1	4.4
納豆そば(冷)		384	53.8	7.0	2.7
山菜そば		337	58.3	5.8	4.6
月見そば		407	58.5	4.1	5.6
鴨南蛮そば		577	67.9	5.7	4.3
肉南蛮そば		443	58.6	3.8	5.3
とろろそば		354	61.5	4.4	2.7
天ぷらそば		459	63.6	4.2	4.9
ぶっかけうどん	ちくわ天	445	68.8	2.3	4.4
ざるうどん		296	56.8	2.1	2.7
きつねうどん		382	64.5	2.6	5.4
カレーうどん		471	74.3	3.4	5.3
おかめうどん		425	69.2	3.1	6.2
鍋焼きうどん		497	71.6	3.9	5.8
みそ煮込みうどん		570	67.7	4.4	3.3
だし巻き卵		142	4.9	0.6	0.7
板わさ		40	4.1	0.2	1.0

外食 中華

料理名	メモ	エネルギー(Kcal)	糖質(g)	食物繊維(g)	塩分(g)
棒々鶏(バンバンジー)		230	5.3	1.7	1.6
酢豚		467	22.3	4.3	2.2
麻婆豆腐		252	6.4	1.1	1.6
肉団子の甘酢あん		244	7.8	0.5	1.0
えびのチリソース		192	9.1	0.7	2.2
青椒肉絲		281	7.4	2.8	2.0
レバニラ炒め		210	5.2	1.7	1.4
焼きギョウザ	8個　たれ含まず	402	29.5	3.4	1.5
水ギョウザ	6個　たれ含まず	286	22.6	2.3	1.3
えび蒸しギョウザ	3個　たれ含まず	144	11.1	0.6	1.9
シュウマイ	5個　たれ含まず	282	18.1	1.7	1.5
春巻き	2個　たれ含まず	369	19.0	2.0	1.1
青菜炒め		64	0.8	1.1	0.7
回鍋肉(ホイコーロー)		339	8.9	2.2	2.1
カニ玉		212	3.3	0.7	1.2
麻婆なす		373	14.7	3.0	1.5
ピータン豆腐		176	3.0	0.6	1.6
くらげ冷製		63	5.1	0.3	0.8
大根餅		234	39.4	1.0	0.3
酸辣湯(サンラータン)		55	3.9	0.6	3.1

外食 中華麺とご飯

料理名	メモ	エネルギー(Kcal)	糖質(g)	食物繊維(g)	塩分(g)
しょうゆラーメン		486	69.9	3.7	6.0
塩ラーメン		444	65.9	4.9	6.9
みそラーメン		532	72.7	5.8	6.3
とんこつラーメン		661	70.9	4.7	6.5
チャーシューメン		551	72.3	3.7	6.9
ジャージャー麺		639	73.2	4.7	5.1
五目そば		665	72.8	7.4	7.2
もやしそば		601	69.9	5.0	5.6
タンメン		546	70.0	6.9	6.4
ワンタンメン		636	97.9	4.8	6.1
長崎ちゃんぽん		555	61.1	5.7	5.4
あんかけ焼きそば		517	65.6	5.0	3.6
冷やし中華	酢じょうゆ味	478	70.8	4.3	4.8
かた焼きそば		918	82.2	7.3	5.1
天津麺		810	71.3	4.2	6.1
中華がゆ		185	35.1	0.8	1.3
チャーハン(卵、焼き豚)		754	104.8	1.1	2.6
五目チャーハン		703	106.2	2.1	2.9
中華ちまき	1個	310	43.1	0.5	1.4
焼きビーフン		627	63.7	2.7	3.0

外食 韓国料理

料理名	メモ	エネルギー(Kcal)	糖質(g)	食物繊維(g)	塩分(g)
ビビンバ	(ナムル)大根、青菜、もやし、ぜんまい	550	97.5	5.3	1.7
韓国のり	焼きのり大1枚分	24	0.2	1.1	1.0
ナムル盛り合わせ	4種 ： 青菜、大根とにんじん、もやし、ぜんまい	106	3.0	4.8	1.7
クッパ	ご飯150g　白菜キムチ、ニラ、しいたけ、卵	381	58.8	2.8	2.9
白菜キムチ		18	2.1	1.1	0.9
オイキムチ	30g	6	1.1	0.3	0.6
カクテキ	30g	23	4.2	0.4	1.1
チャプチェ		188	14.8	1.4	1.7
チヂミ	たれ含まず	268	24.5	1.6	0.8
冷麺	焼き豚、ゆで卵、きゅうり、りんご、白菜キムチ	404	46.7	3.4	3.5
石焼きビビンバ		834	105.2	6.1	3.3
豆腐チゲ	豆腐、えび、えのきだけ、他	173	11.5	4.9	2.3
わかめスープ		9	1.1	0.8	0.9
ブルコギ		242	8.4	2.3	1.7
焼き肉　カルビ	100g　つけだれ含まず	501	3.3	微量	1.4
焼き肉　ロース(塩味)	100g　つけだれ含まず	318	0.2	微量	1.3
焼き肉　牛タン(塩味)	100g　つけだれ含まず	270	0.5	微量	1.0
焼き肉　ハラミ	100g　つけだれ含まず	400	3.6	0.2	1.4
焼き肉　ミノ	100g　つけだれ含まず	229	3.1	微量	1.4
チョレギサラダ		46	1.7	1.6	0.7

外食 洋食

料理名	メモ	エネルギー (Kcal)	糖質 (g)	食物繊維 (g)	塩分 (g)
スパゲッティ・ミートソース		593	73.1	3.3	2.8
スパゲッティ・カルボナーラ		830	70.4	4.7	2.9
スパゲッティ・ボンゴレ		527	67.8	3.9	2.9
和風きのこスパゲッティ		563	69.2	6.7	2.5
チキンマカロニグラタン		647	55.6	3.9	2.9
オムライス		843	106.6	2.8	3.8
ハヤシライス		728	102.9	2.2	2.8
ビーフカレー		954	116.4	3.8	3.9
ビーフシチュー		561	9.0	4.9	1.9
シーフードカレー		726	112.5	3.6	4.0
ロールキャベツ	つけ合わせ(にんじん、さやいんげん、パスタ)含む	381	24.7	7.6	2.5
ハンバーグステーキ	つけ合わせ(にんじん、クレソン、フレンチポテト)含む	437	14.5	2.7	1.4
シーザーサラダ	野菜60g　ドレッシング含む	147	8.1	1.3	1.0
ほうれん草とベーコンのサラダ	野菜80g　ドレッシング含む	135	0.5	2.2	0.6
コールスロー	野菜80g　ドレッシング含む	77	3.2	1.5	0.6
スモークサーモンマリネ	約100g	156	2.9	0.8	2.0
ミックスピザ		538	50.1	2.6	4.1
コーンポタージュ		172	17.2	0.0	1.4
かぼちゃのポタージュ		229	23.3	3.7	0.9
ミネストローネ		150	13.8	2.2	2.2
クラムチャウダー		194	13.1	0.9	1.6

外食 カフェ、サンドイッチ

料理名	メモ	エネルギー (Kcal)	糖質 (g)	食物繊維 (g)	塩分 (g)
ハンバーガー	ハンバーガーチェーン	275	30.9	1.5	1.5
チーズバーガー	ハンバーガーチェーン	323	31.9	1.5	2.1
照り焼きバーガー	ハンバーガーチェーン	509	38.3	1.7	2.4
ホットドッグ		275	24.7	1.4	1.6
バゲットサンド	ハムと野菜	454	45.8	2.3	3.2
カツサンド		530	38.2	2.1	2.2
ミックスサンド		389	41.7	2.8	1.8
卵サンド		387	27.1	1.5	1.6
ツナサンド		404	20.6	1.4	1.7
BLTサンド		340	30.0	2.0	1.6
バタートースト	食パン6枚切り1枚	203	26.6	1.4	0.9
ピザトースト	食パン6枚切り1枚	331	37.5	2.3	3.2
クロックムッシュ		515	54.5	1.3	2.8
クラブハウスサンド		656	30.5	2.5	2.8
ベーグルサンド	クリームチーズとスモークサーモン	363	37.0	1.9	2.5
フライドポテト		201	28.3	2.2	1.4
カフェラテ		74	5.7	0.0	0.1
チャイ		101	7.3	0.0	0.2
オレンジジュース	果汁100%のフレッシュジュース	82	21.2	0.0	0.0
ヨーグルトスムージー		132	15.7	0.0	0.2

外食 居酒屋

料理名	メモ	エネルギー (Kcal)	糖質 (g)	食物繊維 (g)	塩分 (g)
肉豆腐		301	11.2	2.3	1.4
揚げ出し豆腐	絹ごし豆腐140g	193	13.3	0.5	0.9
冷奴	しょうゆ含まず	116	3.7	0.8	0.0
湯豆腐	つけだれ含まず	119	7.3	3.8	1.8
厚揚げ焼き	ピーマン、大根おろしつき しょうゆ含まず	94	1.7	1.0	0.9
おでん盛り合わせ		214	26.7	4.1	4.2
鶏肉の竜田揚げ	胸肉80g	235	5.6	0.6	1.4
あさりの酒蒸し		42	1.1	0.2	2.1
さばの竜田揚げ	さば1切れ分	224	4.8	0.1	1.2
わかめの酢のもの		18	1.9	2.1	1.4
ゆで枝豆		47	1.3	1.8	0.5
オニオンスライス	和風ドレッシング含む	76	7.2	1.5	0.9
れんこんのきんぴら		90	10.4	1.2	0.6
菜の花の辛子あえ		41	2.7	4.2	1.0
焼きなす	1本　しょうゆ含まず	25	3.0	2.3	微量
もずく酢		13	2.1	0.9	0.6
ジャーマンソーセージソテー	2本	166	1.5	0.1	0.8
茶碗蒸し		69	0.6	0.2	0.9
お茶漬け	梅、のり、三つ葉	171	37.3	0.8	0.9
焼きおにぎり	2個（鮭）	455	69.0	2.7	2.4

外食 焼き鳥・串揚げ

料理名	メモ	エネルギー(Kcal)	糖質(g)	食物繊維(g)	塩分(g)
焼き鶏　正肉(塩)	2本	172	0.0	0.0	1.0
焼き鶏　正肉(たれ)	2本	191	3.2	0.0	1.0
焼き鶏　ねぎま(たれ)	2本	142	4.7	0.7	0.9
焼き鶏　手羽先	1本	84	0.0	0.0	0.6
焼き鶏　レバー(たれ)	2本	93	3.1	0.0	0.9
焼き鶏　砂肝	2本	80	0.0	0.0	0.7
焼き鶏　皮	2本	375	2.7	0.0	0.8
焼き鶏　ささ身	2本	86	0.6	0.1	1.0
焼き鶏　軟骨	2本	54	0.2	0.0	1.3
串焼き　アスパラ肉巻き	2本	120	0.4	0.4	0.7
串焼き　ししとう	2本	8	0.6	1.1	0.3
串焼き　しいたけ	2本	8	0.6	1.6	0.8
串焼き　ピーマン肉詰め	2個	125	2.4	1.0	0.6
串焼き　ぎんなん	2本	47	9.1	0.5	0.6
串焼き　うずら卵	2本	82	0.3	0.0	0.8
串揚げ　いか	1本	58	2.8	0.1	0.2
串揚げ　えび	1本	70	2.8	0.1	0.1
串揚げ　かに爪	1本	54	2.8	0.1	0.2
串揚げ　きす	1本	57	2.8	0.1	0.1
串揚げ　玉ねぎ	1本	116	8.7	0.8	0.1

外食 アルコール類

料理名	メモ	エネルギー(Kcal)	糖質(g)	食物繊維(g)	塩分(g)
ビール	350mℓ	141	10.9	0.0	0.0
黒ビール	350mℓ	163	12.7	0.0	0.0
発泡酒	350mℓ	159	12.7	0.0	0.0
梅酒	45mℓ　梅入り	73	9.5	0.3	0.0
焼酎　ロック	200mℓ	283	0.0	0.0	0.0
焼酎 お湯割り（梅干し入り）	焼酎80mℓ	117	0.7	0.4	2.2
梅酒サワー（ソーダ割り）	焼酎30mℓ	45	0.9	0.0	微量
グレープフルーツサワー	150mℓ	108	3.9	0.1	0.0
ウーロンハイ	焼酎80mℓ	113	0.0	0.0	0.0
ハイボール	ウイスキー 80mℓ	176	0.0	0.0	0.0
ウイスキー　ロック	30mℓ　シングル	71	0.0	0.0	0.0
バーボン　ロック	30mℓ　シングル	71	0.0	0.0	0.0
日本酒（純米酒）	180mℓ	185	6.5	0.0	0.0
紹興酒	30mℓ	38	1.5	0.0	0.0
赤ワイン	100mℓ	73	1.5	0.0	0.0
白ワイン	100mℓ	73	2.0	0.0	0.0
シャンパン	100mℓ	45	3.6	0.0	0.0
キール	70mℓ	88	0.0	―	―
ジントニック	150mℓ	156	7.7	0.0	0.0
ブランデー	30mℓ　シングル	69	0.0	0.0	0.0

市販 お総菜

料理名	メモ	エネルギー (Kcal)	糖質 (g)	食物繊維 (g)	塩分 (g)
鶏のから揚げ	100g	255	6.3	0.1	1.4
ポテトコロッケ	2個	422	26.8	2.7	0.8
メンチカツ	1個	277	13.0	1.3	0.8
いかリングフライ		264	13.5	0.4	1.2
ちくわの磯部揚げ		294	14.0	0.4	0.7
中華風春雨サラダ	100g	104	10.2	0.8	1.2
ツナサラダ		167	3.4	2.8	0.9
肉じゃが	100g	204	23.6	2.4	1.5
筑前煮	100g	162	19.5	6.3	1.2
ほうれん草のごまあえ	85g	83	4.9	3.5	1.0
きんぴらごぼう	100g	99	8.5	3.0	1.4
ひじきの煮もの	100g	119	9.0	6.0	1.9
切り干し大根の煮もの	100g	72	11.5	3.5	1.3
ポテトサラダ	100g	149	11.3	1.2	0.9
ごぼうサラダ		100	7.2	3.8	0.5
マカロニサラダ		296	32.7	2.3	1.7
あじの南蛮漬け	100g	227	10.9	0.8	1.6
いかと里芋の煮もの		167	23.1	3.3	2.2
卵豆腐		88	0.9	0.1	1.2
かぼちゃの煮もの	90g	113	20.9	3.2	0.9

市販 すし(テイクアウト)

料理名	メモ	エネルギー(Kcal)	糖質(g)	食物繊維(g)	塩分(g)
鉄火巻き	細巻き1本 つけじょうゆ含まず	153	25.8	0.6	0.6
ねぎとろ巻き	細巻き1本 つけじょうゆ含まず	132	13.7	0.3	0.3
かっぱ巻き	細巻き1本 つけじょうゆ含まず	107	23.0	0.6	0.5
おしんこ巻き	細巻き1本 つけじょうゆ含まず	109	23.3	0.7	0.8
かんぴょう巻き	細巻き1本 つけじょうゆ含まず	120	25.7	1.1	0.9
いなり寿司	2切れ	206	29.0	0.4	1.4
太巻き	2切れ　つけじょうゆ含まず	134	25.9	1.0	1.0
五目ちらしずし		618	113.3	2.0	3.2
ばってら	2切れ　つけじょうゆ含まず	172	23.2	0.2	0.8
あなご押しずし	2切れ　つけじょうゆ含まず	103	14.0	0.2	0.4
茶巾ずし	2個	431	60.3	0.7	2.1
にぎり　まぐろ赤身	2貫　つけじょうゆ含まず	92	13.6	0.1	0.3
にぎり　帆立て貝柱	2貫　つけじょうゆ含まず	91	15.1	0.1	0.4
にぎり　えび	2貫　つけじょうゆ含まず	85	13.6	0.1	0.4
にぎり　いか	2貫　つけじょうゆ含まず	80	13.7	0.2	0.5
にぎり　あじ	2貫　つけじょうゆ含まず	99	13.7	0.1	0.4
にぎり　白身(鯛)	2貫　つけじょうゆ含まず	109	13.6	0.1	0.3
にぎり　卵焼き	2貫　つけじょうゆ含まず	138	16.8	0.2	0.9
にぎり　イクラ (軍艦巻き)	2貫　つけじょうゆ含まず	145	13.7	0.3	1.0
にぎり　うに(軍艦巻き)	2貫　つけじょうゆ含まず	87	14.3	0.3	0.4

市販 おやつ、ちょいつまみ

料理名	メモ	エネルギー(Kcal)	糖質(g)	食物繊維(g)	塩分(g)
ポテトチップス(のり塩)	1袋(60g)	332	30.3	2.5	0.6
ベイクドチーズケーキ	1個	307	14.7	0.6	0.4
プリン	1個(125g)	208	16.2	0.0	0.1
シャーベット	75mℓ(45g)	57	12.9	0.0	0.0
アイスクリーム(高脂肪)	75mℓ(45g)	85	9.0	0.0	0.0
フルーツゼリー	1個(130g)	91	19.9	0.0	0.0
杏仁豆腐	1個(145g)	190	27.5	0.0	0.2
ヨーグルト プレーン(無糖)	100g	62	4.9	0.0	0.1
肉まん	1個	251	39.8	3.8	0.9
たこ焼き	8個	442	42.6	2.1	2.5
アメリカンドッグ	1本	312	33.1	0.8	0.7
大福	1個	256	59.9	1.5	微量
みたらし団子	1本	118	26.9	0.2	0.4
カステラ	1切れ	141	27.7	0.3	0.0
白玉あんみつ		272	59.9	3.6	微量
さきいか	20g	56	3.5	0.0	1.4
プロセスチーズ	1切れ(25g)	85	0.3	0.0	0.7
おつまみ系チーズ(スモークチーズ)	1個(7g)	24	0.2	0.0	0.2
ビーフジャーキー	20g	63	1.3	0.0	1.0

市販 フルーツ

料理名	メモ	エネルギー(Kcal)	糖質(g)	食物繊維(g)	塩分(g)
いちご	100g	34	7.1	1.4	0.0
キウイフルーツ	100g	53	11.0	2.5	0.0
ぶどう(大粒種グリーン)	100g	59	15.2	0.5	0.0
メロン(マスクメロン)	100g	42	9.8	0.5	0.0
伊予柑	100g	46	10.7	1.1	0.0
温州みかん	100g	45	11.1	0.4	0.0
グレープフルーツ	100g	38	9.0	0.6	0.0
ブルーベリー	100g	49	9.6	3.3	0.0
すいか	100g	37	9.2	0.3	0.0
バナナ	100g	86	21.4	1.1	0.0
なし	100g	43	10.4	0.9	0.0
りんご	100g	54	13.1	1.5	0.0
桃	100g	40	8.9	1.3	0.0
パイナップル	100g	51	11.9	1.5	0.0
柿	100g	60	14.3	1.6	0.0
マンゴー	100g	64	15.6	1.3	0.0
干し柿	100g	276	57.3	14.0	0.0
ドライフルーツ(プルーン)	100g	235	55.2	7.2	0.0
パイン缶	100g	84	19.8	0.5	0.0
桃缶	100g	85	19.2	1.4	0.0

ストレスと上手につき合おう

ストレスが招く高血糖

私たちは生きている限りストレスとは無縁ではいられません。心理的・社会的ストレスから暑さ寒さや騒音などの物理的ストレス、疲労や寝不足、細菌などによる生理的ストレスまで、どんなストレスも血糖値に影響を及ぼします。ストレスを感じると、インスリンの作用を弱めるホルモンや血糖値を上げるホルモンが分泌されます。

ストレスは行動にも影響を与えます。食事が食べられなくなったり、逆に暴飲暴食をしたり、また行動意欲が低下し、運動不足になったりして高血糖に導きます。

ストレスを感じたときは、ストレスの原因を遠ざけるのが一番ですが、難しい場合は、休養をとって心身を癒す、運動や娯楽でストレスを発散する、気分転換をはかるなど、自分に合った方法で、ストレスをほぐしましょう。

自分に合った方法でストレス解消を

体を動かす

軽い運動は気分転換になり、血糖値の安定にもつながる

趣味に打ち込む

好きなことに没頭してストレスを発散する

話を聴いてもらう

一人で抱え込まず、信頼できる人やカウンセラーに話を聴いてもらう

規則正しい生活をする

睡眠や食事のリズムを整える。自律神経やホルモンのバランスが整い、ストレスに強くなる

リラックスする

ぬるいお風呂にゆっくり浸かる、好きな音楽を聴く、ペットと遊ぶ、ぐっすり眠る…など

笑う

副交感神経を優位にして緊張をほぐす。口角を上げるだけでもOK

INDEX

肉の料理

魚介の料理

卵の料理

豆・大豆・大豆製品の料理

野菜の料理

きのこの料理

海藻・乾物の料理

監修／女子栄養大学栄養クリニック

栄養学の研究で知られる女子栄養大学の学内に併設さけているクリニック。糖尿病をはじめ、肥満や高血圧などの生活習慣病の予防や改善指導、メニュー開発などを行っている。

著者／弥冨秀江（いやどみ・ひでえ）

管理栄養士、産業栄養指導者、女子栄養大学生涯学習講師。株式会社ヘルスイノベーション代表。病院やクリニックで栄養指導をする一方、豊富な臨床経験をもとに、出版・出筆活動、企業の食品開発やメニュー開発にも携わる。

協力／蒲池桂子（かまち・けいこ）

女子栄養大学栄養クリニック教授、管理栄養士、栄養学博士。女子栄養大学栄養クリニックにて、生活習慣病の栄養相談、企業向け栄養コンサルティングなど幅広く活躍中。

■主な参考資料

『毎日の食事のカロリーガイドブック』改訂版／『家庭のおかずガイドブック』改訂版
『外食のカロリーガイド』／『新　外食・テイクアウトのカロリーガイドブック』
『第3版　エネルギー早わかり』／『調理のためのベーシックデータ　第4版』
(すべて、女子栄養大学出版部)

STAFF
撮影／榎本　修　スタイリング／久保原恵理
編集／松原京子、川崎敦子
デザイン／小林幸恵（エルグ）　DTP／エルグ

女子《じょ》子《し》栄養《えいよう》大学《だいがく》栄養《えいよう》クリニックの
血糖《けっとう》値《ち》を下《さ》げる!
毎日《まいにち》続《つづ》けられる　食《た》べ飽《あ》きない 食材《しょくざい》&レシピ

2016年 2 月 25 日　初版　第 1 刷発行

監修者　女子《じょし》栄養《えいよう》大学《だいがく》栄養《えいよう》クリニック
著　者　弥冨《いやどみ》秀江《ひでえ》
発行者　片岡　巌
発行所　株式会社技術評論社
東京都新宿区市谷左内町21-13
電話　03-3513-6150　販売促進部
03-3513-6176　書籍編集部
印刷／製本　株式会社加藤文明社

定価はカバーに表示してあります。

ISBN978-4-7741-7862-2 C0047

Printed in Japan